"十二五"职业教育国家规划教材

经全国职业教育教材审定委员会审定

供高等职业教育护理、助产、临床医学、中医学、口腔医学、医学检验技术、
医学影像技术、康复治疗技术等医学相关专业使用

病理学与病理生理学

第 5 版

主 编 丁运良

副主编 孙志军 周 晓

编 委（按姓氏汉语拼音排序）

丁运良（商丘工学院医学院）

郭红丽（滨州职业学院）

闵 静（湖北职业技术学院）

石娅莉（四川护理职业学院）

孙志军（山东医学高等专科学校）

张利蕊（河南护理职业学院）

周 晓（山东医学高等专科学校）

朱长龙（贵阳康养职业大学）

科 学 出 版 社

北 京

内 容 简 介

本教材涵盖病理学和病理生理学内容，是在第四版的基础上根据现行教学标准，依据最新指南和卫生标准修订而成。本次修订部分章节进行了调整和更新，使新教材更加系统化，以利于广大师生教与学。

本教材共22章，前14章为总论部分，重点叙述疾病的基本形态、功能、代谢变化；后8章为各论部分，主要叙述常见病、多发病的病因、发病机制、病理变化、病理临床联系、结局等。为了提高学生的学习兴趣，正文中穿插有链接模块；为加强课程思政，增加了医者仁心模块，对学生进行医德医风教育；为了培养学生创新能力，教材采用案例式引导编写，并在章末附有目标检测。教材使用大量彩图，图文并茂。本教材配套数字化资源，读者可通过多种途径访问"中科云教育"平台获取数字化课程学习资源。

本教材可供高等职业教育护理、助产、临床医学、中医学、口腔医学、医学检验技术、医学影像技术、康复治疗技术等医学相关专业使用。

图书在版编目（CIP）数据

病理学与病理生理学 / 丁运良主编 . —5 版 . —北京：科学出版社，2022.7

"十二五"职业教育国家规划教材

ISBN 978-7-03-072200-3

Ⅰ．病… Ⅱ．①丁… Ⅲ．①病理学—高等职业教育—教材②病理生理学—高等职业教育—教材 Ⅳ．R36

中国版本图书馆 CIP 数据核字（2022）第 074888 号

责任编辑：王昊敏 / 责任校对：杨 赛
责任印制：霍 兵 / 封面设计：涿州锦晖

科 学 出 版 社 出版

北京东黄城根北街16号
邮政编码：100717
http://www.sciencep.com

三河市春园印刷有限公司印刷
科学出版社发行 各地新华书店经销

*

2003年8月第 一 版 开本：850×1168 1/16
2022年7月第 五 版 印张：13 1/2
2025年1月第三十七次印刷 字数：409 000

定价：79.00元
（如有印装质量问题，我社负责调换）

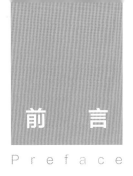

前　言

Preface

党的二十大报告指出："人民健康是民族昌盛和国家强盛的重要标志。把保障人民健康放在优先发展的战略位置，完善人民健康促进政策。"贯彻落实党的二十大决策部署，积极推动健康事业发展，离不开人才队伍建设。党的二十大报告指出："培养造就大批德才兼备的高素质人才，是国家和民族长远发展大计。"教材是教学内容的重要载体，是教学的重要依据、培养人才的重要保障。本次教材修订旨在贯彻党的二十大报告精神和党的教育方针，落实立德树人根本任务，坚持为党育人、为国育才。

根据《国家职业教育改革实施方案》《职业院校教材管理办法》等文件精神，为了推进高等职业教育综合改革，坚持全面贯彻党的教育方针，落实立德树人的根本任务，以推进素质教育为主题，以提高人才培养质量为核心，科学出版社组织修订了第5版《病理学与病理生理学》教材。本教材在第四版基础上，对部分章节进行了调整，如将水肿相关内容融入水、电解质代谢紊乱中介绍，增加中枢神经系统疾病等，使内容层次和编排更加系统化。本次编写力争内容适用、层次分明、图文并茂、通俗易懂，突出体现"三基"（基本知识、基本理论、基本实践技能）、"三特"（特定对象、特定要求、特定限制）和"五性"（思想性、科学性、启发性、先进性、实用性），以培养高等实用型技术人才为根本任务，以适应社会需要为目标。本教材可供高等职业教育护理、助产、临床医学、中医学、口腔医学、医学检验技术、医学影像技术、康复治疗技术等医学相关专业使用。

本教材共22章，涵盖病理学和病理生理学内容。前14章为总论部分，重点叙述疾病的基本形态、功能、代谢变化；后8章为各论部分，主要叙述常见病、多发病的病因、发病机制、病理变化、病理临床联系、结局等。在内容上强调职业需求，以够用为度，尽量将行业领域中的新知识、新技术、新方法、新思想融入教材。教材更新了大量彩图，以大体图、光镜图为主，还有部分电镜图和示意图等，并采取正常与病理比较、肉眼与肉眼比较、肉眼与镜下比较、镜下与镜下比较等，有利于学生学习。为了达到基础理论与临床实践密切结合，培养实用型技术人才，教材采用案例式引导教学；为加强课程思政，增设医者仁心模块；为了提高学生的学习兴趣，正文中穿插有链接模块；章末设置了目标检测，以引导学生把握重难点，及时对所学内容进行评估和复习。本教材配套数字化资源，读者可通过多种途径登录"中科云教育"平台免费获取数字化课程。

在编写过程中，各位编者认真负责、团结协作、精益求精，各编者所在院校领导、同仁也给予了大力支持，在此一并致谢！

由于水平有限，教材若存在疏漏之处，敬请读者不吝指教，以便修订完善。

丁运良

2023年9月于商丘

配 套 资 源

欢迎登录"中科云教育"平台，**免费**数字化课程等你来！

"中科云教育"平台数字化课程登录路径

电脑端

▶ 第一步：打开网址 http://www.coursegate.cn/short/J0DPG.action

▶ 第二步：注册、登录

▶ 第三步：点击上方导航栏"课程"，在右侧搜索栏搜索对应课程，开始学习

手机端

▶ 第一步：打开微信"扫一扫"，扫描下方二维码

▶ 第二步：注册、登录

▶ 第三步：用微信扫描上方二维码，进入课程，开始学习

PPT 课件，请在数字化课程中各章节里下载！

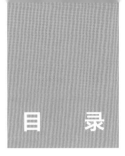

目 录

Contents

绪　　论

病理学与病理生理学（pathology and pathophysiology）是研究疾病的病因、发病机制、病理变化（形态、功能和代谢的改变）和经过的医学基础学科。通过学习病理学与病理生理学，可以认识和掌握疾病的本质及发生、发展规律，为疾病的预防、诊断、治疗、护理提供科学依据。

（一）病理学与病理生理学在医学中的地位

病理学与病理生理学是重要的医学基础课程，也是沟通基础医学和临床医学的桥梁学科，起着承前启后的作用。病理学与病理生理学的研究方法（如尸体剖检、活体组织检查、细胞学检查等）可对疾病做出诊断，为临床认识疾病本质、解释临床症状、判断患者预后提供理论依据。

（二）病理学与病理生理学的研究方法及其在临床医学中的应用

1. 尸体剖检（autopsy）　简称尸检，是通过肉眼或借助放大镜、量尺、显微镜等工具对所检标本及其病变性质（大小、形状、色泽、重量、质地、表面及切面、与周围组织的关系等）进行观察、测量、取材和检查等，对死者遗体进行的病理剖检。其目的：①确定疾病的诊断，查明死因；②及时发现传染病、地方病和新发生的疾病，为疾病的预防、诊断、治疗、护理提供科学依据；③接受并完成医疗事故的鉴定、明确责任；④广泛收集病理学教学标本，供教学使用等。

2. 活体组织检查（biopsy）　简称活检，指从患者身体的病变处取出小块组织，以便制成病理切片，观察细胞和组织结构变化，做出病理诊断的检查。临床常应用活检确定疾病的诊断，了解病变范围、发展趋势、验证及观察疗效，估计患者预后。活检对良、恶性肿瘤的诊疗有十分重要的意义。

3. 细胞学（cytology）检查　即通过各种方法采集病变组织的细胞，涂片染色后进行显微镜观察，做出细胞学诊断。临床常用的细胞学检查：①脱落细胞学检查，如痰涂片、阴道分泌物涂片等；②印片细胞学检查，如体表溃疡、手术切除的新鲜组织等直接用玻璃片印沾病变的细胞进行检查；③刷片、刮片细胞学检查，即与外界相通的内脏器官借助内镜取出细胞进行涂片，如食管、胃、肠、子宫颈、膀胱、肺等；④穿刺细胞学检查，常用于深部组织病变，利用细针头穿刺取出病变部位的细胞进行检查。此方法具有设备简单、操作简便、患者痛苦小等优点，广泛用于疾病（尤其是肿瘤）诊断、健康普查及为细胞培养提供标本等。

4. 分子生物学技术　常用于研究细胞受体、离子通道、细胞信号转导及细胞增殖、分化和凋亡调控等在疾病发生、发展中的作用。采用分子生物学技术识别与克隆疾病相关基因，检测基因结构及其表达、调控异常等可进一步揭示疾病的本质。医院病理科建立分子生物学技术室，发挥着对临床疾病的鉴别诊断、治疗指导作用。

5. 动物实验　指利用动物模型在实验过程中对所施加因素的反应、表现及发生的变化获取科学数据的实验。但是，动物实验只能作为研究人体疾病的参考，不能将动物实验结果直接应用于人体。

6. 组织和细胞培养（tissue and cell culture）　即自人体或动物体内取出某种组织或细胞，在体外用适宜的培养基进行培养，动态观察在各种疾病因素作用下，细胞、组织病变的发生和发展，如抗肿瘤药物对肿瘤细胞生长的影响等。

（三）病理学与病理生理学的观察方法

1. 肉眼观察（大体观察）　主要通过肉眼、各种衡量器具对所检标本的大小、形状、色泽、重量、质地、表面及切面、病灶特性及硬度等进行观察及检测的方法。如通过观察手术后切口愈合、体表变化情况等，了解患者状况，判断患者的疾病进展、预后等。

2. 组织学和细胞学观察　将肉眼确定的病变组织取材后，经固定、包埋制成切片，或将脱落细胞制成涂片，经不同方法染色后用光学显微镜观察。常用苏木精-伊红染色（HE 染色）。通过分析和综合病变特点，可做出疾病的病理诊断。

3. 超微结构观察　运用透射、扫描电子显微镜对细胞的内部及表面超微结构进行更加细微的观察，即从亚细胞（细胞器）和大分子水平了解细胞的病变。由于放大倍率过高，观察具有局限性，常需结合大体观察和组织学观察才能做出正确判断。

除以上常用观察方法外，还有组织化学和细胞化学、原位分子杂交、放射自显影技术、显微分光光度技术、流式细胞术、图像分析等技术方法，运用这些新的研究方法和技术，可对疾病发生、发展的规律获得更为深入的了解。

（四）病理学与病理生理学的学习方法

1. 重视总论与各论之间的密切联系。总论是学习各论的基础，学习各论的同时，要不断地复习总论，应注意两者的密切结合。

2. 动态认识疾病的发生、发展变化，重视病变局部和整体的联系。同一疾病的不同时期，其病理变化不同，观察大体和切片标本均只是病理过程中某一时期的病理变化，应注意动态认识，前后联系。局部病变可累及全身，但又受整体所制约；全身性疾病也可以局部病变表现为主。因此，在认识和处理疾病时，既要注意局部，又不能忽视整体。

3. 重视形态、结构、功能和代谢之间的相互联系。通过形态、结构的改变，去理解功能、代谢的变化，再由功能、代谢的变化，去联想形态的改变，全面认识病变的本质。

4. 重视理论课与实验课的联系，重视病理变化与临床联系。注意大体标本、病理切片、动物实验的观察，做到理论联系实际。应用病理学与病理生理学知识解释临床表现，由临床表现联系其病理变化。

5. 重视与相关学科的联系，如正常人体形态结构、人体的功能和代谢特点等，以判断疾病状态下机体的各种变化，理解其发生机制；重视对本学科名词术语的理解和掌握。

总之，在学习病理学与病理生理学时，要独立思考、综合分析、认识疾病的病因、发病机制、病理变化、病理临床联系、病理过程和转归，通过标本观察、动物实验、多媒体教学等手段，提高学习效果。

链接

《洗冤集录》

《洗冤集录》又名《洗冤录》《宋提刑洗冤集录》，由南宋宋慈所撰。全书由检验总说、验伤、验尸、辨伤、检骨等内容组成，比较系统地介绍了法医检验、鉴别中毒等有关解剖、病理、外科手术等内容。本书内容丰富，见解精湛，绝大部分内容源于实践经验，是中国较早、较完整的法医学专著，先后被译成朝、日、英、德、俄等多国文字，对世界法医学的发展做出了巨大贡献。

（五）病理学的发展简史

人类自诞生之日起始终与疾病共存，我国西汉时期的医学巨著《黄帝内经》、隋唐时代巢元方的《诸病源候论》、南宋时期宋慈的《洗冤集录》等对病理学与病理生理学的发展做出了重大贡献。在西方，公元前 5 世纪，古希腊名医希波克拉底（Hippocrates）等提出了火、水、空气和土地四大元素为基础的体液学说，创立了液体病理学。1761 年，意大利医学家莫尔加尼（Morgagni）通过大量尸体解剖，创立了器官病理学（organ pathology）。19 世纪中叶，随着显微镜的发明和使用，德国病理学家鲁道夫·菲尔绍创立了细胞病理学（cytopathology），这一理论的提出，对医学科学的发展做出了划时代的贡献。随着科学发展，病理学与病理生理学体系逐渐完善，各个分支学科如解剖病理学、组织病理学、细胞病理学、超微结构病理学等快速发展。近年来，分子病理学、遗传病理学及免疫组织化学和分子生物学等的理论发展和技术应用，也极大地推动了传统病理学与病理生理学的发展。

目标检测

一、名词解释

1.病理学与病理生理学　2.尸体剖检　3.活体组织检查
4.细胞学检查

二、单项选择题

1.病理学与病理生理学重点研究疾病过程中的（　　　　）
　A.形态、功能、代谢变化
　B.功能、代谢变化
　C.病理临床联系
　D.细胞学变化
　E.解剖学变化

2.确诊疾病病变性质最常用的病理学研究方法是（　　　　）
　A.尸体剖检　　　　　B.活体组织检查
　C.细胞学检查　　　　　D.动物实验
　E.免疫组织化学检查

3.确诊肿瘤最常用的病理学研究方法是（　　　　）
　A.尸检　　　　　　　B.活检
　C.细胞学检查　　　　　D.动物实验
　E.免疫组织化学检查

4.病理学与病理生理学的观察方法是指（　　　　）
　A.肉眼观察
　B.组织学和细胞学观察
　C.超微结构观察
　D.组织化学和细胞化学观察
　E.以上都是

（丁运良）

第1章
疾病概论

一、健康、亚健康和疾病

1. 健康（health） 指没有疾病和不适，并且有良好的体质、心理状态及社会适应能力的生命状态，包括躯体健康、心理健康、社会适应良好和道德健康。健康的概念使医学模式从单一的生物医学模式演变为生物 - 心理 - 社会医学模式。它既考虑到人的自然属性，又考虑到人的社会属性，从而摆脱了人们对健康的片面认识。

2. 亚健康（subhealth） 即指人在身体、心理和社会环境等方面表现出的不适应，介于健康与疾病之间的临界状态，又有次健康、第三状态、中间状态、游移状态、灰色状态等名称。亚健康状态是指人体处于非病非健康、有可能趋向疾病的状态。亚健康状态经及时调整，身体可向健康状态发展；反之，则向疾病方向转化。

3. 疾病（disease） 是指机体在一定病因的作用下，由自稳调节紊乱而导致的异常生命活动过程。表现为体内一系列功能、代谢和形态的异常变化，而这些变化又可使机体各器官、系统之间及机体与外界环境之间的协调关系发生障碍，从而引起各种症状（机体因发生疾病而表现出来的异常状态，包括患者自身的异常感觉与医者的感觉器官所感知的异常表现，如头痛、恶心、畏寒、不适等）、体征（患者自己发现的或医生检查发现的患者体格上的异常现象，如肝脾肿大、心脏杂音、肺部啰音、神经反射异常等）和行为异常，特别是环境适应能力和劳动能力的减弱甚至丧失。

二、病 因 学

病因学（etiology）是研究疾病发生的原因和条件的科学。

（一）疾病发生的原因

疾病发生的原因是指能引起某一疾病的特定因素，并决定该疾病的特异性，也称致病因素，简称病因，一般可分为以下几类。

1. 生物性因素 是比较常见和重要的一个因素，包括病原微生物（如细菌、病毒、真菌、立克次体、衣原体、支原体、螺旋体等）、寄生虫（如原虫、蠕虫等）。生物性因素能否引起疾病，取决于病原体的侵袭力、毒力、进入机体的数量及机体的免疫力。侵袭力指病原体侵入机体并在体内扩散蔓延的能力。

2. 化学性因素 是指化学物质作用于机体后可造成化学性损伤或中毒，如强酸、强碱、有机磷农药、汞、砷等。

3. 物理性因素 是指各种机械力、温度、气压、电流、噪声、电离辐射等因素作用于机体引起的疾病，如骨折、冻伤、电击伤等。

4. 营养性因素 是指机体代谢所需要的各种营养物质，包括维持生命活动的基本物质（如氧气、水等）、各种营养素（如糖、脂肪、蛋白质、维生素、无机盐等）、某些微量元素（如锌、碘等）及纤维素等，这些物质的缺乏或过多均可引起相应的疾病，如肥胖症、佝偻病、甲状腺功能亢进症、缺铁性贫血等。

5. **遗传性因素** ①遗传性疾病：由亲代生殖细胞中基因突变或染色体变异而引起子代发生的相关疾病，如血友病、白化病、唐氏综合征（21三体综合征）、红绿色盲等。②遗传易感性：在相同环境下，遗传基础所决定的不同个体的患病风险，需与环境因素相互作用才引起疾病，如糖尿病、高血压、精神分裂症等。

6. **先天性因素** 是指能够损害胚胎发育的因素。母亲在妊娠期间接触环境有害因素，或缺乏某些营养成分如叶酸等，引起的胎儿先天异常，称为先天性疾病，如先天性心脏病、无脑儿等。

7. **免疫性因素** 引起的疾病：①变态反应性疾病，如过敏性休克、荨麻疹等；②自身免疫性疾病，如类风湿性关节炎、系统性红斑狼疮等；③免疫缺陷病，如艾滋病。

8. **精神、心理、社会因素** 疾病的发生与人们所处的社会环境、社会关系、社会活动息息相关，这些因素也直接或间接影响着疾病的发生和发展。

（二）疾病发生的条件

疾病发生的条件是指在病因作用于机体的前提下，影响疾病发生发展的因素。它们本身虽然不能引起疾病，但可加强病因作用或促进疾病的发生，也称为诱因。

三、发 病 学

发病学（pathogenesis）是研究疾病发生、发展过程中一般规律和共同机制的科学。

（一）疾病发生、发展过程中的一般规律

1. **自稳调节紊乱** 由于致病因素对机体的损害作用，机体自稳调节的某些方面发生紊乱，引起相应的功能障碍。例如，某些原因所致的胰岛素分泌不足，血糖升高，引起糖尿病，出现糖代谢紊乱等。

2. **因果转化规律** "因"是引起疾病的原因，"果"是疾病引起的结果。在疾病的发展过程中，一种致病原因作用于机体后，机体产生一定的变化（果），这些变化在一定的条件下，又会成为导致新的结果的原因，原因和结果相互作用，使疾病不断发展变化。由于因果相互转化和交替，即使原始病因已不存在，上述的因果转化仍可推动疾病不断发展（图1-1）。因此，正确认识各种病理现象之间的因果联系，才能掌握疾病的发展趋向和发病的主导环节，从而采取有效的治疗。

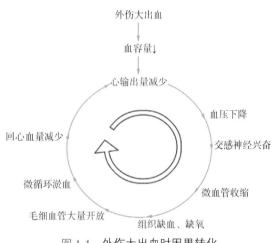

图1-1 外伤大出血时因果转化

3. **损伤与抗损伤反应** 始终贯穿于疾病的过程中，两者间相互联系又相互斗争，推动疾病的发展和转归。损伤是指致病因素引起的机体形态、结构的改变，如组织细胞坏死、血管破裂出血等。抗损伤反应是机体对损伤所做出的防御、代偿适应反应。一般情况下，损伤对机体有害，抗损伤反应对机体有利，如血管破裂出血引起的血管收缩就是机体的抗损伤反应。如果这种反应持续时间较长，也会转化为损伤。因此，应正确认识疾病过程中损伤与抗损伤反应的关系，积极治疗，促进疾病痊愈。

4. **局部与整体互相影响** 在疾病过程中，局部与整体反应互相影响。例如，疖和痈是一种皮肤局部炎症病变，病情严重时可引起发热、白细胞计数升高等全身性表现。

（二）疾病发生、发展过程中的共同机制

1. **神经机制** 神经系统调控在维持正常人体生命活动中起到极其重要的作用。致病因素可以通过影响神经系统引起疾病的发生、发展。例如，流行性乙型脑炎病毒、脊髓灰质炎病毒能直接破坏神经

细胞；烧伤时，疼痛和体液丢失可引起交感神经兴奋，导致全身组织器官血流重新分布和代谢调节。长期精神紧张、焦虑可导致大脑皮质和皮质下功能失调，引起小动脉收缩、血压升高等。

2. 体液机制 是指致病因素直接或间接影响体液的质和量的变化，造成内环境紊乱而引起疾病。体液的量严重减少，如大出血、严重脱水可导致休克；体液的质改变，如组织因子、羊水或蛇毒等促凝物质入血，可引起弥散性血管内凝血（DIC）；感染和创伤等产生的大量炎症介质可引起炎症反应等。

3. 细胞机制 致病因素作用于机体后可直接或间接作用于细胞，造成细胞的代谢、功能和形态改变，引起细胞的自稳态调节紊乱而导致疾病。例如，机械力、温度、某些化学毒物等直接损伤细胞导致疾病；有的致病因素有选择地引起细胞损伤，如乙型肝炎病毒感染引起肝细胞损伤，导致肝炎等。

4. 分子机制 任何病因无论通过何种途径引起疾病，在疾病发生、发展过程中都会表现为分子水平上的异常，如血红蛋白肽链合成障碍引起的镰状细胞贫血等。

疾病发生、发展往往由多种机制共同导致。例如，体液调节与神经调节常常同时发生，共同参与疾病的发生、发展，导致细胞损伤和分子改变等。

四、疾病的经过

1. 潜伏期 是指自病原体侵入机体到最先出现临床症状的时间。不同疾病的潜伏期长短不一，短者数小时、数天，长则数月、数年。在潜伏期内，患者没有自觉症状，故临床上不易发现。

2. 前驱期 是指从起病至症状明显开始的时期。此期表现通常是非特异性的，如发热、头痛、乏力、食欲减退等。认识此期的特点，有助于对疾病做出早期诊断、治疗等。

3. 症状明显期 是指前驱期之后，疾病所特有的症状和体征充分表现的时期。临床上常以此作为疾病诊断和鉴别诊断的重要依据，以便及时对患者进行诊断、治疗和护理等。

4. 转归期 是指疾病过程的最后阶段。疾病的最后结局取决于机体的损伤和抗损伤反应及是否得到及时、合理的治疗等。

（1）完全康复（complete recovery） 是指致病因素消除，疾病时所产生的损伤性变化消失，组织细胞的形态、功能、代谢恢复正常。

（2）不完全康复（incomplete recovery） 是指致病因素引起的损伤性变化得到控制，主要症状、体征消失，但组织细胞的形态、功能、代谢没有完全恢复，或留有后遗症，机体通过代偿机制来维持相对正常的生命活动。当机体免疫力下降或外界环境剧烈变化时，机体可因代偿失调而出现疾病复发，如心瓣膜病引起的心力衰竭，经过有效治疗，患者主要症状消失，但当某种病因或诱因导致心脏负荷加重时，心力衰竭可再次发作。

（3）死亡（death） 是指生命活动的终结，也是生命的必然规律。长期以来，人们一直把心跳停止、呼吸消失作为死亡的标准。根据传统死亡的观念，死亡包括濒死期（中枢神经系统脑干以上的部分处于深度抑制状态）、临床死亡期（患者心跳和呼吸完全停止）和生物学死亡期（各细胞器官功能代谢完全停止）。近年来，随着复苏技术的普及与提高、器官移植的开展，人们对死亡有了新的认识。目前认为，死亡是指机体作为一个整体的功能永久性停止，但并不意味着各器官组织同时死亡，因此脑死亡（brain death）的概念应运而生。脑死亡是指脑干及脑干以上全脑功能的永久性丧失。脑死亡的确立可协助医务人员判断死亡时间和确定终止复苏抢救的界限，为器官移植提供了合法的依据。脑死亡的标准：①不可逆性深昏迷，无自主性肌肉活动，对外界刺激毫无反应，脊髓反射可存在；②呼吸、心跳停止，自主呼吸停止，可作为临床脑死亡的首要指标；③瞳孔散大或固定；④一切脑反射均消失，如瞳孔反射、角膜反射、咳嗽反射及吞咽反射等；⑤脑电图呈直线，体感诱发电位、视觉诱发电位、脑干听觉诱发电位均呈平坦型静息电状态；⑥经颅多普勒超声示颅内血流完全停止，脑血管造影示颅内动脉无造影剂进入。

链接

脑死亡与植物人

脑死亡有别于植物人，植物人是由于大脑皮质受到严重损害或处于突然抑制状态，患者可以自主呼吸；而脑死亡则无自主呼吸，是永久的、不可逆性的全脑功能丧失。

目标检测

一、名词解释

1. 健康　2. 疾病　3. 诱因　4. 不完全康复　5. 脑死亡

二、单项选择题

1. 对健康的正确认识是（　　）
   - A. 不生病就是健康
   - B. 健康是指体格健全
   - C. 健康是指精神上的完全良好状态
   - D. 健康是指社会适应能力的完全良好状态
   - E. 健康不仅是指没有疾病或病痛，还指在躯体、心理和社会行为方面的完全状态

2. 以下属于症状的是（　　）
   - A. 体温升高
   - B. 胸痛
   - C. 白细胞计数升高
   - D. 腹水
   - E. 肝大

3. 病因学研究的内容为（　　）
   - A. 与疾病发生相关的环境因素
   - B. 与疾病发生密切相关的危险因素
   - C. 疾病时自稳调节紊乱的规律
   - D. 疾病发生的原因与条件
   - E. 疾病转归的规律

4. 下列哪项不属于生物性致病因素（　　）
   - A. 病毒
   - B. 细菌
   - C. 四氯化碳
   - D. 立克次体
   - E. 疟原虫

5. 青霉素过敏的致病因素属于（　　）
   - A. 生物性因素
   - B. 理化性因素
   - C. 先天性因素
   - D. 营养性因素
   - E. 免疫性因素

6. 血友病的致病因素属于（　　）
   - A. 生物性因素
   - B. 遗传性因素
   - C. 先天性因素
   - D. 营养性因素
   - E. 免疫性因素

7. 关于损伤与抗损伤反应，以下说法错误的是（　　）
   - A. 两者的斗争贯穿于疾病的始终，为疾病各种临床表现的基础
   - B. 两者力量的对抗决定着疾病发展方向
   - C. 两者相互联系、相互斗争、相互转化
   - D. 是推动疾病发展的基本动力
   - E. 往往损伤因素战胜抗损伤因素

8. 下列说法不正确的是（　　）
   - A. 症状指患者的异常主观感觉
   - B. 体征是患者临床检查出的异常客观表现
   - C. 不同的疾病可出现相同的症状和体征
   - D. 相同的疾病可出现不同的症状和体征
   - E. 脉搏加快是症状

9. 下列哪种不符合完全康复的标准（　　）
   - A. 病因完全消除
   - B. 症状和体征完全消失
   - C. 病变完全修复
   - D. 机体通过代偿能够维持内环境相对稳定
   - E. 病变形态恢复正常

10. 脑死亡的诊断标准不包括（　　）
   - A. 不可逆的昏迷和大脑无反应性
   - B. 呼吸停止，人工呼吸 15 分钟仍无自主呼吸
   - C. 瞳孔散大或固定
   - D. 脑神经反射及脑电波消失
   - E. 脑血液循环障碍

（丁运良）

第2章
细胞、组织的适应、损伤与修复

机体受有害因素刺激的强度、持续时间及机体反应性不同，细胞、组织和器官的损伤程度也不同。若有害因子作用轻微、持续时间短暂，则细胞、组织和器官表现为适应；若有害因子作用超过了细胞、组织和器官的适应能力，则可引起损伤。较轻的细胞损伤是可逆的，即变性；但较重的损伤是不可逆的，可导致细胞死亡。细胞、组织和器官损伤后，机体会出现修复反应。

第1节 细胞、组织的适应

适应（adaptation）是指细胞在持续性的内外刺激作用下出现的可逆性改变，表现在细胞的数量、形态、代谢及功能等方面，包括萎缩、肥大、增生和化生等。

一、萎　缩

萎缩（atrophy）是指发育正常的细胞、组织、器官体积缩小。组织、器官的萎缩可伴有实质细胞数量的减少。萎缩与发育不全或未发育是不同的。

1. 原因和分类　萎缩分为生理性萎缩和病理性萎缩两类。

（1）生理性萎缩　是指随着人的生长发育和衰老而自然发生的萎缩，如青春期后的胸腺萎缩，妇女绝经期后的卵巢、子宫和乳腺的萎缩等。老年人全身脏器存在不同程度的萎缩，其中既有生理性萎缩，又有病理性萎缩。

（2）病理性萎缩　按其发生原因不同分为以下几类。

1）营养不良性萎缩：全身性营养不良性萎缩常见于慢性消耗性疾病，如恶性肿瘤晚期、长期发热等，首先出现机体不重要组织萎缩（脂肪组织等），随后出现全身肌肉、内脏等萎缩。这是机体的适应形式，不重要细胞、组织先萎缩，优先保证机体重要脏器的能量供应。局部营养不良性萎缩见于局部血液循环障碍，如动脉粥样硬化使血管腔狭窄、血流减少而引起心、脑、肾等器官的萎缩。

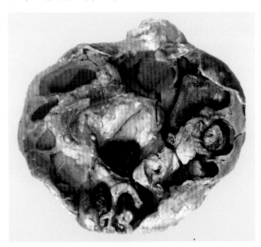

图 2-1　肾压迫性萎缩（肉眼观）

肾盂、肾盏内多个结石，肾实质受压萎缩

2）去神经性萎缩：常见脑、脊髓等神经损伤所致的肌肉萎缩，如麻风患者的周围神经受到侵犯，可致肢体末端部位明显萎缩；脊髓灰质炎患者因脊髓运动神经元损伤，其支配的肌肉萎缩。

3）压迫性萎缩：由组织或器官长时间受压迫所致，如尿路梗阻（结石、肿瘤等）时，肾盂积水压迫肾实质引起的肾萎缩（图 2-1）；侧脑室积水导致脑实质受压而萎缩等。

4）失用性萎缩：由长期工作负荷减少而失去利用所致的组织或细胞的萎缩，如骨折后石膏固定的患肢或久卧不动时的肌肉萎缩等。

5）内分泌性萎缩：由内分泌腺功能下降引起靶器官细胞的萎缩，如绝经后子宫的萎缩；垂体功能不足时，发生甲状腺、肾上腺、性腺等器官萎缩。

2. 病理变化　肉眼观，器官体积缩小，重量减轻，被膜皱缩，色泽变深，如心脏萎缩，冠状动脉迂曲呈蛇形；脑萎缩时脑回变窄，脑沟加深变宽（图 2-2）。镜下观，细胞体积变小，胞质减少，胞质内可见脂褐素颗粒。

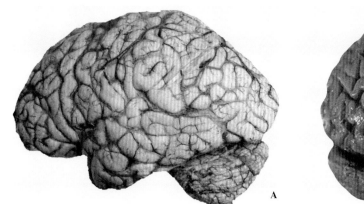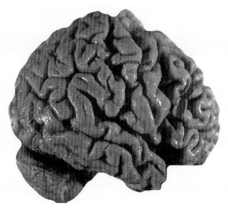

图 2-2　正常人大脑（A）与脑萎缩（B）比较（肉眼观）

3. 结局　萎缩的组织、器官功能低下。一般情况下，萎缩是可以恢复的，但若病因长期存在，萎缩细胞最终可死亡。

二、肥　　大

肥大（hypertrophy）是指细胞、组织、器官的体积增大，可伴细胞数量增多。可分为生理性肥大和病理性肥大。肥大的细胞、组织、器官的功能增强，代谢旺盛。按其原因可分：①代偿性肥大，如运动员的骨骼肌肥大，高血压时左心室心肌肥大（图 2-3）等。②内分泌性肥大，如妊娠期在雌、孕激素作用下，子宫平滑肌的肥大等。

三、增　　生

增生（hyperplasia）是指细胞分裂、数量增多，并伴有组织或器官体积增大，可分为生理性增生和病理性增生。

1. 生理性增生　常见于女性青春期的乳腺发育、子宫内膜的周期性增生等。

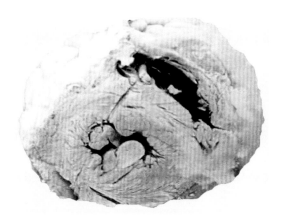

图 2-3　左心室心肌向心性肥大（肉眼观）
心室壁增厚，乳头肌增粗，心室无扩张

2. 病理性增生　①内分泌性增生，如雌激素分泌过多所致子宫内膜增生过长、老年男性的前列腺增生症等；②再生性增生，见于肝叶切除后的肝细胞再生、溶血性贫血时骨髓增生等；③代偿性增生，如机体组织的炎症损伤引起细胞增生等。

肥大和增生是两种不同的病理过程，但引起细胞、组织、器官的肥大和增生的原因往往可以类同，因此，两者常相伴存在。

四、化　　生

化生（metaplasia）是指一种分化成熟的细胞为另一种分化成熟的细胞所替代的过程，通常是由较幼稚的细胞（上皮的储备细胞和间叶组织中的原始间叶细胞）改变分化路径而形成，发生在同源细胞之间。常见类型：①鳞状上皮化生，如慢性支气管炎时，假复层纤毛柱状上皮可发生鳞状上皮化生（图 2-4）；②肠上皮化生，如慢性萎缩性胃炎时，部分胃黏膜上皮转变为含有帕内特细胞（潘氏细胞）或杯状细胞的肠上皮组织（图 2-5）；③间叶组织化生，如结缔组织或肌肉损伤后，可化生为成骨细胞或成软骨细胞，如骨化性肌炎时的骨组织等。

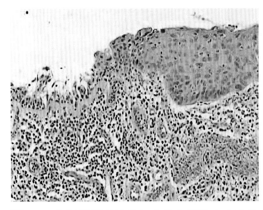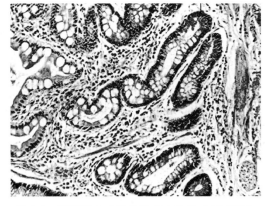

图 2-4　支气管纤毛柱状上皮发生鳞状上皮化生（镜下观）　　图 2-5　胃黏膜上皮发生肠上皮化生（镜下观）

化生对机体利弊兼有，如支气管黏膜上皮的鳞状上皮化生增强了局部抗御有害因子刺激的能力，但却削弱了局部黏膜的自净能力。若引起化生的因素持续存在，则可能导致细胞恶变。

> **链接**
>
> **干　细　胞**
>
> 　　干细胞（stem cell，SC）是分化程度相对较低，具有不断自我更新和分化潜能的细胞。根据其来源，通常分为胚胎干细胞和成体干细胞两大类。成体干细胞存在于机体的各种组织器官中，主要有造血干细胞、间充质干细胞、肝干细胞、皮肤表皮干细胞等。干细胞在细胞更新换代和损伤修复中发挥重要作用。

第 2 节　细胞、组织的损伤

损伤（injury）是指内、外环境中有害因子刺激的强度、持续时间等超出细胞、组织的适应性反应能力，导致细胞、组织的代谢、形态结构及功能出现的异常变化。可分为可逆性损伤和不可逆性损伤。可逆性损伤为轻度损伤，如变性；不可逆性损伤包括坏死和凋亡。

一、变　　性

变性（degeneration）是指在各种致病因子的作用下，细胞发生了物质代谢障碍，细胞质或细胞间质内出现异常物质或正常物质增多的现象。常见的变性类型如下。

1. 细胞水肿（cellular edema）　是指水、钠在细胞内过多积聚所致的细胞肿胀，主要发生在肝、肾、心等代谢旺盛的实质细胞。

（1）病因　缺氧、中毒、感染、发热等因素使线粒体受损，生物氧化功能降低，腺苷三磷酸（ATP）生成减少，细胞膜 Na^+-K^+ 交换障碍，使水和钠在细胞内过多积聚。

（2）病理变化　肉眼观，器官体积肿大、重量增加，包膜紧张，切面隆起，边缘外翻，颜色苍白而无光泽，似沸水煮过，浑浊肿胀。镜下观，细胞肿大，胞质内布满红染的细小颗粒状物，称颗粒变性；电镜证实为肿胀的线粒体和内质网。若进一步发展，细胞更趋肿大，胞质疏松、淡染，称水样变性。严重时整个细胞高度膨胀，圆而透亮，称气球样变（图 2-6），如急性病毒性肝炎时肝细胞的气球样变（图 2-7）。

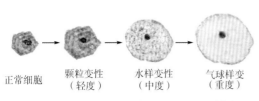

图 2-6　细胞水肿各阶段病变的发展过程模式图

正常细胞　颗粒变性（轻度）　水样变性（中度）　气球样变（重度）

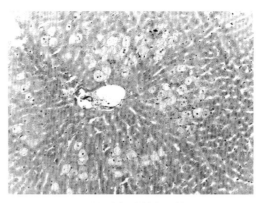

图 2-7　肝细胞气球样变（镜下观）

（3）临床意义　细胞轻度损伤后的早期病变，病因消除可恢复正常，如持续加重会导致细胞死亡。

2. 脂肪变性（fatty degeneration）　是指非脂肪细胞胞质内出现三酰甘油蓄积的现象，常发生在心、肝、肾等，以肝脏最为多见。

（1）病因　感染、中毒（酒精、四氯化碳）、缺氧、营养缺乏［如缺乏甲硫氨酸（蛋氨酸）、胆碱、磷脂］等因素，可使脂肪吸收过多、氧化障碍、脂蛋白合成障碍，从而导致脂肪变性。

链接

肝脂肪变性的机制

　　肝脏是脂质代谢的主要场所，脂肪在肝脏内进行氧化、合成、转运等代谢过程，这些过程发生障碍，可导致肝脂肪变性。其机制：①进入肝脏的脂肪酸过多，超过肝细胞氧化利用和合成脂蛋白的能力，如摄入过多、糖尿病等；②脂肪酸氧化障碍，如缺氧、ATP 生成不足等；③脂蛋白合成障碍，如营养缺乏、中毒，可破坏粗面内质网的结构或抑制酶的活性，导致脂蛋白合成障碍。

（2）病理变化　脂肪变性的细胞体积增大，胞质内充满大小不等的脂滴。脂滴的主要成分为中性脂肪。石蜡切片中，脂滴被乙醇、二甲苯等有机溶剂溶解，表现为大小不等、境界清楚的空泡，严重时可融合为一个大空泡，细胞核可被挤压而偏于一侧，状似脂肪细胞。在冰冻切片中，脂滴可被苏丹Ⅲ染成橘红色，被锇酸染成黑色。肝脏重度脂肪变性（图 2-8），称为脂肪肝，肉眼观，肝脏体积均匀性肿大，边缘钝，包膜紧张，色淡黄，质软，相对密度减轻。切面有油腻感，正常肝纹理消失，实质隆起，间质下陷。心肌脂肪变常累及左心室内膜下和乳头肌部位，脂肪变的黄色条纹与

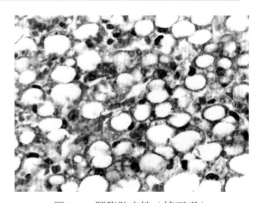

图 2-8　肝脂肪变性（镜下观）

未受侵的暗红色心肌相间排列，构成状似虎皮的斑纹，故有虎斑心之称。

（3）临床意义　轻度脂肪变性是可逆性的，如加重或持续，并刺激纤维组织增生，可导致硬化。

3. 玻璃样变性（hyaline degeneration）　是指苏木精 - 伊红（HE）染色见细胞内或细胞外组织出现均质、红染、磨玻璃样物质，又称透明变性。常见类型有以下三种。

（1）血管壁玻璃样变性　常见于良性高血压的细动脉，由于细动脉持续痉挛，内膜通透性增大，血浆蛋白渗入内膜下沉积于血管壁，使血管壁增厚、变硬、弹性降低、管腔狭窄甚至闭塞（图 2-9）。

（2）结缔组织玻璃样变性　常见于瘢痕组织、动脉粥样硬化斑块、肾小球纤维化等。肉眼观，病变组织灰白、质韧、半透明，弹性消失。镜下观，胶原纤维增粗、融合，形成均匀、红染的条索状或片状结构（图 2-10）。

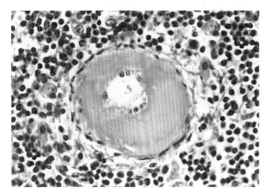
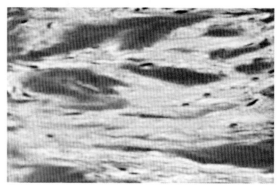

图 2-9　脾中央动脉壁玻璃样变性（镜下观）　　图 2-10　结缔组织玻璃样变性（瘢痕）（镜下观）

（3）细胞内玻璃样变性　细胞质内出现大小不等、均质红染的圆形小体。可见于：①肾小球肾炎或伴有蛋白尿时，肾脏近曲小管上皮细胞内出现玻璃样小滴；②慢性炎症时，浆细胞胞质内出现红染圆形玻璃样物质，称拉塞尔小体（Russell body），是免疫球蛋白在细胞内堆积形成；③病毒性肝炎和酒精性肝病时，肝细胞内中间丝前角蛋白变性，呈现大小不等的圆形红染的玻璃样物质，称马洛里小体（Mallory body）。

4. 黏液样变性（mucoid degeneration）　是指组织间质出现类黏液的聚集。肉眼观，组织肿胀，切面灰白透明，似胶冻状。镜下观，组织间质疏松，充以淡蓝色胶状物。常见于纤维瘤、平滑肌瘤、急性风湿病等。

5. 淀粉样变性（amyloid degeneration）　是指在细胞外间质，特别是小血管基膜处有不溶性蛋白质-糖胺聚糖（黏多糖）复合物沉积。最初因其与淀粉遇碘时的反应相似，故称淀粉样变性。肉眼观，病变组织呈灰白色，质地较硬，富有弹性。镜下观，HE 染色切片中为淡伊红染色、均匀一致、无结构的物质，刚果红染色为橘红色。多见于肺、甲状腺髓样癌、胰岛细胞瘤、肾上腺嗜铬细胞瘤的间质内等处。

6. 病理性色素沉积（pathologic pigmentation）　是指机体某些部位色素增多并积聚于细胞内外。内源性色素如含铁血黄素、胆色素、脂褐素和黑色素等，外源性色素如文身的色素等。

7. 病理性钙化（pathologic calcification）　是指在骨和牙齿外的其他组织内发生钙盐沉积。可分为营养不良性钙化和转移性钙化两种类型。前者常发生在结核坏死灶、脂肪坏死灶、动脉粥样硬化斑块等；后者是指由于钙、磷代谢障碍，机体血钙、磷升高，在组织内沉积。大量的钙盐沉积在重要组织、器官，如血管壁钙化后可变硬、变脆，易引起破裂出血，如心脏瓣膜钙化可变形导致心瓣膜病等。

二、细胞死亡

细胞死亡（cell death）是指在生理或病理因素作用下，细胞发生永久性的代谢、功能停止，是细胞生命活动的终结。分为坏死和凋亡两种类型。

（一）坏死

坏死（necrosis）是指活体内局部组织、细胞死亡。坏死细胞的细胞膜崩解、结构自溶，并引发周围组织的炎症反应。其原因有局部缺血，生物、理化因素刺激或由变性逐渐发展而来等。

1. 病理变化

（1）细胞核的改变　是细胞坏死的主要形态学标志。①核固缩，细胞核染色质 DNA 浓聚、皱缩，使核缩小，核膜皱缩，嗜碱性染色增强；②核碎裂，核膜破裂，核染色质崩解成小碎片；③核溶解，在 DNA 酶和蛋白酶的作用下，染色质中的 DNA 和核蛋白被分解，核淡染，只见核的轮廓（图 2-11）。

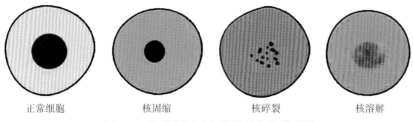

正常细胞　　核固缩　　核碎裂　　核溶解

图 2-11　细胞坏死时细胞核的变化模式图

（2）细胞质和细胞膜的变化　因细胞质内嗜碱性核糖体减少或解体，对嗜碱性染料的亲和力下降，而与嗜酸性染料的结合力增强，细胞质嗜酸性增强而红染。细胞质内的细胞器崩解呈颗粒状。最后细胞膜崩解，细胞内容物外溢，引起周围组织的炎症反应。

（3）间质的变化　实质细胞坏死后，细胞外基质也逐渐崩解液化。最终死亡细胞与崩解的间质融合成一片无结构、红染的颗粒状物或液状物。

组织坏死后颜色苍白，浑浊无光泽，失去弹性；无血管搏动，切开无新鲜血液流出；无运动功能，无感觉。临床上称为失活组织，应予以切除。

2. 坏死的类型

（1）凝固性坏死（coagulative necrosis）　坏死细胞的蛋白质凝固，常见于脾、肾、心等。肉眼观，病变组织呈灰白色或黄白色、比较干燥结实的凝固体，在一定时间内可保留原组织的轮廓，坏死灶与健康组织分界明显。镜下观，可见组织结构的轮廓，细胞的微细结构消失，如肾凝固性坏死（图 2-12）。

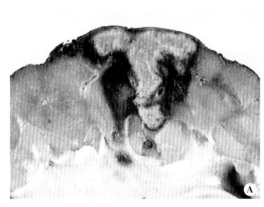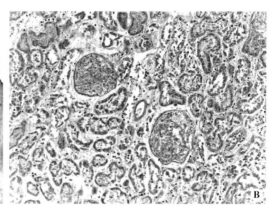

图 2-12　肾凝固性坏死

A. 肉眼观，肾凝固性坏死灶呈黄白色，与周围组织分界清；B. 镜下观，坏死细胞的微细结构消失，可见组织结构的轮廓（肾小管、肾小球）残影

干酪样坏死（caseous necrosis）是一种特殊的凝固性坏死，是指由于组织分解较彻底，加上含有较多的脂质，坏死组织略带黄色，质软，细腻，状似干酪，常见于结核分枝杆菌（简称结核杆菌）感染。镜下观，坏死组织轮廓消失，呈现一片红染无结构的颗粒状物质。

（2）液化性坏死（liquefactive necrosis）　坏死组织局部酶解、软化和液化而变成液态，并可形成坏死囊腔，常见于含脂质多、蛋白质少、蛋白水解酶多的器官。化脓性炎、脂肪坏死、脑软化都属于液化性坏死。

脂肪坏死（fat necrosis）也属于液化性坏死，常见于急性胰腺炎。受损胰腺组织的胰脂酶外溢，使胰腺自身和胰周脂肪组织消化分解为甘油和脂肪酸，甘油很快被机体吸收，而脂肪酸与钙结合成钙皂。肉眼观，病变组织为质硬、白色斑点或小结节。镜下观，组织轮廓模糊，嗜碱性颗粒性物质散在分布。

（3）坏疽（gangrene）　是指局部组织坏死后继发腐败菌感染。可分为以下三种类型。

1）干性坏疽：指由多种原因导致的动脉阻塞使肢体远端发生的缺血性坏死。由于静脉回流尚可，加上体表水分蒸发，坏死的肢体干燥且呈黑色（坏死组织经腐败菌分解产生硫化氢，与红细胞破坏后游离出来的铁离子结合，产生硫化铁所致），与正常组织分界清楚（图2-13）。干性坏疽多发生于肢体末端，见于血栓闭塞性脉管炎、严重糖尿病及肢体冻伤等。

2）湿性坏疽：由于坏死组织的水分多，适宜腐败菌繁殖，腐败菌感染使局部肿胀，呈黑色或暗绿色，与正常组织分界不清（图2-14）。湿性坏疽多发生于与体表相通的内脏器官，如肠、子宫、胆囊、阑尾等。腐败菌分解产生吲哚、粪臭素等有恶臭，毒性产物及细菌毒素吸收过多，可引起全身中毒症状等。

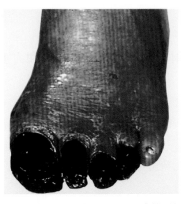 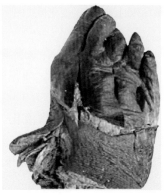 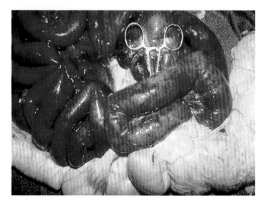

图2-13　下肢的干性坏疽（肉眼观）　　　　　　图2-14　肠湿性坏疽（肉眼观）

3）气性坏疽：深在的、开放性的创伤合并厌氧菌感染，如产气荚膜梭菌、恶性水肿杆菌、腐败弧菌等，组织坏死产生大量气体，使病变组织肿胀、呈蜂窝状，棕黑色，按之有捻发感，有奇臭。病变发展迅速，中毒症状极严重。

坏疽三种类型的病变特点比较见表2-1。

表2-1　坏疽三种类型的病变特点比较

区别项目	干性坏疽	湿性坏疽	气性坏疽
发病条件	动脉阻塞，静脉回流畅通，腐败菌感染较轻	动静脉同时阻塞，腐败菌感染较重	深部肌肉损伤合并厌氧菌感染
好发部位	四肢末端	与体表相通的内脏器官	深部肌肉
病变特点	干、黑、硬、皱，与周围组织分界清楚	湿软、肿胀、黑色或暗绿色，与周围组织分界不清	明显肿胀、污秽、棕黑色，按压有捻发感，切面呈蜂窝状
病变发展速度	缓慢	较快	迅速
臭味	轻	重	重
对机体的影响	中毒症状轻，进展慢	中毒症状重，进展快	全身中毒症状重，迅速蔓延扩散

（4）纤维蛋白样坏死（fibrinoid necrosis）　发生于纤维结缔组织和血管壁，多伴有免疫复合物和血管渗漏的纤维蛋白一起形成沉淀。常见于风湿病、肾小球肾炎、类风湿性关节炎、系统性红斑狼疮等。镜下观，局部结构消失，呈边界不清的小条或小块状染色深红的、有折光性的无结构物质。

3. 坏死的结局　组织坏死后，在体内成为异物，刺激机体产生反应。

（1）溶解、吸收　溶解是指较小范围的坏死组织可被坏死组织本身或周围渗出的中性粒细胞释放的各种水解酶分解、液化。吸收是指分解、液化的坏死组织经淋巴管、毛细血管吸收。不能吸收的组织碎片则由巨噬细胞吞噬清除。小的坏死灶溶解吸收后，常通过修复使功能和形态结构部分恢复。大的坏死灶溶解后不易完全吸收，可形成囊腔。

（2）分离、排出　局部坏死组织溶解、液化，与健康组织分离，通过各种途径排出体外。表皮、黏膜的浅表性坏死性缺损，称糜烂，深而较大者称溃疡；肾、肺等器官的坏死物液化后，可通过自然管道，如输尿道、支气管排出，残留的空腔称空洞。

（3）机化（organization）　是指坏死组织不能完全溶解或分离排出，由肉芽组织长入坏死区、代替坏死组织的过程。

（4）包裹（encapsulation）　是指坏死组织较大，肉芽组织难以向中心部完全长入或吸收，而由周围增生的肉芽组织将其包围的现象。

（5）钙化（calcification）　指坏死组织内钙盐沉积。肉眼观，为灰白颗粒状或团块状、坚硬的物质。触之有沙砾感。镜下观，呈不规则颗粒或团块状，可被苏木精染成蓝色，被硝酸银染成黑色。钙盐难以吸收，常刺激周围纤维组织增生将其包裹，X 线检查显示不透光的高密度阴影。

（二）凋亡

凋亡（apoptosis）是指由死亡信号诱发的受调节的细胞死亡过程，是细胞生理性死亡的普遍形式。凋亡过程中 DNA 发生片段化，细胞皱缩，胞质致密，核染色质浓缩、边集，而后胞核裂解，胞质生出芽突并脱落，形成含有核碎片和细胞器的膜包被凋亡小体。凋亡细胞的细胞膜和细胞器膜多是完整的。凋亡小体被邻近细胞或巨噬细胞吞噬，不发生炎症反应。镜下观，凋亡小体多呈圆形或卵圆形，大小不等，胞质浓缩、呈强嗜酸性，故又称嗜酸性小体（图 2-15）。

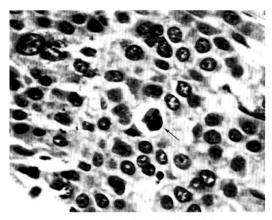

图 2-15　瘤细胞凋亡（镜下观）
箭头所指细胞皱缩，胞质浓缩、呈强嗜酸性，核固缩、深染

细胞凋亡具有重要的生物学意义，对维持机体正常生理功能和自身稳定具有重要作用。生理过程中的细胞凋亡如机体在发育过程中的衰老和突变细胞的清除等；病理过程中的细胞凋亡如某些病毒感染（如肝炎病毒）、高温、射线、缺氧、抗肿瘤药物等引起的细胞死亡。

第 3 节　细胞、组织损伤的修复

修复（repair）是指损伤造成机体部分细胞和组织丧失后，机体对所形成缺损进行修补恢复的过程。有两种形式：①损伤周围的同种细胞分裂增生，完全恢复原组织的结构及功能，称完全修复。②由纤维结缔组织增生来完成修复，称为纤维性修复（瘢痕修复），属于不完全修复。在多数情况下，由于同时有多种组织损伤，两种修复过程常同时存在。在损伤和修复过程中伴有炎症反应。

一、再　　生

再生（regeneration）是指组织损伤后，由周围同种细胞进行修复的过程。在生理情况下，不断有细胞、组织衰老、凋亡，由同种细胞完全再生进行补充，这一过程称为生理性再生，如皮肤表面角质细胞脱落与再生，血细胞、女性子宫内膜在月经周期中的脱落与再生等。病理性再生是指在病理情况下，细胞、组织损伤引起的再生。

（一）各种细胞的再生能力

各种细胞按其再生能力的强弱分为三类。

1. 不稳定细胞（labile cell）　又称持续分裂细胞。这类细胞再生能力强大，如皮肤表皮、各种腔道的黏膜上皮、间皮和淋巴造血细胞等。

2. 稳定细胞（stable cell）　又称静止细胞。这类细胞在生理情况下较稳定，而受到损伤后，则表现出较强的再生能力，如肝脏、内分泌腺、汗腺、涎腺、皮脂腺等各种腺体或腺样器官的实质细胞及成纤维细胞、内皮细胞、骨细胞等。其中肝脏再生能力较强；而平滑肌细胞和软骨细胞虽然也属于此类细胞，但再生能力较弱，损伤后很难修复。

3. 永久性细胞（permanent cell） 又称非分裂细胞。属于这类细胞的有神经细胞、骨骼肌细胞和心肌细胞，损伤后不能再生，由瘢痕组织替代。

（二）各种组织的再生过程

1. 被覆上皮再生 鳞状上皮受损后，其创缘或底部的基底层细胞分裂、增生，向缺损中心迁移，先形成单层上皮，随后逐渐增生分化为鳞状上皮。

2. 腺上皮再生 腺体缺损而基膜完整的情况下，可由残存细胞分裂补充，恢复原来腺体结构，如腺体结构完全破坏，再生就难以实现。

3. 毛细血管再生 以生芽方式完成。首先受损处血管基膜溶解，内皮细胞分裂增生，突起如幼芽，进而形成实心细胞索，数小时后出现管腔，形成新的血管并彼此吻合成毛细血管网（图 2-16）。新生毛细血管基膜不完整，内皮间隙较大，故通透性较高。为适应功能需要，有些毛细血管还会不断改建，形成小动脉或小静脉。

4. 纤维结缔组织再生 在损伤刺激下，成纤维细胞可由静止的纤维细胞转化而来，也可由间充质干细胞分化而来。成纤维细胞停止分裂后开始合成并分泌前胶原蛋白和基质，在细胞周围形成胶原纤维，而后又转化为纤维细胞（图 2-17）。

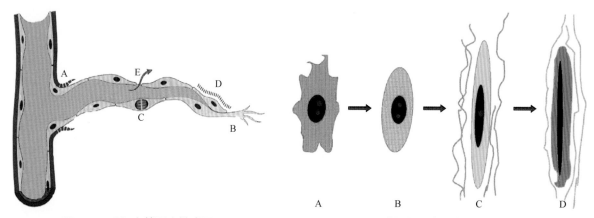

图 2-16 毛细血管再生模式图

A. 基膜溶解；B. 内皮细胞增生如幼芽；C. 细胞增生；D. 实心细胞索形成，出现管腔；E. 细胞间通透性增加

图 2-17 成纤维细胞的来源及结局示意图

A. 幼稚的成纤维细胞；B. 细胞分化；C. 分泌前胶原蛋白，形成胶原纤维；D. 纤维细胞

5. 神经组织的再生

（1）神经细胞再生 脑和脊髓内神经元及外周神经节的节细胞是高度分化的成熟细胞，损伤后不能再生修复，只能通过周围的神经胶质细胞及其纤维填补而形成胶质瘢痕。

（2）神经纤维再生 外周神经断裂损伤后，在与其相连的神经细胞仍然存活的条件下，首先，轴突肿胀断裂，崩解成球状小体，髓鞘脱失、崩解等，巨噬细胞增生，吞噬清除这些崩解产物。其相应增生的轴突在断裂处分成多条向各方向延伸，同时断端两侧神经膜细胞反应性增生会合，至此完成神经纤维再生修复，恢复原有的结构与功能。但是，神经轴突生长缓慢，每天只能生长 1～2mm，新生轴突很细，需慢慢增粗，故完全恢复功能需数月以上。如果距离太远和（或）有纤维组织增生，或远端随截肢被切除，则近端新增生的许多轴突长不到远端神经膜细胞索内，而与增生纤维组织绞缠在一起，形成瘤样肿块，称创伤性神经瘤或截肢后神经瘤，常常引起顽固性疼痛。

二、纤维性修复

纤维性修复是指组织损伤后，不能完全再生，而由纤维结缔组织增生形成肉芽组织，最后转变为瘢痕组织。

1. 肉芽组织（granulation tissue）　由新生毛细血管和成纤维细胞构成，并伴有多少不等的炎症细胞浸润。

（1）形态结构　肉眼观，肉芽组织呈鲜红色、颗粒状、湿润、柔嫩，似鲜嫩的肉芽。镜下观，大量新生的毛细血管与创面垂直生长，近表面时互相吻合、形成袢状弯曲的毛细血管网。在毛细血管周围有许多成纤维细胞，可合成胶原纤维和基质；此外，肉芽组织中常有大量渗出液和炎症细胞，炎症细胞以巨噬细胞为主，也有中性粒细胞、淋巴细胞和浆细胞（图 2-18）。肉芽组织无神经纤维，故无痛觉。

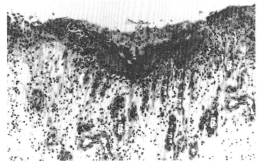

图 2-18　肉芽组织（镜下观）

毛细血管增生、间质水肿、炎症细胞浸润、表面覆盖炎性渗出物

（2）功能　填补创口及其他组织缺损，抗感染，保护创面，机化或包裹坏死组织、血栓、炎性渗出物及其他异物。

（3）结局　肉芽组织在组织损伤后 2 ～ 3 天即可出现，在创口内自下而上或从周围向中心生长，逐渐填补创口。在此过程中，成纤维细胞产生胶原纤维并转变为纤维细胞，多数毛细血管减少、消失，间质水分逐渐吸收减少，炎症细胞减少并消失；最终肉芽组织转变成瘢痕组织。

2. 瘢痕组织　是由肉芽组织经改建形成的纤维结缔组织，主要由大量平行或交错的胶原纤维束组成，常发生玻璃样变；成熟的瘢痕组织外观呈苍白或灰白色，质韧，缺乏弹性。

瘢痕组织可修补、替代不能再生的原有组织，保持组织器官结构的完整性、坚固性。例如，心肌梗死病灶，心肌不能再生，只能靠瘢痕组织修复。

三、创 伤 愈 合

创伤愈合（wound healing）是指各种致损伤因素超过机体耐受能力，引起组织损伤后的愈复过程，包括机体及其各种组织形态、功能、代谢的创伤愈合。功能性创伤如心理障碍、精神疾病等。本章主要介绍组织形态的创伤愈合，以皮肤手术切口为例简述。

（一）创伤愈合的基本过程

1. 创伤早期的变化　创口局部组织坏死和出血，数小时内创口及其周围出现不同程度的炎症反应，如充血、浆液渗出和炎症细胞浸润，局部红肿。渗出物的纤维蛋白原和血液很快凝固，形成凝块。有的凝块表面干燥形成痂皮，起填充和保护创口的作用。

2. 创口收缩　2 ～ 3 天后，创缘皮肤和皮下组织向中央移动，创口迅速缩小，直到 14 天左右停止。其意义在于缩小创面，以利于创口愈合。

3. 肉芽组织增生和瘢痕形成　从第 3 天开始创口边缘及底部长出肉芽组织，填平创口；从第 5 ～ 6 天开始成纤维细胞产生胶原纤维，其后 1 周，胶原纤维形成活跃，开始形成瘢痕组织，以后胶原纤维形成逐渐缓慢，至伤后 1 个月瘢痕完全形成。

4. 表皮再生　伤后 24 小时内，创口边缘的基底层细胞开始分裂增生，向创面中心或痂皮下迁移，并分化成鳞状上皮，覆盖在肉芽组织表面。增生的上皮覆盖缺损后，由于接触抑制，将停止生长。若伤口过大，再生上皮难以将其覆盖，往往需要进行植皮。

（二）皮肤软组织创伤愈合的类型

1. 一期愈合　主要见于组织缺损小、无感染、创缘整齐或可严密缝合的创口，炎症反应轻，创伤愈合后只形成一条白色线状瘢痕，几乎不影响功能（图 2-19）。

2. 二期愈合　见于缺损较大、创缘不齐、无法整齐对合或伴明显感染的创口。二期愈合创口的特点：①在控制感染、清除坏死组织后，健康的肉芽组织才能生长；②创口过大，创口收缩明显，长出较多肉芽组织才足以填满创口；③愈合时间长，形成的瘢痕大，常影响组织和器官的外形或功能（图2-20）。

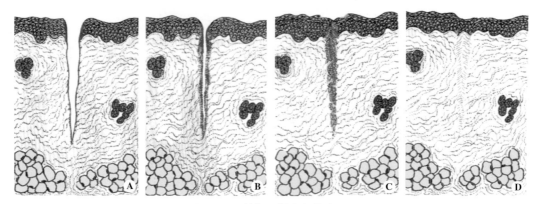

图2-19　创伤一期愈合模式图

A.创缘整齐，组织破坏少；B.经缝合，创缘对合严；C.表皮再生，少量肉芽组织长入；D.愈合后形成线状瘢痕，炎症反应轻

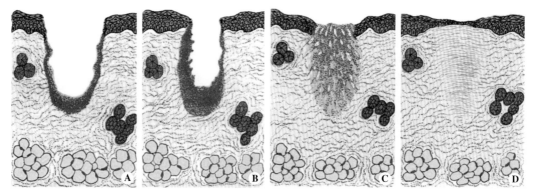

图2-20　创伤二期愈合模式图

A.创口大，创缘不齐；B.创口收缩，炎症反应重；C.较多肉芽组织生长，填补创口；D.愈合后形成的瘢痕大

3.痂下愈合　创口表面的渗出物、血液和坏死组织凝固、干燥形成硬痂，在痂下进行愈合。上皮再生完成后，硬痂脱落。痂皮对创口具有一定保护作用，但痂下渗出物较多时，会影响渗出物排出，对愈合不利。

（三）骨折愈合

骨折（fracture）发生后，经过良好复位、固定及功能锻炼，两断端的骨组织再生修复，可完全愈合，恢复正常结构和功能。骨折愈合过程可分为以下四个阶段（图2-21）。

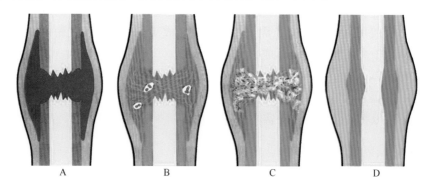

图2-21　骨折愈合模式图

A.血肿形成；B.纤维性骨痂形成；C.骨性骨痂形成；D.骨痂改建

1.血肿形成　骨折的两端及其周围伴有大量出血，形成血肿。数小时后血肿凝固。与此同时常出

现轻度的炎症反应。由于骨折处常伴有血管的断裂，早期常可见到骨髓组织的坏死，骨皮质亦可坏死，如坏死范围不大，可被破骨细胞吸收。

2. 纤维性骨痂形成　骨折后的 2～3 天，血肿开始机化。肉芽组织中的纤维母细胞主要来自骨内膜及骨外膜细胞。充填骨折断端的肉芽组织继而发生纤维化形成纤维性骨痂，称暂时性骨痂；肉眼观，骨折局部呈梭形肿胀。1 周左右，形成透明软骨。

3. 骨性骨痂形成　纤维性骨痂逐渐分化为骨母细胞和软骨母细胞，并形成类骨组织和软骨组织，继之钙盐沉积。类骨组织转变为编织骨，形成骨性骨痂。

4. 骨痂改建　编织骨由于结构不够致密，骨小梁排列紊乱，达不到正常功能需要。为了在结构和功能上符合人体生理要求，编织骨进一步改建成为成熟的板层骨，皮质骨和髓腔的正常关系也重新恢复。改建在破骨细胞的骨质吸收及骨母细胞新骨形成的协调作用下完成。

四、影响细胞、组织修复的因素

1. 全身因素

（1）年龄因素　儿童和青少年的组织再生能力强，愈合快；老年人则相反，这与老年人组织再生能力差、血管硬化、血供减少有关。

（2）营养状况　蛋白质、维生素及微量元素对组织再生均起重要作用。例如，含硫氨基酸（胱氨酸、甲硫氨酸）缺乏，可导致伤口中肉芽组织和胶原形成不良；维生素 C 缺乏，可影响胶原纤维的形成；微量元素锌的缺乏也会影响愈合。

（3）药物影响　肾上腺皮质激素和促肾上腺皮质激素能抑制炎症过程，抑制肉芽组织生长和胶原合成，加速胶原分解。

（4）某些疾病影响　糖尿病、心力衰竭、尿毒症、肝硬化及某些免疫缺陷病对愈合不利。

2. 局部因素

（1）局部血液循环　局部血液供应不足或静脉血液回流不畅可导致伤口愈合迟缓，如静脉曲张、动脉粥样硬化病变或伤口包扎、缝合过紧等。

（2）感染　①细菌产生的毒素可加重局部损伤，使伤口组织坏死、胶原断裂、基质溶解；②感染伤口产生大量渗出物，增加了局部张力，使伤口范围扩大。

（3）异物　伤口内存在异物（如丝线、纱布、金属碎屑、泥沙）及多量坏死和出血时，常难以吸收、机化，妨碍愈合，易于感染。需施行外科清创术以清除异物、坏死组织和细菌，在确保没有严重感染后，再缝合伤口，促进愈合。

（4）神经支配　清创时应注意勿伤及神经。自主神经的损伤会影响血管的舒缩而使局部血液循环发生变化，对再生不利。

目标检测

一、名词解释

1. 萎缩　2. 肥大　3. 增生　4. 化生　5. 变性　6. 坏死
7. 坏疽　8. 机化　9. 凋亡　10. 溃疡　11. 空洞　12. 再生
13. 肉芽组织

二、单项选择题

1. 细胞肿大且胞质中出现许多微细的淡红色颗粒，此形态学改变符合（　　）

　A. 细胞水肿　　　　　　B. 脂肪变性

　C. 玻璃样变性　　　　　D. 病理性钙化

　E. 黏液样变性

2. 脑组织易发生（　　）

　A. 凝固性坏死　　　　　B. 湿性坏疽

　C. 液化性坏死　　　　　D. 纤维蛋白样坏死

　E. 干酪样坏死

3. 肉芽组织的基本成分是（　　）

　A. 新生毛细血管、成纤维细胞

　B. 新生毛细血管、炎症细胞

　C. 炎症细胞、成纤维细胞

　D. 新生毛细血管、成纤维细胞、炎症细胞

　E. 成纤维细胞、炎症细胞

4. 一种分化成熟的细胞被另一种分化成熟的细胞所取代的过程，称为（　　）

A. 变性　　　　　　　　B. 发育不良

C. 增生　　　　　　　　D. 化生

E. 再生

5. 损伤后几乎不可能再生的是（　　）

A. 肝细胞　　　　　　　B. 神经细胞

C. 皮肤　　　　　　　　D. 胃肠黏膜

E. 骨

6. 关于凝固性坏死的描述，正确的是（　　）

A. 多见于心、脑、肝、肾等脏器

B. 肉眼干燥、质实、界限不清

C. 早期光镜下组织轮廓保存，细胞微细结构消失

D. 坏死发生后即可与正常组织在形态上加以鉴别

E. 干酪样坏死不是它的特例

7. 细胞坏死时，胞核在光镜下的变化是（　　）

A. 核固缩和核碎裂　　　B. 核碎裂和核溶解

C. 核溶解和核固缩　　　D. 核肿胀和核碎裂

E. 核固缩、核碎裂和核溶解

8. 下列各种细胞，哪种再生能力最强（　　）

A. 血细胞　　　　　　　B. 心肌细胞

C. 平滑肌细胞　　　　　D. 神经细胞

E. 骨细胞

9. 肉芽组织中不存在哪种成分（　　）

A. 毛细血管　　　　　　B. 成纤维细胞

C. 炎症细胞　　　　　　D. 神经纤维

E. 胶原纤维

10. 判断细胞坏死的主要标志是（　　）

A. 细胞质的改变　　　　B. 细胞核的改变

C. 细胞膜的改变　　　　D. 细胞间质的改变

E. 细胞器的改变

11. 脂肪变性最常见于（　　）

A. 脂肪组织　　　　　　B. 肺组织

C. 肝细胞　　　　　　　D. 神经细胞

E. 淋巴细胞

12. 易发生干性坏疽的器官是（　　）

A. 肺　　　　　　　　　B. 四肢

C. 心肌　　　　　　　　D. 肠道

E. 子宫

13. 下列哪项不是创伤一期愈合的特点（　　）

A. 组织破坏少

B. 无细菌感染

C. 形成的瘢痕组织多

D. 创缘整齐，对合严密

E. 无异物

14. 血管壁玻璃样变性主要发生于哪类血管（　　）

A. 大动脉　　　　　　　B. 中动脉

C. 小动脉　　　　　　　D. 细动脉

E. 小静脉

15. 坏死与坏疽的根本区别（　　）

A. 腐败菌感染　　　　　B. 发生部位

C. 动脉阻塞程度　　　　D. 静脉回流情况

E. 颜色不同

16. 坏死组织不会出现哪种变化（　　）

A. 软化　　　　　　　　B. 液化

C. 机化　　　　　　　　D. 分化

E. 钙化

17. 下列哪项不属于化生（　　）

A. 支气管柱状上皮变为鳞状上皮

B. 纤维组织变为骨组织

C. 胃黏膜出现肠型上皮

D. 肉芽组织变为瘢痕组织

E. 老年人支气管软骨骨化

18. 下列哪个器官不发生坏疽（　　）

A. 阑尾　　　　　　　　B. 肺

C. 脑　　　　　　　　　D. 肠

E. 子宫

19. 患者，男，25岁。食欲差、厌油，伴肝大、肝区疼痛，临床诊断急性病毒性肝炎，此时患者肝细胞出现的病变为（　　）

A. 肝细胞气球样变　　　B. 肝细胞脂肪变性

C. 肝细胞玻璃样变性　　D. 肝细胞碎片样坏死

E. 肝细胞凋亡

三、简答题

1. 简述肉芽组织的结构与功能。

2. 比较一期愈合与二期愈合的区别。

（孙志军）

第**3**章
局部血液循环障碍

血液循环障碍根据累及的机体范围可分为全身性和局部性两类。全身血液循环障碍见于心力衰竭、休克等。局部血液循环障碍常表现为：①局部组织或器官血管内血量增加或减少，如动脉性充血、淤血、缺血等；②局部组织或器官血管内血液性状变化，如血栓形成、栓塞、梗死等；③血管壁完整性破坏或通透性增加导致血液成分流出血管外，如出血、水肿等。本章主要介绍局部血液循环障碍。

第1节 充　血

充血（hyperemia）是指局部组织、器官的血管内血量增多的现象。根据发生部位分为动脉性充血和静脉性充血（图3-1）。

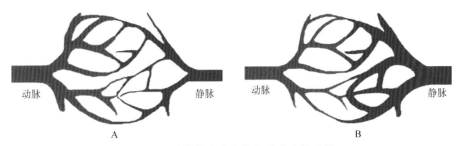

图 3-1　动脉性充血和静脉性充血模式图

A. 动脉性充血；B. 静脉性充血

一、动脉性充血

动脉性充血（hyperemia）是指由于动脉输入血量增多，器官或局部组织小动脉和毛细血管内血量多于正常的现象，简称充血。因充血是主动输入血量增多的过程，又称主动性充血。

1. 类型

（1）生理性充血　为适应组织、器官生理上的需要或代谢增强所致，如进食后胃肠道黏膜充血、运动时骨骼肌充血等。

（2）病理性充血　常见于：①炎症性充血，见于局部炎症早期，致炎因子刺激引起神经轴突反射及炎症介质的释放，致使局部细动脉扩张充血。②侧支性充血，由于局部组织缺血、缺氧，代谢不全产物堆积，刺激血管运动神经，导致缺血组织周围的吻合支动脉扩张充血。这种充血常具有代偿意义，可不同程度地改善局部组织的血液供应。③减压后充血，是指局部组织或器官长期受压，当压力突然解除时，受压处细动脉发生反射性扩张而致局部充血，可见于绷带包扎的肢体解开绷带或大量腹水压迫腹腔内器官者抽取较多腹水时。

2. 病理变化　动脉性充血的组织、器官内小动脉和毛细血管扩张，含血量增多，血流加快，致使局部轻度肿胀，颜色呈鲜红色（微循环内氧合血红蛋白增多所致），因代谢增强，局部温度升高，功能增强。

3. 结局　动脉性充血是暂时性血管反应，一般情况下，原因消除后局部血量即可恢复正常，机体无不良后果。但严重的脑充血可引起头痛、头晕等，甚至在原有血管病变（动脉硬化、脑血管畸形等）基础上，导致血管破裂出血。

二、静脉性充血

静脉性充血（venous hyperemia）是指器官或局部组织静脉血液回流受阻，导致小静脉和毛细血管内血液多于正常的现象，也称淤血。因静脉血液回流受阻是被动过程，又称被动性充血。

（一）原因

1.静脉壁外因素（受压）　静脉受压后管腔变狭窄或闭塞，静脉血液回流受阻，导致器官或组织淤血，如妊娠后期子宫压迫髂静脉引起下肢淤血、水肿，肿瘤、炎症包块等压迫局部静脉引起相应器官或组织的淤血等。

2.静脉管腔内因素（阻塞）　静脉内血栓形成、栓塞等导致静脉腔内阻塞，在机体未能建立有效的侧支循环时可发生局部组织或器官淤血。

3.静脉管壁因素　静脉炎等可致管壁增厚、狭窄，导致静脉回流障碍。

4.心力衰竭、静脉血液坠积　躯体下垂部位的静脉血液回流困难，如长期卧床患者肺脏的静脉性淤血和久立所致的下肢静脉曲张，左心衰竭导致肺淤血，右心衰竭导致体循环脏器淤血等。

（二）病理变化

肉眼观，淤血器官呈暗紫红色，肿胀，包膜紧张，重量增加，切面常有血性液体流出。镜下观，组织内小静脉、细静脉及毛细血管扩张，管腔内充满大量红细胞，伴有不同程度组织水肿及出血。因血流淤滞，血管扩张，散热增加，局部温度较低，代谢降低。淤血导致血液中氧合血红蛋白减少，脱氧血红蛋白增多，皮肤、黏膜呈现紫蓝色，称发绀（cyanosis）。

（三）后果

淤血比充血多见，其对机体的影响取决于淤血发生的速度、程度、部位、持续时间及侧支循环建立状况等。

1.淤血性水肿　由于静脉压升高，毛细血管内流体静压升高，组织间液回流减少，同时由于组织缺氧、营养物质供应不足和中间代谢产物堆积，血管壁通透性增高，血管内的液体漏出，潴留于组织间隙形成组织水肿或潴留于浆膜腔形成积液。

2.淤血性出血　淤血时组织严重缺氧，导致血管壁的通透性明显增高，红细胞从管壁漏出，发生淤血性出血，可在皮肤、黏膜形成瘀点或瘀斑。

3.实质细胞萎缩、变性及坏死　淤血的器官和组织严重缺氧，代谢障碍，引起局部组织实质细胞发生萎缩、变性甚至坏死。

4.淤血性硬化　组织长期淤血，实质细胞萎缩、消失，间质纤维组织增生及组织内原有的网状纤维可融合形成胶原纤维，器官逐渐变硬，最终形成淤血性硬化。

5.侧支循环形成　淤血的静脉血流受阻，侧支循环血流量增加，导致局部静脉曲张，又促使静脉淤血。

（四）常见重要脏器淤血

1.肺淤血　多见于左心衰竭。肉眼观，肺体积增大，重量增加，质地较实，呈暗红色。切面可见淡红色或暗红色血性液体流出。镜下观，肺泡壁增厚，肺小静脉及肺泡壁毛细血管高度扩张充血，部分肺泡腔内可见漏出液和数量不等的红细胞。慢性肺淤血时，肺泡内渗出的红细胞被吞噬细胞吞噬，故在肺泡腔内可见大量含有含铁血黄素颗粒的巨噬细胞，又称心力衰竭细胞或心衰细胞（图3-2）。慢性肺淤血会引起肺间质的纤维组织增生及网状纤维胶原化，导致肺硬化，肉眼观呈棕褐色，称为肺褐色硬化。临床上患者常出现气促、发绀等表现。急性肺淤血发生肺水肿时患者咳粉红色泡沫痰。

2.肝淤血　多见于右心衰竭，肝脏血液不能充分回流右心而淤积在肝内。肉眼观，肝脏体积增大，重量增加，包膜紧张，呈暗红色。镜下观，肝小叶中央静脉及其周围的肝窦扩张，充满红细胞。急性肝淤血时，小叶中央带的部分肝细胞出现脂肪变性，而小叶周边带的肝细胞和血管含氧量较高，细胞变性不明显；慢性肝淤血时，肝小叶中央静脉及其周围的肝窦高度扩张淤血，呈暗红色，小叶中央带的肝细胞发生变性、萎缩甚至消失（图 3-3），小叶周边带的肝细胞可发生脂肪变性，呈黄色，使肝脏切面呈红黄相间的槟榔样条纹，故称槟榔肝。长期慢性肝淤血时，由于结缔组织增生，可形成淤血性肝硬化。

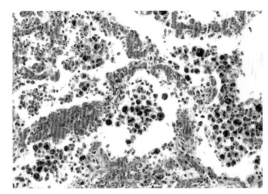

图 3-2　慢性肺淤血（镜下观）

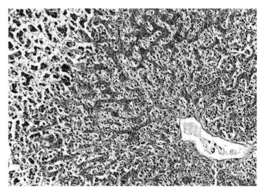

图 3-3　慢性肝淤血（镜下观）

3.慢性脾淤血　常见于慢性右心衰竭和门脉性肝硬化晚期。肉眼观，脾体积增大，重量增加，质地变实、呈暗红色，切面包膜增厚，可见散在棕褐色结节，称含铁结节。镜下观，脾血窦明显扩张、淤血，脾小结受压、萎缩或消失，可见含铁血黄素沉积。患者表现为脾功能亢进等。

第 2 节　出　　血

出血（hemorrhage）是指血液从心腔或血管内逸出的现象。逸出的血液流出体外称外出血，进入器官、组织或体腔称内出血。毛细血管出血常表现为漏出性出血，动脉破裂出血常表现为向血管外喷射性出血，静脉性破裂出血常表现为向血管外流血。

（一）原因及发生机制

出血包括生理性出血和病理性出血。前者如月经期的子宫内膜出血，后者多由创伤、血管病变及凝血机制障碍等引起。按血液溢出的机制可分为破裂性出血和漏出性出血。

1.破裂性出血　是由心脏和血管壁破裂所致的出血。一般出血量较多。常见原因如下。

（1）机械性损伤血管壁　如割伤、刺伤、弹伤等。

（2）血管壁或心脏病变　如心肌梗死后形成的室壁瘤、主动脉瘤或动脉粥样硬化破裂等。静脉破裂，如肝硬化时食管下段静脉曲张破裂出血。毛细血管破裂，如局部软组织损伤等。

（3）血管壁周围病变侵蚀　如恶性肿瘤侵及周围的血管，结核性病变侵蚀肺空洞壁的血管，消化性溃疡侵蚀溃疡底部的血管等。

2.漏出性出血　是由于毛细血管和毛细血管后静脉通透性增高，血液通过扩大的内皮细胞间隙和受损的基膜漏出到血管外。常见原因如下。

（1）血管壁的损害　常由缺氧、感染、中毒等引起，如脑膜炎奈瑟菌败血症、肾综合征出血热、有机磷中毒等；维生素 C 缺乏可导致毛细血管壁脆性和通透性增加。

（2）血小板减少或功能障碍　如再生障碍性贫血、白血病骨髓内广泛性转移等均可使血小板生成减少，原发性或继发性血小板减少性紫癜、弥散性血管内凝血（DIC）使血小板破坏过多。血液中血小板数少于 $5.0 \times 10^9/L$ 时，即有出血倾向。

（3）凝血因子缺乏　肝实质疾病如肝炎、肝硬化、肝癌时，凝血因子Ⅶ、Ⅸ、Ⅹ合成减少；DIC时凝血因子消耗过多等。

（二）病理变化

1. 内出血　血液积聚于体腔内称体腔积血，如心包积血、胸腔积血、腹腔积血和关节腔积血。在组织内局限性的大量出血，称为血肿，如硬脑膜下血肿、皮下血肿、腹膜后血肿等。少量出血时仅能在显微镜下看到组织内有数量不等的红细胞或含铁血黄素。

2. 外出血　鼻黏膜出血排出体外称鼻出血；喉部、气管、支气管及肺实质出血，血液经咳嗽由口腔咯出的症状称为咯血；上消化道疾病或全身性疾病所致的消化道出血，经口腔呕出称为呕血；结肠、胃出血经肛门排出称便血；尿道出血经尿排出称为尿血；微小的出血进入皮肤、黏膜、浆膜内，形成较小（直径 1～2mm）的出血点称为瘀点，稍大（直径 3～5mm）的出血点称为紫癜；直径超过 1～2cm 的皮下出血灶称为瘀斑。

（三）对机体的影响

出血对机体的影响取决于出血的类型、出血量、出血速度和出血部位。缓慢、少量的出血，多可自行停止。少量局部组织出血或体腔积血，可经吸收消除；较大的血肿吸收不完全，则可机化或纤维包裹。破裂性出血若出血迅速，在短时间内丧失较多血量时可发生出血性休克；渗出性出血若出血广泛，亦可导致出血性休克。发生在重要器官的出血，即使出血量不多，亦可引起严重的后果，如心脏破裂引起心包积血，由于心脏受压，可发生急性心功能不全。慢性反复性出血可引起缺铁性贫血。

医者仁心

范彬——生死之间

明代黎澄所著的《南翁梦录》中记载了一个叫范彬的医生的故事："尝有人叩门急请，曰家有妇人卒暴血崩如注，面色稍青。公闻之遽往出门，而王使人至，曰宫中贵人有发寒热者，召公看之。曰：此病不急，今人家命在顷刻，我且救彼，不久便来。中使怒，曰：人臣之礼安得如此，君欲救他命，不救尔命耶？公曰：我固有罪，亦无奈何，人若不救，死在顷刻无所望也。小臣之命，望在主上幸得免死，余罪甘当。遂去救治，其人果活。"大意是，范彬医生不顾明王使者的威胁，在民妇产后出血和王府贵人寒热病之间，毅然决定以前者为急，后者为缓，充分诠释了医者仁心的真正含义。

第3节　血栓形成

血栓形成（thrombosis）是指在活体的心血管腔内，血液发生凝固或血液中某些成分析出、凝集，形成固体质块的过程。所形成的固体质块，称为血栓（thrombus）。

（一）血栓形成的原因、条件及发生机制

1. 心血管内皮细胞损伤　损伤的内皮细胞改变了细胞表面的膜电荷，使得血小板易于黏附；受损内皮细胞释放出的腺苷二磷酸（ADP）与血小板膜上的 ADP 受体结合，促进血小板黏附。黏附的血小板可释放出内源性 ADP 等，促使更多的血小板黏附及凝集，并使血小板发生释放反应，释放出多

种促凝物质，促进凝血过程。另外，内皮下胶原纤维暴露，使Ⅻ因子活化，激活内源性凝血系统；损伤的内皮释放组织因子，可激活外源性凝血系统，从而在损伤的局部发生血液凝固，形成血栓。心血管内皮细胞损伤导致血栓形成，多见于风湿性心内膜炎、细菌性心内膜炎、动脉粥样硬化斑块溃疡和心肌梗死区的心内膜等。

2. 血流状态的改变　正常血流内，红细胞和白细胞处在血流的中轴（轴流），其外周是血小板，最外一层为血浆（边流），血小板不易与内膜接触。当血流减慢或产生旋涡时，可导致：①血流的轴流和边流紊乱，血小板进入边流，增加了接触、黏附内膜的机会；②被激活的凝血因子不易被冲走或稀释，易在局部达到凝血所需的浓度；③内皮细胞损伤，可激活内源性和外源性凝血系统。

血流缓慢是血栓形成的重要因素。静脉血栓比动脉血栓多见，下肢静脉血栓比上肢静脉血栓多见。二尖瓣狭窄时，左心房内血流缓慢并有涡流形成，左心房及左心耳内易形成血栓。大手术后、心力衰竭、久病卧床或静脉曲张患者的静脉血管内易形成血栓。

3. 血液凝固性增高　是指血小板或凝血因子增多，纤溶系统活性降低，血液处于高凝状态。多见于某些肿瘤及胎盘早剥的患者，因有大量组织因子释放入血，激活外源性凝血系统，而导致静脉内血栓形成。严重创伤、大面积烧伤、产后或大手术后，由于严重失血，大量血浆丧失，血液浓缩、黏稠度增加，同时纤维蛋白原、凝血酶原及凝血因子Ⅻ、Ⅶ等的含量增多，此时，血液中补充了大量幼稚的血小板，其黏性大，易发生黏集而形成血栓。

血栓形成往往是多种因素综合作用的结果，但常以某种因素为主。例如，手术后髂静脉内血栓形成，与手术创伤出血导致组织因子释放，血小板及纤维蛋白原等凝血因子增多，血液凝固性增高，手术后卧床血流缓慢有关。

（二）血栓形成的过程、类型及形态

血栓形成是血小板黏集和血液凝固的过程。心脏、动脉或静脉内的血栓均从血小板黏附于内膜下裸露的胶原开始。血小板黏附于损伤的内膜上并发生变形，释放内源性 ADP，合成血栓素 A_2，两者共同作用于血流中的血小板，使其彼此黏集、堆积形成小丘，小丘不断增大，互相吻合形成珊瑚状血小板小梁，许多中性粒细胞黏附其表面。崩解的血小板和中性粒细胞释放凝血因子，使凝血过程加速，并在血小板小梁之间形成纤维蛋白网，其网眼内含有大量红细胞。血栓逐渐增大，直至完全阻塞管腔，局部血流停滞，血液迅速发生凝固，形成暗红色凝血块（图 3-4）。血栓可分为以下几种类型。

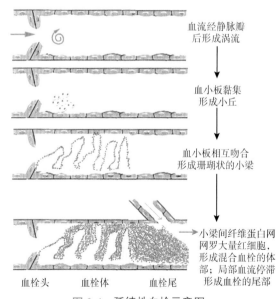

血流经静脉瓣后形成涡流

血小板黏集形成小丘

血小板相互吻合形成珊瑚状的小梁

小梁间纤维蛋白网网罗大量红细胞，形成混合血栓的体部；局部血流停滞形成血栓的尾部

血栓头　　血栓体　　血栓尾

图 3-4　延续性血栓示意图

1. 白色血栓（pale thrombus）　即延续性血栓的头部，主要由血小板和少量纤维素构成。由血小板黏附于受损内皮表面，聚集并逐渐增大而形成。肉眼观，血栓呈灰白色，质硬，与管壁黏着紧密不易脱落。白色血栓多发生于血流较快的心瓣膜、动脉内或静脉性血栓的起始部。

2. 混合血栓（mixed thrombus）　即延续性血栓的体部，由血小板小梁、黏附在小梁上的中性粒细胞、纤维蛋白及红细胞构成。肉眼观，血栓呈灰白和红褐色相间的层状结构。常见于动脉瘤、室壁瘤内的附壁血栓。

3. 红色血栓（red thrombus）　即延续性血栓的尾部，由纤维蛋白和红细胞构成。肉眼观，血栓呈暗红色，新鲜时湿润，有一定的弹性，与血管壁无粘连，与死后血凝块相似。陈旧的红色血栓由于水

分被吸收而变得干燥、易碎，失去弹性，并易于脱落造成栓塞。主要见于静脉。

4. 透明血栓（hyaline thrombus） 血栓外观透明。主要由纤维蛋白构成，又称纤维蛋白性血栓，常发生于微循环血管内，只能在显微镜下看到，又称微血栓。见于弥散性血管内凝血。

（三）血栓的结局

1. 溶解、吸收 血栓内纤维蛋白溶解酶（简称纤溶酶）的激活及白细胞崩解后释放溶蛋白酶，使血栓发生溶解。小的新鲜的血栓可完全溶解吸收。

2. 软化、脱落 较大的血栓发生部分软化，在血流冲击下，整个血栓或血栓的一部分可脱落形成血栓栓子，随血流运行至他处，引起血管阻塞。

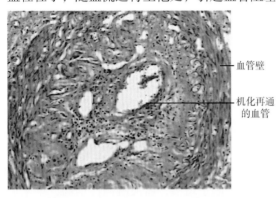

血管壁

机化再通的血管

图 3-5　血栓的机化与再通（镜下观）

3. 机化、再通 血栓形成后，若纤溶系统活力不足，则由血管壁长出新生的肉芽组织逐渐替代血栓，此过程称血栓机化。机化的血栓和血管壁紧密相连，不易脱落。在血栓机化的同时，由于水分被吸收，血栓干燥收缩或部分溶解，血栓内或血栓与血管壁之间出现裂隙，此后内皮细胞通过再生覆盖裂隙表面形成新的管腔，并可使血流重新流通。这种使已阻塞的血管重新恢复血流的过程，称再通（图3-5）。

4. 钙化 若血栓未溶解吸收或机化，钙盐可在血栓内沉积，使血栓部分或全部钙化成坚硬的质块，成为静脉石或动脉石。

（四）血栓形成对机体的影响

1. 有利方面 ①止血作用，如胃、十二指肠溃疡或肺结核，所受累血管内血栓形成，可避免血管破裂、出血；②炎症病灶周围的血管内血栓形成，可防止致炎因子和毒素扩散。

2. 不利方面 血栓形成对机体的影响，取决于阻塞血管的大小、程度、部位、速度及侧支循环能否及时建立等。

（1）阻塞血管 动脉内血栓形成，引起局部组织、器官缺血性坏死（梗死），如心肌梗死、脑梗死。静脉内血栓形成，可引起组织、器官淤血、水肿等。

（2）栓塞 血栓软化、脱落，形成血栓栓子，随血流运行引起栓塞。如果栓子内含有细菌，可引起败血性梗死或栓塞性脓肿等。

（3）心脏瓣膜病 心脏瓣膜上的血栓机化可引起瓣膜增厚、皱缩、粘连、变硬，导致慢性心瓣膜病，如风湿性心内膜炎、感染性心内膜炎等。

（4）出血 常见于弥散性血管内凝血，大量的凝血因子和血小板被消耗，从而造成血液的低凝状态，引起全身广泛性出血。

第4节　栓　　塞

栓塞（embolism）是指在循环血液中出现不溶于血液的异常物质，其随着血液流动阻塞血管管腔的现象。阻塞血管的物质，称栓子。栓子可以是固体、液体或气体。最常见的是血栓栓子，此外，还有脂肪滴、气体、细菌团、癌细胞和羊水等。

（一）栓子运行的途径

栓子运行的途径一般与血流方向一致（图3-6），但也有例外情况。

1. 来自左心和体循环动脉系统的栓子　沿动脉血流运行，阻塞各器官口径相应大小的动脉分支而引起栓塞。常见于脑、脾、肾、下肢等处。

2. 来自右心和体循环静脉系统的栓子　沿血流方向阻塞肺动脉主干或其分支，形成栓塞。某些体积小而富于弹性的栓子（如脂肪滴），可通过肺泡壁毛细血管进入体循环动脉系统，引起动脉分支的栓塞。

3. 来自肠系膜静脉或脾静脉的栓子　可引起肝内门静脉分支的栓塞。

4. 交叉性栓塞　来自右心或腔静脉系统的栓子在右心压力升高时，通过先天性房（室）间隔缺损到达左心，再随动脉血流引起相应分支的栓塞。

5. 逆行性栓塞　下腔静脉内的血栓，在胸腹腔压力急剧升高（如剧烈咳嗽、呕吐等）时，可逆血流方向运行，栓塞肝静脉、肾静脉、股静脉等分支。

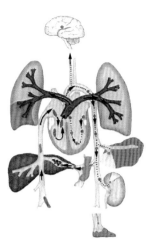

图 3-6　血栓运行途径

（二）栓塞类型及对机体的影响

栓塞对机体的影响，因栓子的种类、大小、栓塞的部位及侧支循环建立情况而异。

1. 血栓栓塞　是由血栓脱落引起的栓塞，最常见。见于：①静脉内血栓，静脉分支延伸而进入静脉主干，血栓易在此折断；②新形成的红色血栓尚未机化时较易脱落；③按摩肢体或长期卧床后初次活动时，血栓易脱落。

（1）肺动脉栓塞　肺动脉栓塞的血栓栓子，大多来自下肢深静脉，特别是腘静脉、股静脉和髂静脉。如果栓子较小，阻塞肺动脉的少数小分支，一般不产生严重后果。严重肺淤血时，侧支循环不能充分发挥作用，可引起梗死。下肢深静脉或右心附壁血栓栓子，因体积较大，可栓塞于肺动脉主干或其大分支，或多个小的血栓栓子广泛阻塞多数肺动脉分支时，患者可突然出现呼吸困难、发绀、休克甚至猝死，称肺动脉栓塞或肺卒中。

（2）体循环动脉栓塞　多见于脾、肾、脑、心及下肢。若栓塞动脉小分支，又能建立足够的侧支循环，可无严重后果。若栓塞动脉大分支，侧支循环建立不足，局部可发生梗死，如心肌梗死、脑梗死而导致严重后果，甚至危及生命。

2. 脂肪栓塞（fat embolism）　是指脂肪细胞破裂所释出的脂滴经破裂的小静脉进入血流，形成栓子而引起的栓塞，多见于长骨粉碎性骨折或脂肪组织严重挫伤时。另外，当血脂过高或受强烈的精神刺激时，血液内呈悬乳状态的血脂可游离并相互融合成脂滴而引起栓塞，常见于肺、脑和肾等器官。少量脂滴可由巨噬细胞吞噬或被血中的脂肪酶分解清除，对机体无影响；但严重的脂肪栓塞可致患者死亡。

3. 气体栓塞（gas embolism）　是指大量气体迅速进入血流，或溶解于血液中的气体迅速游离出来，阻塞血管或心腔。少量气体入血，可溶解于血液内，不会发生栓塞。大量气体迅速入血，随血流到右心后，气体和血液因心脏的搏动而形成大气泡，此时血液变成可压缩的气液混合物，造成严重的血液循环障碍。常见的有空气栓塞和减压病。

（1）空气栓塞　多见于锁骨下静脉、颈静脉和胸腔内大静脉的损伤或手术，分娩、人工流产及胎盘早剥，意外事故，如空气造影、加压输血等。发生机制：①近心脏的血管负压较高，空气被吸入血流；②子宫收缩，宫腔内高压，空气被压入开放的子宫静脉，随血流到达右心。

（2）减压病　是机体因环境气压降低过快或幅度过大，超出了安全减压的速度，释放的氮气量超过血液运输和肺泡排出的负荷，气体从体液中析出，使氮气在组织和血管内堆积，形成气泡和气栓而引起的疾病，又称氮气栓塞。主要见于潜水员从深海迅速浮出水面或飞行员从低空快速升入高空而机舱又未密封时，体外大气压骤然降低，原来溶解于血液中的氧气、二氧化碳和氮气很快被释放出来，其中氧气和二氧化碳可以再溶于体内，而氮气溶解较慢，在血液或组织中形成小气泡或相互融合成大气泡，阻塞血管而引起广泛栓塞，导致缺血和梗死；组织内的气泡常引起局部症状，如关节和肌肉疼痛等。

4. 羊水栓塞　是指分娩过程中羊水进入母体血液循环引起肺栓塞、休克、弥散性血管内凝血等表现的综合征，是分娩过程中严重的并发症。分娩或胎盘早剥，尤其是胎头阻塞产道口时，如果羊膜破裂，强烈宫缩使宫腔内压增高，羊水被挤入破裂的子宫静脉窦，经母体右心而进入肺动脉，可引起肺动脉分支及肺泡壁毛细血管栓塞。少数羊水可以通过肺循环到左心腔，在心、肾、脑、肝、脾等器官形成栓塞。羊水栓塞除可导致器官血液循环阻塞外，羊水中的胎儿代谢产物也可引起过敏性休克和反射性血管痉挛，因羊水具有促凝血酶原激酶的作用，还易引起弥散性血管内凝血。羊水栓塞的产妇往往突然出现呼吸困难、发绀、休克，甚至在分娩过程中或分娩后突然死亡。

5. 其他栓塞　①含大量细菌的栓子或细菌团侵入血管或淋巴管内，不仅阻塞管腔引起栓塞，还可引起炎症扩散，多见于细菌性心内膜炎及脓毒血症。②寄生虫及虫卵栓子引起局部栓塞。③恶性肿瘤细胞栓子侵入血管内，形成瘤细胞栓塞，可形成转移瘤。

第5节　梗　　死

梗死（infarct）是由血管阻塞（动脉供血或静脉回流阻断）引起局部组织缺氧性坏死的现象。多见于动脉血液供应阻塞而发生的局部组织缺血、缺氧性坏死，也可见于静脉血液回流阻塞，局部组织淤血、缺氧性坏死。血流阻断主要由动脉阻塞所致，少数由静脉阻塞引起，这里主要介绍动脉血液供应阻塞而发生的梗死。

一、条件、原因及机制

1. 梗死形成的原因　①动脉栓塞：常引起肾梗死、脾梗死和肺梗死。②血栓形成：冠状动脉和脑动脉粥样硬化继发血栓形成，可导致心肌梗死和脑梗死等。③动脉受压闭塞：如肠扭转、肠套叠时局部肠系膜动静脉常同时受压，引起肠梗死。④动脉痉挛：冠状动脉、脑动脉粥样硬化时，动脉管腔狭窄，此时如果再发生持续性痉挛，则可引起心肌梗死和脑梗死。

2. 梗死形成的条件　①实质性器官的动脉吻合支较少或不明显，如脾动脉、肾动脉、脑动脉等。②肺和肠具有双重血液供应，在一般情况下不易发生梗死，但在严重淤血的基础上或动静脉同时受阻时，则发生梗死。

二、类型及病理变化

（一）贫血性梗死

贫血性梗死（anemic infarct）是指发生于组织结构较致密、侧支循环不充分的实质器官，如脾梗死、肾梗死、心肌梗死。当这些器官的动脉血流阻断后，供血区内及其邻近的动脉分支发生反射性痉挛，将血液从该区挤压出去，该区的组织细胞因缺血而变性、坏死，组织崩解，局部渗透压升高，挤压间质内小血管，使该区呈贫血状态。故梗死区内缺血而呈灰白色或灰黄色。梗死灶的形状取决于该器官的血管分布，如脾、肾的血管呈树枝状分布，其梗死灶呈圆锥形，切面呈扇形或楔形，其尖端位于血管阻塞部位，底边指向该器官的表面；心冠状动脉分支不规则，故心肌梗死灶形状亦不规则或呈地图状；肠系膜血管呈扇形分布，梗死灶呈节段状。

1. 肾及脾梗死　肉眼观，肾及脾梗死的早期，梗死区略隆起于表面，界限不清，颜色较正常组织暗。几天后成为边界清楚的灰白或黄色圆锥形或切面为楔形的梗死灶。镜下观，早期仍可辨认组织结构的轮廓，梗死灶周围可见充血、出血带，有时还可见到炎症带，其中有大量中性粒细胞浸润（图3-7）。如时间较长，则梗死区呈无结构的颗粒状，充血、出血带消失，周围有肉芽组织生长，最后可完全机化形成瘢痕。

2.脑梗死　坏死的脑组织呈液化性坏死，形成囊腔，周围被神经胶质包围。镜下观，神经细胞、轴突及髓鞘坏死崩解。早期梗死灶周围有中性粒细胞浸润，以后由巨噬细胞取代，小胶质细胞增生，小胶质细胞吞噬梗死脑组织、释放脂质，体积变大，胞质呈网格状或泡沫状，称为格子细胞。晚期，梗死灶周围由较多的胶质细胞及肉芽组织包围，

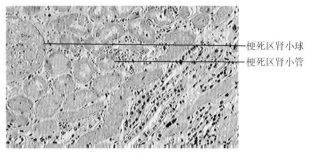

梗死区肾小球
梗死区肾小管

图 3-7　肾贫血性梗死（镜下观）

小的梗死灶可逐渐机化形成胶质瘢痕，而较大的梗死灶周围增生的胶质细胞可构成囊腔壁，囊腔可长期存留。

（二）出血性梗死

出血性梗死（hemorrhagic infarct）是指具有双重血液循环、组织结构疏松的器官伴有严重淤血情况下出现的梗死，常见于肺、肠等。梗死灶内有大量出血，病灶呈暗红色。出血性梗死的形成，除动脉阻塞原因外，还与下列条件有关：①严重的静脉淤血，静脉和毛细血管内压增高，侧支循环难以克服局部淤血的阻力；②具有双重血供或吻合支侧支丰富的器官（如肺、肠）；③组织结构疏松，梗死发生后，血液不能被挤出梗死灶，而导致弥漫性出血现象。

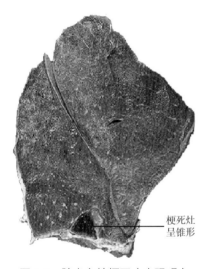

梗死灶呈锥形

图 3-8　肺出血性梗死（肉眼观）

1.肺出血性梗死　多发生在已有严重淤血的基础上，梗死灶常位于肺下叶外周部，尤以肋膈角处多见。肉眼观，梗死灶呈锥形，切面为楔形，其尖端指向肺门或血管堵塞处，底边位于胸膜面，胸膜面常有一层纤维蛋白性渗出物。早期梗死灶因弥漫性出血而呈暗红色（图 3-8），质较实，略向表面隆起。镜下观，梗死灶内充满红细胞，肺泡壁结构不清，周围未坏死的肺组织内多有弥漫性淤血水肿现象。晚期由于病灶内红细胞崩解，肉芽组织长入，病灶变成灰白色，表面局部下陷。

2.肠梗死　在肠扭转、肠套叠、肠绞窄性疝时，因静脉受压而发生高度淤血，继而动脉受压发生出血性梗死。多发生于小肠，通常只累及某一肠段。肉眼观，梗死的肠壁因弥漫性出血而呈紫红色，因淤血水肿及出血，肠壁增厚，质脆弱，易破裂；肠腔内充满浑浊的暗红色液体，浆膜面可有纤维蛋白性渗出物。镜下观，可见肠壁各层组织坏死及弥漫性出血。

（三）败血性梗死

败血性梗死是由含细菌的栓子阻塞血管所致。含有细菌的栓子从心内膜脱落，顺血流运行而引起相应组织、器官栓塞。梗死区可见细菌菌团及大量炎症细胞浸润，如化脓菌栓塞，可形成脓肿。常见于急性细菌性心内膜炎、败血症、菌血症、脓毒败血症等。

三、对机体的影响和结局

1.梗死对机体的影响　取决于梗死灶的部位和大小。脾梗死区表面出现纤维蛋白性渗出物，呼吸时可出现腹膜摩擦音及刺痛感；肾梗死可有肾区疼痛或血尿；脑梗死轻者可出现局部肌肉麻痹及肢体偏瘫，严重者可发生昏迷，甚至死亡；心肌梗死可影响心脏功能，严重者可致心功能不全；肺梗死灶小者可无严重影响，患者常有咳嗽、胸痛及咯血；较大区域肺梗死可引起呼吸困难，甚至呼吸功能不全；局部肠壁梗死后，肠蠕动消失，引起腹胀、呕吐等肠梗死症状，如不及时处理，肠内容物及

细菌等可经坏死的肠壁进入腹腔，引起弥漫性腹膜炎。

2. 梗死的结局　梗死形成后，病灶周围发生炎症反应，小的梗死可被肉芽组织完全取代机化，日后变为瘢痕；大的梗死灶不能完全机化时，则由肉芽组织和日后转变成的瘢痕组织包裹，病灶内坏死组织可钙化；较大的脑梗死灶则中心液化成囊腔，周围由增生的胶质瘢痕包裹。

🎯 目标检测

一、名称解释

1. 充血　2. 淤血　3. 血栓形成　4. 栓塞　5. 梗死　6. 出血
7. 出血性梗死　8. 贫血性梗死

二、单项选择题

1. 体循环静脉性充血时局部静脉血液回流（　　　）
   A. 增多
   B. 减少
   C. 不变
   D. 增多和减少交替进行
   E. 减少，同时伴有左心衰竭

2. 槟榔肝的形成是由于（　　　）
   A. 肝小叶间静脉淤血和结缔组织增生
   B. 肝脏出血和肝细胞坏死
   C. 肝细胞坏死和结缔组织增生
   D. 中央静脉、肝窦淤血和肝细胞脂肪变性
   E. 小胆管和结缔组织增生

3. 血栓形成是指（　　　）
   A. 血液发生凝固形成固体质块的过程
   B. 在活体组织内血液发生凝固形成固体质块的过程
   C. 心血管腔内血液成分发生凝固形成固体质块的过程
   D. 在活体的心血管腔内，血液发生凝固或血液中某些有形成分析出、凝集，形成固体质块的过程
   E. 活体组织内红细胞发生凝固形成固体质块的过程

4. 血栓的结局下列哪项错误（　　　）
   A. 溶解、吸收
   B. 机化
   C. 钙化
   D. 再通
   E. 分离排出

5. 下肢静脉血栓脱落引起（　　　）
   A. 肺动脉栓塞
   B. 肠壁动脉栓塞
   C. 肺静脉栓塞
   D. 肾动脉栓塞
   E. 冠状动脉栓塞

6. 动脉血液供应中断导致局部组织细胞坏死称为（　　　）
   A. 栓塞
   B. 坏死
   C. 梗死
   D. 软化
   E. 坏疽

7. 慢性肺淤血的特点不包括（　　　）
   A. 切面暗红色
   B. 肺泡腔内有心衰细胞
   C. 肺泡壁毛细血管扩张充血
   D. 肺泡间隔增宽
   E. 肺内支气管扩张

8. 静脉血栓的尾部是（　　　）
   A. 白色血栓
   B. 红色血栓
   C. 混合血栓
   D. 透明血栓
   E. 血凝块

（周　晓）

第4章
水、电解质代谢紊乱

 案例 4-1

　　患者，女，30 岁。因发热、腹痛、呕吐 2 天入院。血压 100/60mmHg①，脉搏 98 次 / 分，呼吸 33 次 / 分，体温 38℃，患者烦躁不安，口唇干燥，眼窝凹陷；腹部膨隆，有肌紧张、压痛。腱反射减弱。实验室检查：血 Na^+ 145mmol/L，血 K^+ 3.4mmol/L，血 pH 7.33。

问题：患者发生了哪种类型的水、电解质代谢紊乱？试分析其发生机制。

第 1 节　水、钠代谢紊乱

　　临床上水、钠代谢紊乱较常见，根据体液容量多少可以分为体液容量减少性水、钠代谢紊乱（脱水）和体液容量增多性水、钠代谢紊乱（水肿、水中毒和盐中毒）。

一、体液容量减少性水、钠代谢紊乱

　　体液容量减少性水、钠代谢紊乱是指由水、钠丢失过多或摄入不足致使机体的体液容量明显减少，引起一系列功能、代谢变化的病理过程，又称脱水。根据细胞外液渗透压的变化分为高渗性脱水、低渗性脱水和等渗性脱水三种类型。

（一）高渗性脱水

　　高渗性脱水（hypertonic dehydration）是指失水多于失钠，血清 Na^+ > 150mmol/L，血浆渗透压 > 310mmol/L。细胞外液和细胞内液的量均减少，又称低血容量性高钠血症。

　　1. 原因及机制

　　（1）水摄入不足　①水源断绝，见于沙漠迷路及航海等；②渴感障碍，见于昏迷或渴感丧失者；③饮水障碍，见于口腔、咽及食管疾病等。

　　（2）水丢失过多　①呼吸道丢失水，如癔症和代谢性酸中毒等患者呼吸道黏膜不显性蒸发增加；②皮肤丢失水，见于大量出汗等；③肾脏丢失水，常见于尿崩症患者，反复静脉注射甘露醇、呋塞米或高渗葡萄糖液等；④胃肠丢失水，见于急性胃、肠炎症导致的呕吐、腹泻等。

　　2. 对机体的影响

　　（1）口渴　由于细胞外液渗透压增高，刺激饮水中枢（渴中枢），引起口渴。细胞内液减少，导致唾液腺分泌抑制，口腔及咽喉干燥，亦可引起口渴。

　　（2）细胞内、外液的变化　由于细胞外液渗透压增高，水分从细胞内向渗透压较高的细胞外转移，一方面补充了细胞外液容量，使循环血量恢复；另一方面引起细胞内液减少，导致细胞内脱水（图 4-1）。

　　（3）尿液的变化　因细胞外液呈高渗状态，反射性引起抗利尿激素（ADH）分泌增加，肾小管对水的重吸收增多，导致尿量减少和尿比重增高。

---

　　① 1mmHg=0.133kPa

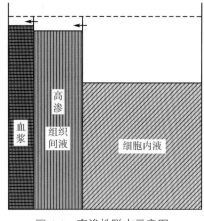

图 4-1 高渗性脱水示意图

（4）脱水热 严重脱水多见于小儿，由于细胞内液容量减少，皮肤蒸发的水分减少，影响了散热功能，导致体温升高。

（5）中枢神经系统功能障碍 脑细胞脱水，引起患者烦躁、嗜睡、肌肉抽搐、昏迷等，重者甚至死亡。

（二）低渗性脱水

低渗性脱水（hypotonic dehydration）是指失钠大于失水，血清 Na^+ < 130mmol/L，血浆渗透压 < 280mmol/L，伴有细胞外液量减少，又称低血容量性低钠血症。

1. 原因及机制

（1）肾外性体液丢失 ①消化液的丢失，常见于呕吐、腹泻、胃肠道引流等；②液体在第三间隙积聚，如胸腔积液、腹水等；③皮肤体液丢失，如大面积烧伤，血浆自创面渗出等。

（2）肾性体液丢失 ①使用呋塞米等噻嗪类利尿剂等；②肾脏疾病导致多尿；③肾上腺皮质功能不全，醛固酮分泌减少，使肾小管对钠重吸收减少，导致钠从尿中排出增多等。

2. 对机体的影响

（1）细胞外液减少，引起外周循环衰竭 由于失钠多于失水，细胞外液渗透压降低，一方面导致 ADH 分泌减少，肾小管对水重吸收减少，因此早期患者尿液为低渗尿，尿量无明显变化，使细胞外液容量进一步减少。另一方面细胞外液向渗透压相对较高的细胞内转移，亦使细胞外液减少。严重时可发生低血容量性休克。

（2）脱水症 血容量减少，使血液浓缩，血浆渗透压相对增高，促使组织间液进入血管内补充血容量，使组织间液减少比血浆减少更突出（图 4-2）。患者表现为皮肤弹性降低，眼窝凹陷，婴儿出现囟门内陷等。

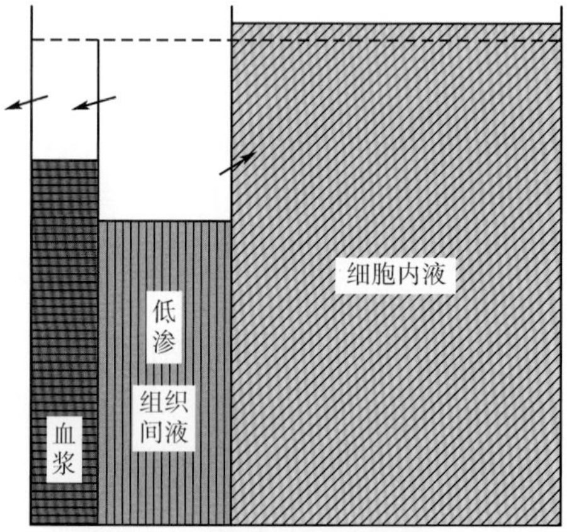

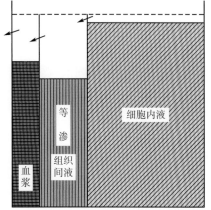

图 4-2 低渗性脱水示意图

（3）细胞内水肿 细胞外液低渗，水分向细胞内转移，导致细胞内水肿。红细胞体积增大，脑细胞水肿导致颅内高压，患者出现头晕、惊厥、昏迷等。

（4）无口渴 因体液呈低渗状态，饮水中枢（渴中枢）的兴奋性降低，患者早期无口渴，晚期或严重者有口渴感。

（5）尿液变化 ①尿量：早期细胞外液呈低渗状态，ADH 分泌减少，肾小管对水的重吸收减少，尿量无明显减少。晚期血浆容量减少，通过容量感受器反射性地引起 ADH 分泌增多，肾小管对水的重吸收加强，尿量减少。②尿钠：血钠浓度降低，导致醛固酮分泌增多，肾小管对钠的重吸收增多，尿钠减少。

（三）等渗性脱水

等渗性脱水（isotonic dehydration）是钠与水等比例丢失，血清 Na^+ 130 ~ 150mmol/L，血浆渗透压 280 ~ 310mmol/L，又称低容量血症。

1. 原因及机制 ①消化液丢失，如呕吐、腹泻等；②烧伤导致血浆渗出、水钠丢失；③反复放腹水、胸腔积液。

2. 对机体的影响 ①由于细胞外液渗透压仍在正常范围，细胞内液量变化不大。②细胞外液量减少：组织间液和血容量均减少，循环血量降低（图 4-3）。③尿液的变化：因血容量减少，刺激肾素 -

图 4-3 等渗性脱水示意图

血管紧张素 - 醛固酮系统使醛固酮分泌增加；通过容量感受器反射性地引起 ADH 分泌增多，促使肾脏对钠、水重吸收增强，患者表现为尿量减少，尿钠减少。患者常出现血压下降、休克等，也可出现口渴、体温升高等。三种类型脱水的比较见表 4-1。

表 4-1　三种类型脱水的比较

比较项目	高渗性脱水	低渗性脱水	等渗性脱水
水、钠丢失比例	失水＞失钠	失水＜失钠	水、钠等比例丢失
血清钠浓度	＞ 150mmol/L	＜ 130mmol/L	130 ～ 150mmol/L
血浆渗透压	＞ 310mmol/L	＜ 280mmol/L	280 ～ 310mmol/L
失水部位	细胞内液为主	细胞外液为主	细胞内液、细胞外液均丧失
口渴感	明显	早期无，严重者有	有
体温	升高	不升高	有时升高
尿量	减少	晚期减少	严重者减少
尿钠	升高	减少	减少
血压	严重者降低	易降低，可发生休克	易降低

二、体液容量增多性水、钠代谢紊乱

（一）水肿

水肿（edema）是指过多的液体积聚在组织间隙或体腔内，又称等渗性体液容量过多。水肿液积聚于体腔内者，称积水或积液，如胸腔积液、腹水（腹腔积液）、心包积液等。

根据水肿的发生原因可将其分为心性水肿、肾性水肿、肝性水肿、营养不良性水肿、炎性水肿、淋巴性水肿等，水肿原因不明者称特发性水肿。根据水肿分布范围可将其分为全身性和局部性水肿。根据水肿发生部位将其分为肺水肿、脑水肿、皮下水肿等。

1. 原因及发生机制　组织间液的生成大于回流或钠、水潴留引起水肿。

（1）血管内、外液体交换失衡（组织间液生成大于回流）　正常情况下血管内外液体交换见图 4-4。

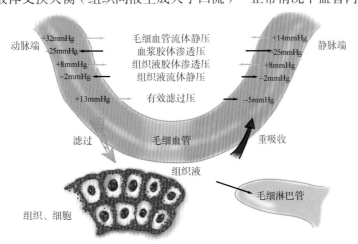

图 4-4　血管内外液体交换示意图

1）毛细血管内流体静压增高：常见于动脉充血、静脉淤血等引起血管内压力增高，组织液生成增多，当超过淋巴回流的代偿限度时，发生水肿。

2）血浆胶体渗透压降低，导致组织液生成增加，血浆白蛋白量减少。原因为：①蛋白质摄入不足，如营养不良等；②蛋白质合成障碍，如肝硬化等；③蛋白质丢失过多，如肾病综合征；④蛋白质消耗过多，如恶性肿瘤等。

3）微血管壁通透性增加，导致血浆蛋白滤出增多，引起组织间隙胶体渗透压增高、血浆胶体渗透压下降，导致水肿。见于缺氧、感染及过敏等。

4）淋巴回流受阻，使含蛋白质高的淋巴液在组织间隙中积聚，形成淋巴性水肿。见于瘤细胞、寄生虫等导致的淋巴管阻塞。

（2）体内、外液体交换失衡（钠、水潴留）　近端小管重吸收量始终占肾小球滤过率的 65% ～ 70%，与肾小球滤过率增加或减少无关的现象，称为球 - 管平衡。其作用在于使尿中排出的溶质和水不会因肾小球滤过率的增减而出现大幅度的变动。如果体内、外液体交换失衡，可导致水肿。

1）肾小球滤过率（GFR）下降：见于急性肾小球肾炎、心力衰竭等时，肾血流量下降，GFR 降低，导致水肿。

2）近曲小管重吸收钠、水增多：引起球 - 管平衡失调，肾排水减少是某些全身性水肿的原因。①心房利尿钠肽（ANP）分泌减少：当有效循环血量明显减少时，心房牵张感受器兴奋性降低，使 ANP 分泌减少，近曲小管对钠、水的重吸收增加。②肾小球滤过分数（filtration fraction，FF）增加（FF= 肾小球滤过率 / 肾血浆流量）。

3）远曲小管和集合管重吸收钠、水增多：①血中醛固酮含量增高，见于心力衰竭、肝硬化腹水等，引起肾素 - 血管紧张素 - 醛固酮系统兴奋；肝硬化患者肝细胞对醛固酮灭活功能减退。② ADH 分泌增加，醛固酮分泌增加，肾小管对钠的重吸收增多，使血浆渗透压增高，ADH 分泌增加，促进肾小管对水重吸收，导致钠、水潴留。

2. 水肿的特点

（1）水肿液的特点　水肿液可分为漏出液和渗出液。漏出液的相对密度低于 1.015，蛋白质含量低于 25g/L，细胞数少于 500×10^6/L，常见于淤血、营养不良、肾病等。渗出液的相对密度高于 1.015，蛋白质含量超过 25g/L，细胞数大于 500×10^6/L，常见于炎症。

（2）皮肤水肿　表现为皮肤肿胀、弹性减弱、皱纹变浅，若指压水肿处皮肤有凹陷者，称凹陷性水肿，亦称显性水肿。因为分布在间隙中的胶体网状物对液体有强大的吸附力和膨胀性，只有当液体的积聚量超过胶体网状物的吸附能力时，才出现游离液体，表现为凹陷性水肿。实际上，在皮肤出现凹陷性水肿前，已有组织间液的积聚，但水肿液与胶体网状物呈凝胶态结合，并无肉眼可见的凹陷性水肿，称隐性水肿。

（3）器官水肿　肉眼观，脏器体积增大、重量增加、色泽苍白且光亮、弹性减弱等。镜下观，组织肿胀、细胞间距加大，其内充满水肿液。

（4）全身水肿　最常见的全身性水肿是心性水肿、肾性水肿和肝性水肿。

3. 水肿对机体的影响

（1）对机体有利方面　炎症时，水肿液可稀释细菌及其毒素，阻碍细菌扩散，增加局部抵抗力；水肿使血液的液体转移至组织间隙，缓解血管内压力，从而避免血管破裂，减轻心脏负荷，故有调节心"安全阀"之称。

（2）对机体不利方面　主要取决于水肿的部位、程度、发生速度及持续时间。①过量液体在组织间隙中积聚，使毛细血管与细胞之间的距离增大，营养物质和代谢废物的弥散发生障碍，可致受累细胞营养障碍。②水肿影响器官功能，脑水肿引起颅内高压、脑疝，喉头水肿可引起窒息，肺水肿引起严重缺氧等。

（二）水中毒

水中毒（water intoxication）是指各种原因引起的血清 Na^+ 浓度 < 130mmol/L，血浆渗透压 < 280mmol/L，导致细胞内、外容量均增多，并呈低渗状态，又称低渗性体液容量过多或高容量性低钠血症。患者体内钠总量降低或正常。

1. 原因及机制　①水摄入过多：用无盐水灌肠、精神性饮水过量及静脉过多输入含盐少的液体。②水的排出减少，见于急性肾衰竭、ADH 分泌增多（大手术、创伤、强烈精神刺激等）等。

2. 对机体的影响　①细胞内、外液量过多，血钠被稀释，细胞水肿（图 4-5）。②中枢神经系统症状：脑细胞水肿，引起颅内压增高，可出现恶心、呕吐、头痛、嗜睡、躁动、惊厥甚至昏迷等。严重患者可发生脑疝，出现呼吸、心搏骤停。

（三）盐中毒

盐中毒是指各种原因引起钠摄入过多，导致机体血容量和血钠均增高，又称高渗性体液容量过多或高容量性高钠血症。

1. 原因及机制　①医源性盐摄入过多：临床盐摄入过多；②原发性钠潴留：原发性醛固酮增多症和库欣（Cushing）综合征等时，远曲小管对钠、水的重吸收增加。

2. 对机体的影响　细胞外液高渗使液体由细胞内向细胞外转移，导致细胞脱水，严重者引起中枢神经系统的功能障碍。

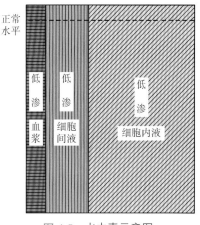

图 4-5　水中毒示意图

第 2 节　钾代谢紊乱

根据血清 K^+ 的高、低分为低钾血症和高钾血症。

一、低 钾 血 症

低钾血症（hypokalemia）是指血清 K^+ 低于 3.5mmol/L。缺钾是指细胞内钾和机体总钾量的缺失，如果两者含量都低，称缺钾性低钾血症。低钾血症与缺钾不一定同时发生，机体内含钾总量正常而血钾浓度降低，称钾正常性低钾血症。

（一）原因及机制

1. 钾摄入不足　见于长期不能进食的患者，如消化道梗阻、昏迷等，钾摄入不足，而肾脏仍继续排钾，故发生低钾血症。

2. 钾丢失过多

（1）消化道丢失钾　常见于呕吐、腹泻、胃肠引流等。消化液内钾含量比血清高，故消化液大量丢失易导致低钾血症。

（2）肾脏丢失钾　常见原因：①长期使用利尿剂，如噻嗪类利尿剂呋塞米等；②醛固酮分泌过多，见于原发性或继发性醛固酮增多症，肾脏排钾增多；③肾脏疾病引起多尿。

（3）经皮肤丢失钾　如高温作业或炎热环境下的剧烈体力活动，大量出汗。

3. 细胞外钾向细胞内转移　见于：①碱中毒，细胞内 H^+ 外移，细胞外 K^+ 进入细胞内；②过量应用胰岛素，血清钾随葡萄糖进入细胞内合成糖原；③家族性低血钾性周期性麻痹，发作时细胞外钾转移至细胞内。

（二）对机体的影响

1. 对中枢神经系统的影响　早期精神萎靡、淡漠等，重者反应迟钝、嗜睡甚至昏迷。

2. 对骨骼肌的影响　急性低钾血症，由于细胞外液钾含量急剧降低，细胞内、外液 K^+ 比值增大，细胞内 K^+ 外流，导致静息电位与阈电位差距增大，肌细胞处于超极化状态，兴奋性降低。患者表现为全身软弱无力、腱反射减弱，严重者可出现弛缓性瘫痪，甚至呼吸肌麻痹，是急性低钾血症患者死亡的原因之一。

3. 对心肌的影响

1）心肌兴奋性增高、自律性增高、收缩性增强、传导性降低，导致心律失常，如窦性心动过速、房性或室性期前收缩、房室传导阻滞等，严重时可发生心室颤动，危及生命。

2）心电图变化：①S-T段压低，细胞膜对K^+的通透性下降，Ca^{2+}内向电流相对增大，使S-T段不能回到基线而下移。②T波低平增宽，细胞膜对K^+的通透性下降，导致T波降低、平坦。③U波出现，浦肯野纤维的复极化过程延长，大于心室肌的复极化过程，使浦肯野纤维的复极化过程得以显现，出现U波。

4.对肾脏的影响　慢性低钾血症时，由于肾远曲小管和集合管上皮细胞受损，对ADH的反应性降低，肾脏对尿的浓缩功能减弱，患者出现多尿或低渗尿。

5.对消化系统的影响　低钾血症时，由于平滑肌的兴奋性降低，胃肠器官运动减弱，患者出现厌食、恶心、呕吐、便秘等，严重者可出现麻痹性肠梗阻。

6.对酸碱平衡的影响　低钾血症时，细胞内K^+外移，细胞外H^+内移，导致细胞内酸中毒，细胞外碱中毒。同时，肾脏K^+-Na^+交换减弱，H^+-Na^+交换增强，尿排H^+增多，使尿呈酸性，称反常性酸性尿，也加重了细胞外碱中毒（图4-6）。

二、高钾血症

高钾血症（hyperkalemia）是指血清K^+高于5.5mmol/L。机体内钾总量正常，称钾正常性高钾血症。患者伴有体内钾总量增加，称高钾性高钾血症。

（一）原因及机制

1.肾脏排K^+减少　是引起高钾血症的主要原因，见于：①肾脏疾病引起的少尿；②醛固酮缺乏，导致肾远曲小管和集合管排K^+功能降低；③应用保钾利尿剂，如螺内酯、氨苯蝶啶等，导致肾远曲小管和集合管排K^+减少，导致K^+潴留。

2.钾摄入过多　常见于：①输入K^+浓度过高，速度过快；②静脉输入大剂量青霉素钾盐；③大量输入库存血（库存血红细胞内K^+释出）等。

3.细胞内钾释出细胞外　常见于：①组织破坏、溶血，如挤压综合征、大面积烧伤、血型不合的输血等；②酸中毒，细胞外H^+流入细胞内，细胞内K^+移至细胞外；③严重缺氧，ATP生成不足，导致细胞膜Na^+-K^+-ATP酶功能障碍，影响细胞外K^+向细胞内转运；④高血钾性周期性麻痹，是一种常染色体显性遗传病，发病时除出现肌麻痹外还伴有血钾升高；⑤胰岛素缺乏，常见于糖尿病，患者胰岛素分泌不足而使K^+进入细胞减少，导致高钾血症。

（二）对机体的影响

1.对神经和骨骼肌的影响　急性高钾血症时，细胞内K^+浓度改变不大，细胞内外K^+浓度梯度降低而使K^+外流减少，导致静息电位降低，较小的刺激即可引起动作电位，故神经肌肉的兴奋性增高。患者表现为肌肉震颤、手足感觉异常、腹痛、腹泻等。严重高钾血症患者神经肌肉的兴奋性降低，出现肌无力、麻痹。

2.对心肌的影响　常出现：①心肌兴奋性先增高后降低、心肌传导性降低、心肌自律性降低、心肌收缩性减弱，可引起心律失常（包括心室颤动）和心搏骤停等。②心电图变化：T波高耸，P-R间期延长，P波、QRS波增宽和Q-T间期缩短等。

3.对酸碱平衡的影响　高钾血症时，细胞外K^+进入细胞内，为了维持体液的电中性，H^+从细胞内移向细胞外，使细胞外H^+增高，导致细胞内碱中毒和细胞外酸中毒。肾小管上皮细胞K^+-Na^+交换增强，H^+-Na^+交换减弱，尿排H^+减少，尿液呈碱性，故称反常性碱性尿，也加重了细胞外酸中毒（图4-6）。

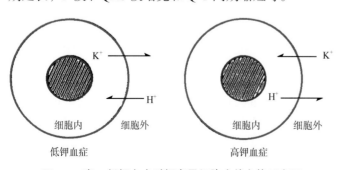

图4-6　高、低钾血症时钾离子细胞内外交换示意图

第 3 节　镁代谢紊乱

镁是人体必需的重要元素之一，人体内的镁总量为 20 ～ 28g。60% ～ 65% 存在于骨骼，27% 存在于骨骼肌，6% ～ 7% 存在于其他软组织中。血清镁占 0.3%，正常血清镁含量为 0.75 ～ 1.25mmol/L。主要功能：①维持酶的活性，参与糖、脂肪、蛋白质、核酸等代谢；②稳定细胞内 DNA、RNA 和核糖体；③维持细胞的兴奋性，影响细胞膜及离子转运。

（一）低镁血症

低镁血症是指血清 Mg^{2+} 低于 0.75mmol/L。

1. 原因及机制　①摄入不足，常见于长期禁食、节食、厌食等；②吸收障碍，常见于小肠切除、吸收不良综合征等；③排出过多，如呕吐、腹泻及胃肠引流等；经肾排镁过多，如慢性肾小球肾炎、透析失镁等。

2. 对机体的影响

（1）对神经 - 骨骼肌的影响　低镁血症可使神经 - 肌肉兴奋性增强，临床出现四肢肌肉震颤、强直、痛性肌痉挛和手足搐搦等；中枢神经系统应激性增强，轻者产生神经官能症样症状，重者引起精神失常、癫痫发作，甚至惊厥、昏迷等。

（2）对心血管系统的影响　引起心律失常，严重者因心室颤动猝死，还可导致冠状动脉痉挛、血压升高等。

（3）对代谢的影响　①肾小管重吸收钾依赖于肾小管上皮细胞中的 Na^+-K^+-ATP 酶，此酶需要 Mg^{2+} 的激活，镁缺乏时 Na^+-K^+-ATP 酶活性降低，导致肾排钾增加，致低钾血症。②镁缺乏时，甲状旁腺分泌甲状旁腺激素（PTH）减少，同时靶器官对 PTH 反应性减弱，肾小管重吸收钙的量及骨钙动员均减少，导致血钙降低。

（二）高镁血症

高镁血症是指血清 Mg^{2+} 高于 1.25mmol/L。

1. 原因及机制　主要为肾排镁障碍，见于肾疾病引起的少尿、严重脱水及甲状腺功能减退等。此外，静脉补镁过多也可引起高镁血症。

2. 对机体的影响

（1）对神经 - 骨骼肌系统的影响　主要是抑制作用，表现为肌无力，甚至骨骼肌弛缓性麻痹、呼吸肌麻痹。中枢神经系统症状如嗜睡、精神萎靡、昏迷等。

（2）对心血管系统的影响　高镁血症能抑制房室和室内兴奋传导，降低心肌兴奋性，可导致传导阻滞和心动过缓等，严重者引起心脏停搏。

（3）对平滑肌的影响　舒张血管平滑肌，可导致低血压；抑制内脏平滑肌，可引起恶心、呕吐、腹胀、便秘、尿潴留等。

目标检测

一、名词解释
1. 高渗性脱水　2. 低渗性脱水　3. 水肿　4. 水中毒
5. 高钾血症　6. 低钾血症

二、单项选择题
1. 水肿是指（　　　）
　A. 细胞内液过多

B. 组织间隙或体腔中液体过多

C. 血管内液过多

D. 淋巴管内液过多

E. 水在体内过多

2. 体液大量丢失后只补充 5% 的葡萄糖，机体容易发生
（　　　）

A. 高渗性脱水　　　　　　B. 低渗性脱水

C. 等渗性脱水　　　　　　D. 水中毒

E. 水肿

3. 昏迷或发热患者最易发生的水电解质紊乱是（　　）

　　A. 高渗性脱水　　　　　　B. 低渗性脱水

　　C. 等渗性脱水　　　　　　D. 水中毒

　　E. 水肿

4. 低渗性脱水患者体液丢失的特点是（　　）

　　A. 细胞内液无丢失，仅丢失细胞外液

　　B. 细胞内液无丢失，仅丢失血浆

　　C. 细胞内液无丢失，仅丢失组织间液

　　D. 细胞外液无丢失，仅丢失细胞内液

　　E. 细胞内液和细胞外液均丢失

5. 高渗性脱水患者早期的表现是（　　）

　　A. 皮肤弹性差　　　　　　B. 口渴

　　C. 脉搏细速　　　　　　　D. 血压下降

　　E. 静脉塌陷

6. 等渗性脱水如未得到及时处理，容易转变为（　　）

　　A. 高渗性脱水　　　　　　B. 低渗性脱水

　　C. 等渗性脱水　　　　　　D. 水中毒

　　E. 水肿

7. 下列哪项不引起血浆胶体渗透压降低（　　）

　　A. 肝硬化　　　　　　　　B. 严重营养不良

　　C. 肾病综合征　　　　　　D. 恶性肿瘤

　　E. 低渗性脱水

8. 由水钠潴留引起水肿的机制中，下列哪项不正确（　　）

　　A. GFR 降低　　　　　　　B. 肾血流重分布

　　C. 肾缺血　　　　　　　　D. 醛固酮分泌增多

　　E. ADH 分泌增多

9. 过量胰岛素导致低钾血症的机制是（　　）

　　A. 醛固酮分泌增多　　　　B. 汗腺分泌增多

　　C. 肾小管重吸收增多　　　D. 血中钾离子进入细胞内

　　E. 结肠分泌加强

10. 低钾血症时，心电图表现为（　　）

　　A. T 波低平、有 U 波

　　B. T 波低平、无 U 波

　　C. T 波高尖、无 U 波

　　D. T 波增宽、无 U 波

　　E. T 波高尖、有 U 波

11. 原发性低钾血症时可出现（　　）

　　A. 酸性尿　　　　　　　　B. 反常性酸性尿

　　C. 中性尿　　　　　　　　D. 碱性尿

　　E. 反常性碱性尿

12. 高钾血症时心电图表现是（　　）

　　A. T 波高尖，Q-T 间期缩短

　　B. T 波低平，出现 U 波

　　C. T 波低平，Q-T 间期延长

　　D. T 波高尖，Q-T 间期延长

　　E. T 波低平，Q-T 间期缩短

（丁运良）

炎症（inflammation）是指具有血管系统的活体组织对致炎因子所发生的以防御反应为主的全身性病理过程。炎症的本质是防御反应，其基本病理变化包括变质、渗出和增生。局部典型表现是红、肿、热、痛和功能障碍；全身反应有发热、单核巨噬细胞系统增生、实质器官病变等。

炎症在临床上极为常见，可发生在机体的不同部位和组织，如疖、痈、风湿病、肾炎、肺炎、结核病、淋病等，其基本病理过程都属于炎症。炎症是损伤、抗损伤和修复反应的综合过程，血管反应是炎症的中心环节。

能引起组织和细胞损伤的因子都能引起炎症，这些因子又称致炎因子。其种类很多，可归纳为以下几类。

1. 生物性因子　最常见，如细菌、病毒、立克次体、支原体、螺旋体、真菌、寄生虫等。病原生物侵入机体并生长繁殖引起的病理反应及对机体造成的损害，称感染。细菌可通过释放内毒素或外毒素引起组织损伤，病毒可感染细胞引起细胞坏死，某些病原体可通过诱发免疫反应导致组织损伤。

2. 物理性因子　如高温、低温、放射线、紫外线、机械性创伤、电击伤等。

3. 化学性因子　外源性化学性因子，如强酸、强碱等；内源性化学性因子如坏死组织的分解产物、堆积于体内的某些代谢产物，包括尿素、尿酸等。

4. 变态反应　机体免疫反应状态异常可造成组织损伤，引发炎症反应，如过敏性鼻炎、荨麻疹及某些类型的肾小球肾炎等。

第 1 节　炎症的基本病理变化

炎症的基本病理变化包括变质、渗出和增生。变质是损伤过程，渗出和增生是抗损伤和修复过程。一般急性炎症或炎症早期以变质和渗出为主，慢性炎症或炎症后期以增生为主。变质、渗出、增生三者相互联系，在一定条件下可相互转换。

一、变　　质

变质（alteration）是指炎症局部组织细胞发生的变性和坏死。变质可由致炎因子直接作用，也可由血液循环障碍及炎症的反应产物间接作用引起。

1. 形态变化　实质细胞和间质均可发生变质。实质可发生细胞水肿、脂肪变性、凝固性坏死、液化性坏死、细胞凋亡等。间质可发生黏液样变性和纤维蛋白样坏死等。

2. 代谢变化　分解代谢增强。①局部酸中毒：糖、脂肪和蛋白质的分解代谢增强，耗氧量增加，局部氧化障碍，氧化不全的中间代谢产物，如乳酸、脂肪酸、酮体等在局部堆积，导致局部酸中毒。②组织内渗透压升高：分解代谢亢进、坏死组织崩解，局部大分子蛋白质分解为许多小分子物质，加之 H^+ 浓度增高和盐性解离增强，胶体渗透压和晶体渗透压均升高，促使炎性渗出。

3. 炎症介质（inflammatory mediator）　是指参与炎症发生发展（即介导组织损伤、血管扩张和通透性增强、白细胞浸润等）的一些内源性和外源性化学因子。炎症介质可以促进血管反应，使血管壁通透性增高，同时，炎症介质对炎症细胞具有趋化作用，可引起炎症局部反应和全身反应。炎症介质有外源性（细菌及其产物）和内源性（来源于细胞及血浆）两大类，其中以内源性介质最为重要。主要内源性炎症介质及其作用见表5-1。

表 5-1　主要内源性炎症介质及其作用

炎症介质	来源	血管扩张	血管壁通透性增高	趋化作用	其他作用
组胺	肥大细胞、血小板	+	+	–	–
前列腺素	细胞浆膜磷脂成分	+	+	–	疼痛、发热
白三烯	白细胞、肥大细胞	–	+	+	–
溶酶体成分	中性粒细胞	–	–	–	组织损伤
细胞因子	T 淋巴细胞	–	–	–	组织损伤、发热
C3a、C5a	补体系统	–	+	+	–
缓激肽	血浆蛋白质	+	+	–	疼痛

注：“+”表示有此作用，“–”表示无此作用。

二、渗　　出

渗出（exudation）是指炎症局部组织血管内的液体和细胞成分通过血管壁进入组织、体腔、体表和黏膜的过程，包括血流动力学的变化、血管壁通透性增加和血液成分的渗出等。

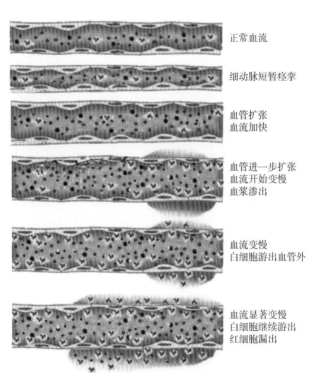

正常血流

细动脉短暂痉挛

血管扩张
血流加快

血管进一步扩张
血流开始变慢
血浆渗出

血流变慢
白细胞游出血管外

血流显著变慢
白细胞继续游出
红细胞漏出

图 5-1　血流动力学变化模式图

（一）血流动力学的变化

致炎因子作用于局部组织后，局部微循环发生血流动力学改变的顺序见图 5-1。

1. 细动脉短暂收缩　损伤发生后细动脉立即痉挛性收缩，持续仅几秒到十几秒，由神经调节和炎症介质引起。

2. 血管扩张和血流加快　先累及细动脉，随后导致微血管床开放，使局部血流加快、血量增加、颜色发红、温度增高、代谢增强。血管扩张与轴突反射和炎症介质有关。

3. 血流速度减慢　在致炎因子和炎症介质的作用下，病灶内血管进一步扩张（主要是细静脉和毛细血管），血管流体静压升高及微血管壁通透性增高，含蛋白质的液体向血管外渗出，血管内红细胞浓集，黏稠度增加，血流减慢，导致静脉淤血。

（二）血管壁通透性增高

血管壁通透性增加的机制：①炎症局部组织产生的组胺、缓激肽等炎症介质，作用于血管内皮细胞受体，使内皮细胞收缩、内皮间隙增宽；②致炎因子直接损伤内皮细胞及血管基膜；③新生的毛细血管内皮细胞间具有较高通透性等。

（三）血液成分的渗出

1. 液体渗出

（1）液体渗出的机制　①血管壁通透性增高；②微循环内流体静压增高，是由于炎症早期的动脉性充血和后期的静脉淤血；③组织渗透压增高，炎症局部组织变性、坏死、分解代谢增强及局部酸中毒，使局部分子浓度和离子浓度升高，胶体渗透压和晶体渗透压均升高。炎症时渗出的液体，称渗出液。渗出液与单纯血液循环障碍（心力衰竭、肝硬化）引起的漏出液不同。正确区分两者对于临床诊断、治疗具有重要意义（表 5-2）。

表 5-2　渗出液与漏出液的比较

比较项目	渗出液	漏出液
原因	炎症	循环障碍、淤血
发生机制	血管壁通透性增高	静脉回流受阻
蛋白质含量	＞ 30g/L	＜ 25g/L
相对密度	＞ 1.018	＜ 1.018
有核细胞数	＞ 500×10^6/L	＜ 100×10^6/L
透明度	浑浊	澄清
凝固性	能自凝	不能自凝
黏蛋白定性实验	阳性	阴性

（2）液体渗出的意义

1）对机体有利的方面：①渗出液可稀释炎症局部的毒素，减少对局部组织的损伤；②给局部带来氧气、葡萄糖、蛋白质等营养物质，有利于损伤组织再生与修复；③渗出液中含有抗体、补体等成分，有利于消灭病原体，增强局部防御能力；④渗出物中的纤维素交织成网，可限制病原微生物的扩散，有利于吞噬细胞的吞噬作用及炎症后期的组织修复；⑤渗出物所含病原微生物和毒素重新随淋巴液吸收到达局部淋巴结，可刺激机体产生细胞免疫和体液免疫。

2）对机体不利方面：①渗出液过多可引起局部压迫和阻塞，如心包积液可压迫心脏，喉头水肿可导致窒息等；②渗出液内纤维素过多，不容易完全吸收，可发生机化，引起组织粘连，如心包粘连导致缩窄性心包炎等；③渗出液重新吸收，因含毒素、细菌，引起机体中毒，导致炎症扩散。

2. 白细胞渗出　是一种主动过程，是防御反应的主要表现，渗出的白细胞称炎症细胞。白细胞在趋化作用下，通过阿米巴样运动游出并聚集到炎症病灶的现象，称炎症细胞浸润，这是炎症反应最重要的特征。红细胞无运动能力，血管壁受损严重时红细胞可漏出。

（1）白细胞渗出过程（图 5-2）　①白细胞边集：随着血管扩张，血管壁通透性增高和血流缓慢，白细胞由轴流到达血管的边缘部（边流）。②白细胞附壁、黏附：边集的白细胞黏附在血管内皮细胞表面。③白细胞游出：黏附的白细胞伸出伪足，以阿米巴样运动的方式从内皮细胞连接处的缝隙中游出到血管外。中性粒细胞游走能力最强，游出最早，淋巴细胞运动能力最弱。炎症细胞因炎症的不同阶段和致炎因子的不同而不同。④趋化作用：是指渗出的白细胞沿着组织间隙以阿米巴样运动的形式定向游走集中。能使白细胞定向移动的化学物质称为趋化因子。内源性趋化因子主要有补体成分（尤其是 C5a）、白三烯（主要是白三烯 B_4）、细胞因子（如 IL-8 等），外源性趋化因子主要为可溶性细菌产物。趋化因子具有特异性，有些趋化因子只吸引中性粒细胞，而有些吸引单核细胞或嗜酸性粒细胞。不同的炎症细胞对趋化因子反应不同。

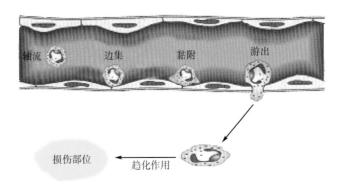

图 5-2　白细胞渗出过程模式图

（2）白细胞在局部的作用

1）吞噬作用：是指白细胞吞噬和消化病原体及组织碎片的过程，是人体消灭致炎因子的重要手段。具有吞噬能力的细胞，称为吞噬细胞，包括中性粒细胞、巨噬细胞等。吞噬过程：①识别与附着，在血清中存在着一类能增强吞噬细胞吞噬功能的蛋白质，即调理素，主要是 IgG 和 C3b。IgG 和 C3b 与细菌结合后，其 Fc 端和 C3b 端与吞噬细胞表面的 Fc 受体和 C3b 受体结合，细菌就被黏附在吞噬细胞表面。②包围、吞入，病原体和组织崩解产物等黏着在吞噬细胞表面后，吞噬细胞伸出伪足将其包围，形成由吞噬细胞膜包绕吞噬物的吞噬体。吞噬体逐渐脱离细胞膜，进入胞质与溶酶体结合，形成吞噬溶酶体。③杀灭与降解，被吞噬的细菌由吞噬细胞的溶酶体酶及氧化代谢产物杀灭和降解（图 5-3）。

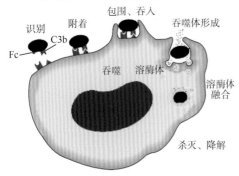

图 5-3　白细胞吞噬过程模式图

2）免疫作用：巨噬细胞吞噬处理抗原后，将抗原呈递给 T 淋巴细胞或 B 淋巴细胞，发挥细胞免疫、体液免疫作用。

3）组织损伤作用：白细胞在趋化、激活、吞噬过程中，向组织间释放溶酶体酶、活性氧自由基、前列腺素和白三烯等，可引起组织损伤，如肾小球肾炎、类风湿性关节炎等。

（3）白细胞的种类及其功能（图 5-4）。

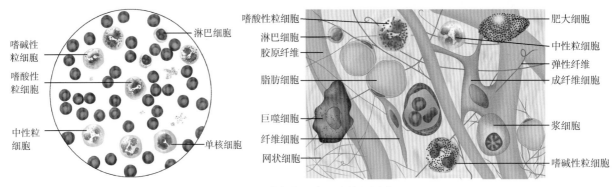

图 5-4　各种炎症细胞形态特征模式图

1）中性粒细胞：又名小吞噬细胞，来自血液，游走能力最强，最早进入炎症病灶。具有活跃的运动和吞噬功能，能吞噬细菌、组织崩解碎片等，多见于炎症早期、急性炎症和化脓性炎症。

2）单核细胞及巨噬细胞：单核细胞源自血液，进入组织分化为巨噬细胞。单核细胞及巨噬细胞具有较强的吞噬功能，能吞噬较大的病原体、异物、坏死组织碎片，又称大吞噬细胞。其吞噬并处理抗原后，把抗原信息传递给免疫活性细胞，促进特异性免疫反应。巨噬细胞有不同的形态特征，如吞噬含蜡质膜的细菌（如结核杆菌）时，形成类上皮细胞；吞噬脂质形成泡沫细胞；如异物体积较大，多个巨噬细胞相互融合或核分裂而胞质不分裂形成多核巨细胞。常见于急性炎症后期、慢性炎症、结核、伤寒、病毒和寄生虫感染等。

3）嗜酸性粒细胞：来自血液，能吞噬抗原抗体复合物，运动能力弱。嗜酸性颗粒内含多种水解酶，如蛋白酶、过氧化物酶等。常见于寄生虫感染、变态反应性炎症，如支气管哮喘、过敏性鼻炎等。

4）淋巴细胞和浆细胞：淋巴细胞来自血液和组织，运动能力弱，无吞噬能力，分为 T 淋巴细胞和 B 淋巴细胞两类。多见于慢性炎症，如病毒、结核杆菌、梅毒螺旋体、立克次体等感染。浆细胞是由活化的 B 淋巴细胞分化、增殖形成的终末细胞，通过分泌抗体介导体液免疫的发生。

5）嗜碱性粒细胞：来自血液。胞质内含粗大的嗜碱性颗粒，细胞脱颗粒而释放肝素、组胺、5- 羟色胺等。多见于变态反应性炎症。

三、增　生

增生是指在致炎因子和组织崩解产物等刺激下，炎症局部组织的实质和间质细胞分裂、增殖，数目增多。常见于慢性炎症及炎症后期，某些急性炎症（如急性肾小球肾炎和伤寒）在炎症早期也表现为增生。增生的成分有实质细胞、巨噬细胞、血管内皮细胞和成纤维细胞等。增生也是炎症反应过程中的一种防御反应，有限制炎症扩散和促进炎症区组织修复等作用，但过度增生也可导致组织器官的功能障碍，如肝炎后肝硬化。

第 2 节　炎症的类型及病理变化特点

一、根据炎症的临床病程缓急分类

1. 超急性炎症（superacute inflammation）　呈暴发性经过，整个病程数小时至数天。以坏死为主，变性和渗出比较轻微，短时间内引起组织器官的严重损害，甚至导致机体死亡，常见于器官移植后的超急性排斥反应等。

2. 急性炎症（acute inflammation）　发病急、症状明显，病程常从数天至 1 个月。常以变质和渗出为主，病变组织内可见大量中性粒细胞浸润，如急性阑尾炎、急性细菌性痢疾等。

3. 亚急性炎症（subacute inflammation）　病程介于急性炎症与慢性炎症之间，病程常从 1 个月至数月，如亚急性重型肝炎、亚急性细菌性心内膜炎等。

4. 慢性炎症（chronic inflammation）　起病缓慢，症状不明显，病程常从数月至数年。以增生为主，渗出和变质较轻。浸润的炎症细胞常以淋巴细胞、巨噬细胞和浆细胞为主，常见于慢性阑尾炎、慢性胆囊炎等。

二、根据炎症累及的器官、组织的部位、原因等分类

1. 根据受累器官病变部位（肉眼或镜下）分类　临床常见脑膜炎、肺炎、阑尾炎、肾小球肾炎、心肌炎等。

2. 根据炎症的病因及受累病变部位分类　临床常见结核性脑膜炎、病毒性肝炎、细菌性心内膜炎等。

三、根据炎症的基本病理变化分类

（一）变质性炎

变质性炎病理变化以变质为主，表现为局部组织细胞的变性、坏死，渗出和增生性变化较轻微。主要发生在质地致密、代谢比较旺盛的组织器官，如心、肝、肾、脑等。常见原因是严重感染、中毒和变态反应等。临床常见于病毒性肝炎、白喉性心肌炎、流行性乙型脑炎等。

（二）渗出性炎

渗出性炎是指以渗出为主要病变的炎症，以炎症灶内有大量渗出物形成为主要特征。根据渗出物的主要成分和病变特点，可分为以下几类。

1.浆液性炎（serous inflammation）　渗出物以浆液（主要是血清）为主，有少量白蛋白、中性粒细胞和纤维素等。常发生于黏膜、浆膜和疏松结缔组织等处，如感冒初期的鼻黏膜炎、结核性胸膜炎形成的胸腔积液、皮肤Ⅱ度烧伤形成的水疱等。其对机体的影响取决于发生的部位、渗出物的量和机体对渗出物的吸收情况等。

2.纤维素性炎（fibrinous inflammation）　渗出物主要是纤维蛋白原，继而形成纤维蛋白。在HE染色切片中纤维素呈红染、交织的网状、条状或颗粒状，并可见中性粒细胞和坏死细胞碎片。常发生在黏膜、浆膜和肺。发生在黏膜的纤维素性炎，由渗出的纤维素、坏死组织和中性粒细胞等在黏膜表面形成一层灰白色膜状物，称为假膜，因此，这种炎症又称假膜性炎，如急性细菌性痢疾和白喉（图5-5）。发生在咽部的白喉，因形成的假膜与黏膜面连接牢固，不容易脱落，称固膜；发生在气管的白喉，形成的假膜与黏膜面连接不牢固，容易脱落造成窒息，称浮膜。发生在浆膜的纤维素性炎，如风湿性心外膜炎，由于心脏搏动，渗出的纤维素在心包脏、壁两层表面被牵拉形成绒毛状物，称为绒毛心（图5-6）。若渗出的纤维素的量、组织内的抗胰蛋白酶含量较多，而中性粒细胞数量较少，纤维素吸收障碍，可导致机化，如心包膜脏层和壁层粘连导致心包缩窄，使心脏舒缩功能障碍。肺的纤维素性炎，常见于大叶性肺炎。

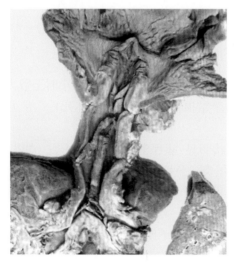

图 5-5　白喉（肉眼观）

咽部及气管内见灰红色假膜覆盖，气管内的假膜已与气管壁剥离

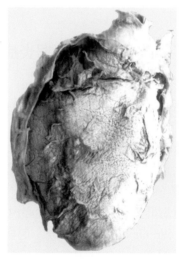

图 5-6　风湿性心外膜炎（绒毛心，肉眼观）

心外膜覆盖一层纤维素样渗出物，呈绒毛状

3.化脓性炎（purulent inflammation）　是指以大量中性粒细胞渗出为特征，伴有不同程度的组织坏死和脓液形成的炎症。致病菌多为葡萄球菌、链球菌、大肠埃希菌和脑膜炎奈瑟菌等。脓液由大量变性坏死的中性粒细胞、细菌、坏死组织和少量浆液等构成。化脓性炎可分为三类。

（1）表面化脓和积脓　指发生在黏膜和浆膜的化脓性炎。病变特点是中性粒细胞及形成的脓液主要向黏膜、浆膜表面渗出，深部组织没有明显的炎症细胞浸润，如化脓性尿道炎、化脓性支气管炎等。当化脓性炎发生在浆膜、胆囊和输卵管等处时，脓液在腔内积聚，称积脓，如腹腔积脓、胆囊积脓、输卵管积脓等。

（2）蜂窝织炎　指发生在疏松结缔组织的弥漫性化脓性炎，病变特点是组织内大量中性粒细胞或脓细胞（脓液中变性坏死的中性粒细胞）弥漫性浸润（图5-7），多发生在皮下组织、肌肉、阑尾等处。主要由溶血性链球菌感染引起，因溶血性链球菌能产生大量透明质酸酶及链激酶，降解结缔组织基质中的透明质酸，溶解纤维素，故脓液稀薄呈乳状，炎症不易局限。细菌易通过结缔组织间隙和淋巴管扩散，毒素吸收可引起机体全身中毒症状。

（3）脓肿（abscess）　指组织或器官内的局限性化脓性炎症，主要特征是组织发生溶解坏死，形成充满脓液的腔，脓液浓稠呈黄色（图5-8）。脓肿多由金黄色葡萄球菌（简称金葡菌）感染引起，常发生于皮肤和内脏，如肺、脑、肝、肾。金葡菌可产生血浆凝固酶，使渗出的纤维蛋白原转变成纤维素，因而炎症易于局限。大量中性粒细胞崩解释放出蛋白溶解酶，使坏死组织溶解、液化形成脓肿。脓肿的结局：①小脓肿可被吸收、消散，

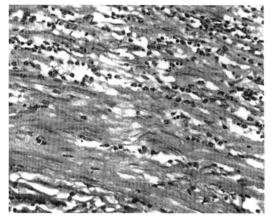

图 5-7　蜂窝织炎性阑尾炎（镜下观）
阑尾肌层充血水肿，肌纤维间可见大量中性粒细胞浸润

较大脓肿由于脓液过多，常需要切开排脓或穿刺抽脓，然后由肉芽组织修复，形成瘢痕；②肺、肾等器官脓肿形成后，可向张力较小的方向破溃，脓液沿自然管道排出，在组织内留下空洞；③皮肤、黏膜的脓肿向表面破溃可形成溃疡；④深部组织的脓肿向体表、体腔或自然管道穿破，可形成窦道或瘘管。窦道是指组织坏死后形成的只有一个开口的病理性盲管，可因深部脓肿向体腔或表面破溃而形成。瘘管是指组织坏死后形成的连接体表与有腔器官或两个有腔器官之间的有两个或两个以上开口的病理性管道，如肛门周围脓肿可形成窦道和瘘管（图5-9）。窦道和瘘管不断排出脓性渗出物，不易愈合，一般需通过手术治疗。

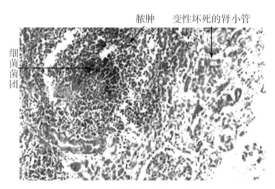

图 5-8　肾脓肿（镜下观）
脓腔内可见大量脓细胞

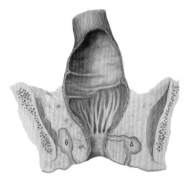

图 5-9　窦道与瘘管模式图
箭头所示为窦道，三角所示为瘘管

皮肤的脓肿常由疖、痈发展而来。疖（furuncle）是指化脓菌侵入毛囊及其周围组织引起的急性化脓性炎症。疖中心部分液化变软后，脓肿可自行穿破，脓液即可流出。痈（carbuncle）是指多个相邻毛囊及毛囊周围炎症相互融合而形成的皮肤深层感染，表现为多毛囊性脓头及多房性脓肿，好发于皮下组织，常伴有全身中毒症状，须及时切开排脓。

4. 出血性炎（hemorrhagic inflammation）　是以出血为主要特征的炎症。由于炎症灶内血管壁损伤较重，而发生大量出血，渗出液呈红色，渗出物中含大量红细胞。出血性炎常见于流行性出血热、钩端螺旋体病和鼠疫等。

链接

卡 他 性 炎

卡他性炎（catarrhal inflammation）是指发生在黏膜的渗出性炎，特点为渗出液沿黏膜表面顺势排出。"卡他"一词源于希腊语，意为顺势下流。根据渗出物成分不同，卡他性炎可分为浆液性卡他、黏液性卡他和脓性卡他，如感冒初期鼻黏膜为浆液性卡他，后为黏液性卡他和脓性卡他。

（三）增生性炎

病理变化以增生为主，渗出和变质较轻微，炎症细胞浸润以淋巴细胞和巨噬细胞浸润为主。根据病变特点，增生性炎可分为一般增生性炎症和肉芽肿性炎两类。多数增生性炎是慢性炎症，少数急性炎症以增生为主，如急性肾小球肾炎、伤寒等。

1. 一般增生性炎症　病变特点：①浸润的炎症细胞以巨噬细胞、淋巴细胞和浆细胞为主；②由炎症细胞引起组织结构破坏；③常伴有成纤维细胞、血管内皮细胞、被覆上皮、腺上皮及实质细胞增生，以替代和修复损伤的组织。纤维结缔组织增生常伴有瘢痕形成，可造成管道性器官的狭窄，如慢性节段性肠炎可致肠狭窄。黏膜上皮及肉芽组织增生，形成向黏膜表面突起的带蒂肿物，称炎性息肉，如鼻息肉、子宫颈息肉（图 5-10）、结肠息肉等。局部组织内的炎性增生可形成境界清楚的肿瘤样结节，肉眼及 X 线观察与肿瘤外形相似，称炎性假瘤，如眼眶和肺的炎性假瘤，需与肿瘤鉴别。

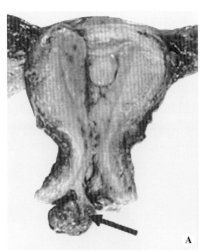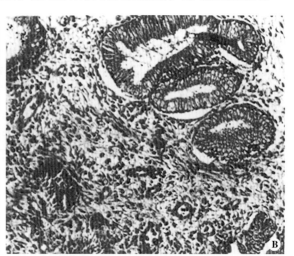

图 5-10　子宫颈息肉

A. 肉眼观，子宫颈息肉；B. 镜下观，腺体和成纤维细胞增生，间质水肿，慢性炎症细胞浸润

2. 肉芽肿性炎　是一种以形成肉芽肿为特征的慢性炎症。肉芽肿是由巨噬细胞及其演化来的细胞呈局限性浸润和增生而形成的境界清楚的结节状病灶。主要细胞成分是上皮样细胞和多核巨细胞。巨细胞由上皮样细胞融合而来，细胞核数目可达几十个甚至数百个。若细胞核排列于细胞周边，称朗汉斯巨细胞（Langhans giant cell），见于结核性肉芽肿；若吞噬异物，细胞核杂乱地分布于细胞内，称异物巨细胞。以肉芽肿形成为基本特征的炎症，称肉芽肿性炎。有以下两类。①感染性肉芽肿：常由结核杆菌、伤寒沙门菌、麻风杆菌、梅毒螺旋体、寄生虫等引起，形成特殊结构的细胞性结节，如结核性肉芽肿（结核结节）、伤寒小结（伤寒肉芽肿）等。②异物性肉芽肿：可由外科缝线、粉尘、滑石粉、石棉、隆乳术的填充物、移植的人工血管等引起，异物周围有多少不等的上皮样细胞、异物巨细胞、成纤维细胞和淋巴细胞等增生，形成结节状病灶。

第 3 节　炎症的临床表现、结局和意义

一、炎症的临床表现

（一）局部临床表现

炎症的局部临床表现以发生在体表的急性炎症最为明显。

1. 红　炎症早期，炎症的局部由于动脉性充血而呈鲜红色，以后随静脉淤血及血液内去氧血红蛋

白增多而呈暗红色。

2. 肿　急性炎症多由局部充血、水肿所致，慢性炎症主要是因为局部组织增生。

3. 热　炎症早期因发生动脉性充血，代谢增强，使局部组织产热增多，炎症病灶局部温度升高。

4. 痛　炎症局部疼痛与以下因素有关：①离子（如 K^+）、炎症介质（如缓激肽、前列腺素）刺激神经末梢；②炎性渗出物及炎性增生引起组织肿胀，压迫或牵拉神经末梢，如肝炎时，肝脏肿大牵拉肝包膜神经末梢，引起肝区疼痛等。

5. 功能障碍　主要由炎症病灶实质细胞变性、坏死，局部组织充血、水肿、疼痛及代谢障碍等所致，如肝炎时，肝细胞变性、坏死引起肝功能障碍；支气管炎的充血、水肿引起压迫与阻塞，导致呼吸功能障碍；关节炎时疼痛可限制关节活动功能等。

（二）全身反应

1. 发热　急性炎症常伴有发热。发热是内、外源性致热原共同作用的结果。细菌的代谢产物和部分炎症介质是最常见的致热原。一定程度的发热有利于机体增强代谢、增强白细胞的吞噬作用等，利于炎症的康复，但体温太高或持续时间过长，可引起组织细胞的变性、坏死，尤其神经细胞对发热最为敏感，发热易导致神经细胞的损伤。

2. 血液中白细胞的变化　血中白细胞计数增多是炎症反应的常见表现，尤其是细菌感染。细菌感染时外周血以中性粒细胞增多为主，若幼稚中性粒细胞超过 5%，称为核左移，见于严重感染；寄生虫感染和过敏反应时，以嗜酸性粒细胞增多为主；病毒性感染或一些慢性炎症时，以淋巴细胞、单核细胞和浆细胞增多为主。但某些病毒、细菌（伤寒沙门菌等）感染或患者抵抗力差及严重感染时，血液中白细胞计数可无明显增多，甚至减少，常提示预后较差。

3. 单核吞噬细胞系统增生　患者会出现肝、脾、淋巴结肿大等，这是细菌或毒素入血，刺激全身单核吞噬细胞系统增生所致。

4. 实质器官的病变　由于病原微生物及其毒素、局部血液循环障碍及发热等因素作用，患者心、肝、肾、脑等器官的实质细胞常发生不同程度的变性、坏死，导致代谢和功能障碍，出现相应的临床症状和体征，如白喉引起的中毒性心肌炎，可引起心功能障碍。

二、炎症的结局

1. 痊愈

（1）完全痊愈　患者抵抗力增强或治疗得当，炎症的原因被消灭，坏死组织等被溶解、吸收，通过周围健康细胞的再生，完全恢复了正常组织的形态结构和功能，称完全痊愈，如大叶性肺炎经适当治疗后可完全痊愈。

（2）不完全痊愈　若组织损伤较重、范围大或治疗不当，则由肉芽组织增生来进行修复，但不能完全恢复其正常组织的形态结构和功能，称不完全痊愈，如化脓性关节炎时，关节腔内的脓性渗出物不能完全被吸收而发生机化，导致关节功能障碍。

2. 迁延不愈转为慢性炎症　若致炎因子持续存在，不断损伤组织造成炎症迁延不愈，可使急性炎症转为慢性炎症，如急性病毒性肝炎转变为慢性病毒性肝炎等。

3. 蔓延扩散　在病原微生物数量多、毒力强或机体抵抗力差等情况下，炎症可沿组织间隙或脉管系统向周围组织乃至全身扩散。

（1）局部蔓延　炎症病灶的病原微生物经组织间隙或通过自然管道向周围组织或器官蔓延，使病灶扩大，如肾结核可进一步引起输尿管、膀胱和附睾结核等。

（2）淋巴道扩散　炎症病灶的病原微生物侵入淋巴管，随淋巴液到局部淋巴结，引起淋巴管炎和局部淋巴结炎，如口腔溃疡引起下颌下淋巴结肿大，足部感染引起腹股沟淋巴结肿大等。

（3）血行扩散　炎症病灶的病原微生物或其毒性代谢产物侵入血液，可引起以下情况。

1）菌血症：是指致病菌由局部侵入血流，但未在血流中繁殖或极少量繁殖的状态。致病菌只是一时性或间断性经过血流到机体内适宜的组织器官，引起轻微的症状。主要发生在炎症的早期阶段，肝脾和骨髓的巨噬细胞可清除致病菌。

2）毒血症：是指细菌的毒性产物或毒素被吸收入血的状态，是全身性感染的一种类型。外毒素经血行到达易感的组织和细胞，引起特殊的中毒性症状，如白喉、破伤风等。致病菌在侵入的局部组织中生长繁殖后，只有其产生的外毒素进入血液循环，致病菌不入血。

3）败血症：是指致病菌或机会致病菌侵入血液循环，并在血中生长繁殖，产生毒素而发生的急性全身性感染。常表现为皮肤和黏膜多发性出血斑点，以及脾和淋巴结肿大。血液中可培养出致病菌。

4）脓毒败血症：是指化脓性细菌感染或伴有局部化脓性病灶的败血症。即化脓性细菌先在局部感染引起化脓性炎，而后在血液内大量繁殖、播散到全身各器官组织，形成多发性的转移性化脓病灶。

三、炎症的意义

炎症对机体有利有弊。炎症是一种以防御为主的病理过程，如渗出的液体可稀释毒素，增强细胞的防御能力，限制病原微生物的扩散；渗出的白细胞可发挥吞噬或免疫作用；炎症增生可限制炎症扩散并有修复作用。但是，炎症对机体也有损害作用，如炎症过程中组织细胞的变性和坏死；渗出液过多或吸收不完全，可造成局部压迫或粘连；增生过度可引起组织器官硬化及功能障碍等。因此，要熟悉炎症的基本病理变化及相互之间的关系，积极消除有害因素，减少组织细胞的损伤。应辩证地认识炎症，积极采取各种有效的治疗、护理措施，提高患者的防御功能，促进受损组织的早期愈复。

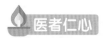 **医者仁心**

丸济世德——顾方舟

脊髓灰质炎是由脊髓灰质炎病毒引起的一种严重危害儿童健康的急性传染病，俗称小儿麻痹症。顾方舟是我国脊髓灰质炎疫苗研发生产的拓荒者，被称为中国脊髓灰质炎疫苗之父。1957年，他临危受命，研制脊髓灰质炎疫苗。疫苗问世后他以身试药，把自己当作试验对象，试服疫苗。1960年底，正式投产的首批500万人份疫苗向全国11座城市推广，脊髓灰质炎疫情流行高峰纷纷削减。同时，他还借鉴中医制作丸剂的方法，创造性地改良配方，将疫苗制成糖丸。脊髓灰质炎减毒活疫苗糖丸的诞生，使上百万的儿童免于疾病。2000年，经世界卫生组织确认，中国成为无"脊灰"国家。从1957年到2000年，在消灭脊髓灰质炎这条不平之路，顾方舟艰辛跋涉了44年。

目标检测

一、名词解释

1.炎症　2.渗出　3.炎症介质　4.炎症细胞浸润　5.绒毛心
6.脓肿　7.瘘管　8.肉芽肿性炎　9.炎性假瘤　10.炎性息肉

二、单项选择题

1.关于炎症概念最准确的说法是（　　　）
　A.白细胞对细菌的一种作用
　B.由损伤引起的细胞变化
　C.具有血管系统的活体对致炎因子造成的损伤所发生的以防御反应为主的病理过程
　D.是组织对损伤的防御反应
　E.充血水肿的一种形式

2.炎症最常见的病因是（　　　）
　A.物理性因子　　　　　　B.化学性因子

　C.生物性因子　　　　　　D.免疫反应
　E.坏死组织

3.炎症局部的基本病理变化为（　　　）
　A.变性、坏死、增生　　　B.变质、渗出、增生
　C.变性、渗出、增生　　　D.变质、充血、增生
　E.坏死、渗出、增生

4.急性炎症过程中最早出现的血管反应是（　　　）
　A.细动脉扩张　　　　　　B.细动脉短暂收缩
　C.毛细血管扩张　　　　　D.细静脉扩张
　E.血流速度减慢

5.下列哪项不是渗出液的特征（　　　）
　A.外观浑浊　　　　　　　B.蛋白质含量高
　C.相对密度高　　　　　　D.不易凝固

E. 白细胞数目多

6. 渗出液对机体的有利因素除外下列哪项（　　　）

    A. 补充营养物质并带走代谢产物

    B. 纤维素的渗出有利于限制细菌扩散

    C. 纤维素的渗出发生粘连、机化

    D. 稀释毒素、减轻毒素对局部组织损伤

    E. 带来抗体、补体，可消灭病原微生物

7. 有关白细胞渗出的过程正确的是（　　　）

    A. 趋化→边集→游出→吞噬

    B. 附壁→边集→趋化→吞噬

    C. 游出→附壁→趋化→吞噬

    D. 边集→附壁→黏附→游出

    E. 趋化→边集→游出→附壁

8. 炎症时，白细胞自血管内游出后向着炎症灶做定向运动的现象，称（　　　）

    A. 炎性渗出 　　　　　B. 炎症细胞浸润

    C. 阿米巴样运动 　　　D. 吞噬作用

    E. 趋化作用

9. 急性化脓性炎症时，病灶内主要出现哪种炎症细胞（　　　）

    A. 嗜酸性粒细胞 　　　B. 淋巴细胞

    C. 单核细胞 　　　　　D. 浆细胞

    E. 中性粒细胞

10. 过敏性炎症时，病灶内主要出现哪种炎症细胞（　　　）

    A. 中性粒细胞 　　　　B. 淋巴细胞

    C. 单核细胞 　　　　　D. 浆细胞

    E. 嗜酸性粒细胞

11. 病毒感染时，病灶内最常见的炎症细胞是（　　　）

    A. 浆细胞 　　　　　　B. 中性粒细胞

    C. 淋巴细胞 　　　　　D. 嗜碱性粒细胞

    E. 嗜酸性粒细胞

12. 下列哪种疾病是变质性炎症（　　　）

    A. 蜂窝织炎性阑尾炎 　B. 绒毛心

    C. 细菌性痢疾 　　　　D. 病毒性肝炎

    E. 小叶性肺炎

13. 下列哪项不是浆液性炎的好发部位（　　　）

    A. 皮肤 　　　B. 黏膜 　　　　C. 浆膜

    D. 肝脏 　　　E. 疏松结缔组织

14. 下列哪一种疾病的病变是增生性炎症（　　　）

    A. 浸润性肺结核 　　　B. 细菌性痢疾

    C. 肠伤寒 　　　　　　D. 急性肾盂肾炎

    E. 流行性脑脊髓膜炎

15. 皮肤浅Ⅱ度烧伤形成的水疱是（　　　）

    A. 变质性炎 　　　　　B. 浆液性炎

    C. 纤维素性炎 　　　　D. 化脓性炎

    E. 肉芽肿性炎

16. 白喉的特征性病变是（　　　）

    A. 化脓性炎 　　　　　B. 浆液性炎

    C. 蜂窝织炎 　　　　　D. 假膜性炎

    E. 出血性炎

（郭红丽）

第 6 章

酸碱平衡紊乱

 案例 6-1

患者，男，60 岁。有肺源性心脏病史，昏睡一天入院，实验室检查：pH 7.26，$PaCO_2$ 8.6kPa（65.5mmHg），HCO_3^- 37.8 mmol/L，Cl^- 92mmol/L，Na^+ 142mmol/L。

问题：患者发生了何种类型的酸碱平衡紊乱？根据是什么？分析患者昏睡的原因。

正常人体细胞外液的 pH 为 7.35 ～ 7.45，平均值为 7.40。在不断变化的内外环境因素作用下，细胞外液的 pH 始终维持在 7.4±0.5 的弱碱性范围内的生理状态，称酸碱平衡，这是由机体的缓冲系统、肺、肾共同调节而实现的。许多原因引起酸碱超负荷或调节机制障碍，导致体液酸碱稳定性破坏，引起酸碱平衡紊乱。

酸碱平衡紊乱分类：①根据血浆 HCO_3^- 含量和 H_2CO_3 含量的变化分类，HCO_3^- 浓度原发性降低或增高引起的酸碱平衡紊乱，称代谢性酸或碱中毒；H_2CO_3 浓度原发性增高或降低引起的酸碱平衡紊乱，称呼吸性酸或碱中毒。②根据机体 pH 是否正常分类，血液 pH 正常，称代偿性酸、碱中毒；血液 pH 高于或低于正常，称失代偿性酸或碱中毒。③临床分类，可分为单纯型酸碱平衡紊乱和混合型酸碱平衡紊乱。

一、常用检测酸碱平衡的指标及意义

1. pH 是指溶液内氢离子浓度的负对数，取决于 HCO_3^- 与 H_2CO_3 的比值。pH 的变化反映了酸碱平衡紊乱的性质及严重程度。pH < 7.35 为失代偿性酸中毒，pH > 7.45 为失代偿性碱中毒。pH 在正常范围，可能存在代偿性酸或碱中毒、酸碱混合型酸碱平衡紊乱。

2. 动脉血二氧化碳分压（$PaCO_2$） 指在血浆中物理溶解状态的 CO_2 分子所产生的张力。正常值为 4.39 ～ 6.25kPa（33 ～ 46mmHg），平均值为 5.32kPa（40mmHg）。$PaCO_2$ 是反映呼吸性酸碱平衡紊乱的最佳指标。$PaCO_2$ 低于正常值说明 CO_2 排出过多，见于呼吸性碱中毒或代偿后的代谢性酸中毒；$PaCO_2$ 高于正常值说明通气不足，有 CO_2 潴留，见于呼吸性酸中毒或代偿后的代谢性碱中毒。

3. 标准碳酸氢盐（standard bicarbonate，SB）和实际碳酸氢盐（actual bicarbonate，AB） SB 是指全血标本在标准条件下 [38℃，血红蛋白（Hb）氧饱和度 100%，平衡气体的 $PaCO_2$ 为 5.32kPa] 所测得的血浆 HCO_3^- 含量。正常值为 22 ～ 27mmol/L，平均值为 24mmol/L。SB 已排除了呼吸因素的影响，故是反映代谢性因素的指标。代谢性酸中毒时 SB 降低，代谢性碱中毒时 SB 增高。慢性呼吸性酸或碱中毒时，因肾的代偿调节，SB 也可相应增高或降低。AB 是指隔绝空气的血液标本，在实际条件下测得的血浆 HCO_3^- 含量。AB 受呼吸和代谢两方面因素的影响，AB 与 SB 的差值反映了呼吸因素对酸碱平衡的影响。

正常情况下 AB=SB。AB 与 SB 都高或都低说明有代谢性碱或酸中毒，如果 SB 正常，AB > SB，说明有 CO_2 潴留，见于呼吸性酸中毒。如果 SB 正常，AB < SB，说明 CO_2 排出过多，见于呼吸性碱中毒。

4. 缓冲碱（buffer base，BB） 是指血液中一切具有缓冲作用的阴离子（碱性物质）的总和，包括 HCO_3^-、HbO_2^-、Pr^- 等。通常以氧饱和的全血测定，正常值为 45 ～ 55mmol/L。BB 是反映代谢性因素的指标。代谢性酸中毒时，BB 值降低；代谢性碱中毒时，BB 值升高。慢性呼吸性酸、碱中毒时，由于肾的代偿调节，BB 可继发性升高或降低。

5. 碱剩余（base excess，BE） 指在标准条件下，用酸或碱将 1L 全血或血浆滴定至 pH=7.40 时所消耗的酸或碱的量（mmol/L）。BE 的正常值为 0±3mmol/L。如 pH ＞ 7.40，需用酸滴定，说明受测血样碱过剩，用正值（即 +BE）表示，见于代谢性碱中毒。如 pH ＜ 7.40，需用碱滴定，则表示受测血样碱缺失，用负值（即 –BE）表示，可见于代谢性酸中毒。

6. 阴离子间隙（anion gap，AG） 是指血浆中未测定阴离子量（undetermined anion，UA）与未测定阳离子量（undetermined cation，UC）的差值。即 AG=UA–UC。UC 包括 K^+、Ca^{2+} 和 Mg^{2+} 等，UA 包括 Pr^-、SO_4^{2-} 和有机阴离子等。根据体液电中性原则，可列出下述等式：

$$[Na^+]+UC=[Cl^-]+[HCO_3^-]+UA$$
$$故 AG=UA–UC=[Na^+]–([Cl^-]+[HCO_3^-])$$

正常情况下，血浆 Na^+ 占血浆阳离子总量的 90%，称可测定阳离子。HCO_3^- 和 Cl^- 占血浆阴离子总量的 85%，称可测定阴离子。正常情况下血浆 Na^+、Cl^-、HCO_3^- 浓度分别为 140mmol/L、104mmol/L、24mmol/L，则 AG=140–（104+24）=12（mmol/L），即 AG 的正常值为 12mmol/L±2mmol/L。AG 是反映血浆中固定酸含量的指标，AG ＞ 30mmol/L 提示有代谢性酸中毒。AG 的测定对区分不同类型的代谢性酸中毒和诊断某些混合型酸碱平衡紊乱有重要意义。

二、单纯型酸碱平衡紊乱

单纯型酸碱平衡紊乱（simple acid base disturbance）是指患者存在单纯一种酸碱平衡紊乱。根据原发性改变分代谢性酸、碱中毒，呼吸性酸、碱中毒。单纯型酸碱平衡紊乱通过机体的代偿调节，血液 pH 在正常范围内，称代偿性酸碱平衡紊乱。如 pH 低于或高于正常范围，称失代偿性酸碱平衡紊乱。

（一）代谢性酸中毒

代谢性酸中毒（metabolic acidosis）是指血浆中原发性 HCO_3^- 减少，导致血 pH 低于正常。

1. 原因及机制 根据 AG 的改变，可分为两大类。

（1）AG 增大型代谢性酸中毒 特点是血浆 HCO_3^- 减少，固定酸增加，AG 增大，血氯基本正常，故又称正常血氯性代谢性酸中毒。此型酸中毒常见于下列情况：①乳酸酸中毒，见于休克、肺水肿、心力衰竭等。②酮症酸中毒，见于糖尿病、酒精中毒等，大量脂肪分解，酮体增多。③肾排酸功能障碍，多见于肾疾病，由于肾小球滤过率降低，机体代谢产生的固定酸不能排出。④水杨酸中毒，见于大量服用阿司匹林等。

（2）AG 正常型代谢性酸中毒 特点是血浆 HCO_3^- 降低，AG 正常，血氯代偿性增高，故称高血氯性代谢性酸中毒。此型酸中毒常见于下列情况：①消化道丢失 HCO_3^-，见于腹泻、小肠和胆道瘘等。②肾丢失 HCO_3^-，见于肾功能障碍、使用碳酸酐酶抑制剂等。③摄入过多含氯盐类药物，如氯化铵等。

2. 机体的代偿调节作用

（1）体液的缓冲作用 细胞外液 H^+ 增高，与血液中的 HCO_3^- 和非 HCO_3^- 缓冲碱作用，使 HCO_3^- 和非 HCO_3^- 缓冲碱减少。

（2）肺调节作用 血液 H^+ 升高，刺激外周化学感受器；反射性兴奋呼吸中枢，使呼吸加深加快，CO_2 排出增多，$PaCO_2$ 和血浆 H_2CO_3 降低。数分钟内即可发挥作用。

（3）肾调节作用 酸中毒时，肾小管上皮细胞泌 H^+、泌 NH_4^+ 作用增强，重吸收 HCO_3^- 增多。肾代偿在数小时后开始，3 ～ 5 日才能达到最大效应，但作用持久。

（4）细胞内外离子交换 酸中毒时，细胞外 H^+ 进入细胞内，细胞内 K^+ 外移，使血钾升高，故酸中毒易并发高钾血症（图 6-1）。

3. 反映酸碱平衡的指标变化 血浆 pH 正常（代偿性代谢性酸中毒）或下降（失代偿性代谢性酸

中毒），SB、AB、BB 降低，BE 负值增大；$PaCO_2$ 继发性降低，AB < SB，血 K^+ 升高。

4. 对机体的影响

（1）对心血管系统的影响

1）心律失常：酸中毒时，细胞内 K^+ 外移，同时肾小管上皮细胞分泌 H^+ 增加而排 K^+ 减少，伴有血钾升高，导致心律失常。重度高血钾可引起传导阻滞和心肌兴奋性消失，甚至心跳停止。

2）心肌收缩力减弱：H^+ 抑制心肌 Ca^{2+} 内流和肌浆网 Ca^{2+} 释放，H^+ 竞争性抑制 Ca^{2+} 与肌钙蛋白结合，使心肌收缩力减弱。

3）微血管扩张：血 H^+ 升高使血管对儿茶酚胺的反应性降低，微血管扩张，回心血量减少，严重时导致休克。

（2）对中枢神经系统的影响　主要表现为嗜睡或昏迷。其发生机制可能为酸中毒时，脑组织中谷氨酸脱羧酶活性增强，抑制性神经递质生成增多，生物氧化酶类的活性受抑制，氧化磷酸化进程减弱，致使 ATP 生成减少，脑组织能量供应不足等。

3. 对骨骼的影响　慢性酸中毒时，骨骼不断释放钙盐以进行缓冲，可影响骨骼发育，延迟小儿生长，还可引起纤维性骨炎和肾性佝偻病，对成人则可导致骨软化症。

（二）呼吸性酸中毒

呼吸性酸中毒（respiratory acidosis）是指原发性血浆 H_2CO_3 增高，导致血液 pH 低于正常。

1. 原因及机制

（1）CO_2 排出障碍　①呼吸中枢抑制：见于颅脑损伤、脑炎、脑膜脑炎、脑血管意外、应用麻醉药等，呼吸中枢受抑制，导致通气不足，使 CO_2 在体内滞留。②呼吸肌麻痹：见于急性脊髓灰质炎、重症肌无力、有机磷中毒等，呼吸运动障碍，导致 CO_2 排出困难。③呼吸道阻塞：见于喉头痉挛、喉头水肿、异物堵塞气管等。④肺部疾病：见于肺炎、支气管哮喘、慢性阻塞性肺疾病等。⑤胸廓病变：见于胸部创伤、气胸、胸腔积液和胸廓畸形等，严重影响肺通气功使体内 CO_2 潴留。

（2）CO_2 吸入过多　多见于通风不良的矿井作业人员、呼吸机使用不当时等。

2. 机体的代偿调节作用　呼吸性酸中毒时肺调节作用不能发挥。机体的主要调节方式如下。

（1）细胞内、外离子交换　是急性呼吸性酸中毒的主要代偿方式。① CO_2 迅速弥散入红细胞，在碳酸酐酶作用下，CO_2 和 H_2O 生成 H_2CO_3，再进一步解离成 H^+ 和 HCO_3^-，H^+ 被 Hb^- 所缓冲，HCO_3^- 与血浆中的 Cl^- 交换释放入血，使血浆 HCO_3^- 升高，血 Cl^- 降低；② H^+ 与细胞内 K^+ 交换，进入细胞内 H^+ 被蛋白质阴离子缓冲，K^+ 外移使血 K^+ 浓度升高。

（2）血液调节作用　血浆中 CO_2 增加，与 H_2O 生成 H_2CO_3，解离出 H^+ 和 HCO_3^-，HCO_3^- 在血浆中，使血浆 HCO_3^- 浓度升高。

（3）肾调节作用　是慢性呼吸性酸中毒时的主要代偿方式。由于 $PaCO_2$ 和 H^+ 浓度升高，肾小管上皮细胞的碳酸酐酶和谷氨酰胺酶活性增强，促进泌 H^+、泌 NH_4^+ 和重吸收 HCO_3^-，使 H^+ 随尿排出增多，而血浆 HCO_3^- 增加。肾调节作用起效较慢，3～5 日才发挥最大效应。

3. 反映酸碱平衡的常用指标变化　$[NaHCO_3]/[H_2CO_3]$ 值减小，血 pH 降低，原发性改变是 $PaCO_2$ 升高，AB > SB；继发性变化是 SB、AB、BB 升高，BE 正值加大，血 K^+ 升高。

4. 对机体的影响

（1）对心血管系统的影响　血浆中 H^+、K^+ 浓度升高，引起心肌收缩力减弱、心律失常。CO_2 升高可引起血管扩张、血压下降等。

（2）对中枢神经系统的影响　血液 $PaCO_2$ 升高，患者表现为持续性头痛、震颤、精神错乱及嗜睡等，称肺性脑病。其发生机制：①脑脊液 pH 降低；② CO_2 潴留使脑血管扩张，脑血流量增加，引起颅内压和脑脊液压增加；③ CO_2 潴留伴有缺氧，导致能量代谢障碍。三者导致脑细胞水肿、变性、坏死。

（三）代谢性碱中毒

代谢性碱中毒（metabolic alkalosis）是指原发性血浆 HCO_3^- 浓度增多，导致血液 pH 高于正常。

1. 原因及机制

（1）消化系统丢失 H^+ 过多　常见于剧烈呕吐、胃液引流等。

（2）肾失 H^+ 过多　常见于肾上腺皮质激素增多，肾小管对 Na^+ 和水重吸收增强，促进 H^+、K^+ 的排出，增强 $NaHCO_3$ 的重吸收。低钾血症时，细胞外液 K^+ 含量降低，细胞内 K^+ 向细胞外移动，而细胞外液中的 H^+ 向细胞内转移。同时，肾小管上皮细胞内钾缺乏，导致 H^+ 排泌增多，HCO_3^- 重吸收增强，发生代谢性碱中毒。

（3）碱性物质摄入过多　见于过量摄入 $NaHCO_3$、输入库存血等。

2. 机体的代偿调节作用

（1）血液的缓冲作用　血液对碱中毒的缓冲能力弱，主要通过肺和肾进行代偿调节。

（2）肺调节作用　细胞外液的 HCO_3^- 增多，H^+ 减少，pH 增高，抑制呼吸中枢，呼吸运动变浅变慢，肺泡通气量减少，使 $PaCO_2$ 和血浆 H_2CO_3 浓度升高，$[NaHCO_3]/[H_2CO_3]$ 值趋于正常。

（3）细胞内外离子交换　碱中毒时，细胞内 H^+ 外移，细胞外 K^+ 进入细胞内，维持电中性。故碱中毒时常伴有低钾血症。

（4）肾调节作用　血 H^+ 降低和 pH 升高，使肾小管上皮细胞碳酸酐酶和谷氨酰胺酶活性降低，肾小管泌 H^+、NH_4^+ 减少，H^+-Na^+ 交换减少，对 HCO_3^- 重吸收也减少。

3. 反映酸碱平衡的常用指标变化　血浆 $[NaHCO_3]/[H_2CO_3]$ 值仍大于 20，血 pH 升高，原发性 SB、AB、BB 升高，AB＞SB，BE 正值加大；$PaCO_2$ 继发性上升，血 K^+ 减少。

4. 对机体的影响

（1）对神经肌肉的影响　最常见神经肌肉应激性增高，表现为面部肌肉抽搐、手足搐搦等。这与血浆 pH 偏高时血液中游离 Ca^{2+} 降低、低钙血症有关。

（2）对中枢神经系统的影响　pH 增高时，脑内 γ-氨基丁酸转氨酶活性增高而谷氨酸脱羧酶活性降低，使 γ-氨基丁酸分解增强而生成减少，从而对中枢神经系统的抑制作用减弱，患者表现出一系列中枢兴奋症状，如烦躁不安、谵妄等。同时，pH 增高使氧解离曲线左移，血红蛋白和氧的亲和力增高，氧合血红蛋白不易释出氧，脑组织缺氧而出现精神症状。

（3）低钾血症　碱中毒时，细胞内 H^+ 外移，细胞外 K^+ 进入细胞内；同时，肾小管上皮细胞泌 H^+ 减少，H^+-Na^+ 交换减少而尿液呈碱性。在缺钾性碱中毒时，肾小管上皮细胞 K^+-Na^+ 交换减少，H^+-Na^+ 交换增多，尿液中 H^+ 增多，尿呈酸性，称反常性酸性尿（图 6-1）。

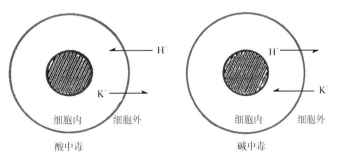

图 6-1　酸、碱中毒时钾离子细胞内外交换示意图

（四）呼吸性碱中毒

呼吸性碱中毒（respiratory alkalosis）是指原发性血浆 H_2CO_3 降低，导致血液 pH 高于正常。

1. 原因及机制　常见于：①乏氧性缺氧，引起通气过度。②精神性通气过度，如癔症发作等。③中枢神经系统疾病，如脑炎、脑血管病等。④水杨酸等药物服用过量，兴奋中枢化学感受器而使通气增强。⑤人工呼吸机使用不当，造成通气过度。

2. 机体的代偿调节作用

（1）细胞内、外离子交换和细胞内缓冲　①呼吸性碱中毒时，H^+ 从细胞内移至细胞外液，细胞外的 K^+、Na^+ 进入细胞内。在细胞外液中，H^+ 与 HCO_3^- 结合形成 H_2CO_3，使血浆 H_2CO_3 增加。②血浆 HCO_3^- 浓度升高时，血浆 HCO_3^- 与 Cl^- 交换，进入红细胞内，HCO_3^- 与 H^+ 结合生成 H_2CO_3，再分解成 CO_2 和 H_2O，CO_2 逸出红细胞进入血浆，使血浆中 H_2CO_3 增加。

（2）肾调节作用　碱中毒时，肾小管上皮细胞泌 H^+、NH_4^+ 均减少，故 HCO_3^- 重吸收减少，使血浆 HCO_3^- 含量降低。

3. 反映酸碱平衡的常用指标变化　血 pH 升高，$PaCO_2$ 原发性降低，AB ＜ SB；继发改变是 SB、AB 降低。慢性呼吸性碱中毒时，$PaCO_2$ 原发性降低，AB ＜ SB；SB、AB、BB 继发性降低，BE 负值加大。

4. 对机体的影响　①对中枢神经系统的影响：$PaCO_2$ 降低引起脑血管收缩和脑血流量减少，患者表现为头痛、头晕、意识障碍等。②对神经肌肉的影响：血浆游离 Ca^{2+} 浓度降低，引起神经肌肉的应激性升高，出现腱反射亢进、手足抽搐等。③低钾血症：由于细胞外 H^+ 浓度下降，细胞内 H^+ 移到细胞外，细胞外 K^+ 进入细胞内，肾小管排 K^+ 增多而导致低钾血症。

四种单纯型酸碱平衡紊乱的特点比较见表 6-1。

表 6-1　四种单纯型酸碱平衡紊乱的特点比较

类型		pH	$PaCO_2$	AB	SB	BB	BE	血 Cl^-	血 K^+
代谢性酸中毒		↓或（-）	↓	↓	↓	↓	↓	↑或（-）	↑
呼吸性酸中毒	急性	↓	↑	↑或（-）	↑或（-）	（-）	（-）	↓	↑
	慢性	↓或（-）	↑	↑	↑	↑	↑	↓	↑
代谢性碱中毒		↑或（-）	↑	↑	↑	↑	↑	↓	↓
呼吸性碱中毒	急性	↑	↓	↓或（-）	↓或（-）	（-）	（-）	↑	↓
	慢性	↑或（-）	↓	↓	↓	↓	↓	↑	↓

注：↑代表升高；↓代表降低；（-）代表无变化。

三、混合型酸碱平衡紊乱

混合型酸碱平衡紊乱是指患者有两种或两种以上单纯型酸碱平衡紊乱同时并存（图 6-2）。

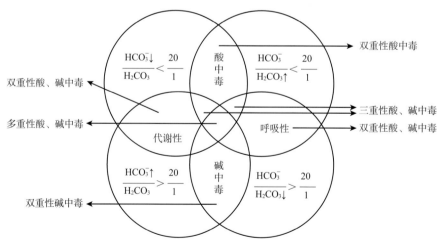

图 6-2　混合型酸碱平衡紊乱

1. 双重性酸碱平衡紊乱

1）呼吸性酸中毒合并代谢性酸中毒：见于心搏骤停、休克、慢性阻塞性肺疾病等。

2）呼吸性碱中毒合并代谢性碱中毒：见于高热合并呕吐、利尿剂使用不当等。

3）呼吸性酸中毒合并代谢性碱中毒：见于慢性阻塞性肺疾病、大量应用利尿剂等。

4）代谢性酸中毒合并呼吸性碱中毒：见于糖尿病、肾衰竭等。

5）代谢性酸中毒合并代谢性碱中毒：见于严重急性胃肠炎症导致剧烈呕吐伴有严重腹泻等。

2. 三重性酸碱平衡紊乱　如呼吸性碱中毒合并代谢性酸中毒及代谢性碱中毒、呼吸性酸中毒合并代谢性酸中毒及代谢性碱中毒等。

总之,临床所见的酸碱平衡紊乱是很复杂的,必须密切联系患者病史,根据血气指标,综合分析病情,才能做出准确的判断和治疗。

目标检测

一、名词解释

1. 代谢性酸中毒　2. 代谢性碱中毒　3. 呼吸性酸中毒
4. 呼吸性碱中毒　5. 混合型酸碱平衡紊乱

二、单项选择题

1. 下列哪项不是代谢性酸中毒的原因（　　）

　　A. 高热　　　　　B. 休克　　　　　C. 呕吐

　　D. 饥饿　　　　　E. 肾衰竭

2. 肾衰竭患者发生代谢性酸中毒时机体最主要的代偿方式是（　　）

　　A. 细胞外液缓冲　　　　B. 呼吸代偿

　　C. 细胞内液缓冲　　　　D. 肾脏代偿

　　E. 骨骼代偿

3. 严重酸中毒引起心肌收缩力（　　）

　　A. 先增强后减弱　　　　B. 先减弱后增强

　　C. 减弱　　　　　　　　D. 增强

　　E. 不变

4. 某肾盂肾炎患者血气分析结果：pH 7.32，$PaCO_2$ 30mmHg，HCO_3^- 15mmol/L，可诊断为（　　）

　　A. 代谢性酸中毒　　　　B. 代谢性碱中毒

　　C. 呼吸性酸中毒　　　　D. 呼吸性碱中毒

　　E. 混合性酸中毒

5. 某糖尿病患者血气分析结果：pH 7.30，$PaCO_2$ 34mmHg，HCO_3^- 16mmol/L，血 Na^+ 140mmol/L，Cl^- 104mmol/L，K^+ 4.5mmol/L，可诊断为（　　）

　　A. 代谢性碱中毒

　　B. AG 正常型代谢性酸中毒

　　C. AG 增大型代谢性酸中毒

　　D. 呼吸性酸中毒

　　E. 以上都不是

6. 某慢性肺源性心脏病患者血气分析及电解质测定结果：pH 7.40，$PaCO_2$ 67mmHg，HCO_3^- 40mmol/L，可诊断为（　　）

　　A. 酸碱平衡基本正常

　　B. 呼吸性酸中毒合并代谢性酸中毒

　　C. 代谢性酸中毒合并代谢性碱中毒

　　D. 呼吸性酸中毒合并代谢性碱中毒

　　E. 呼吸性碱中毒合并代谢性酸中毒

（丁运良）

第7章
发　热

人体温度的相对恒定是维持人体正常生命活动的重要条件之一。正常人在24小时内体温略有波动，一般相差不超过1℃。生理状态下，早晨体温略低，下午略高。发热（fever）是指体温升高，超出正常范围的现象，是常见的临床表现。体温升高可分为调节性体温升高和非调节性体温升高。调节性体温升高是指发热时体温调节功能仍正常，由于调定点上移，体温调节在高水平上进行；非调节性体温升高是指调定点并未移动，而是由于体温调节障碍（如体温调节中枢损伤）或散热障碍（如环境高温所致的中暑等）及产热器官功能异常（如甲状腺功能亢进）等，体温不能控制在与调定点相适应的水平，又称为过热。

某些生理情况也会出现体温升高，如剧烈运动、月经前期、心理性应激等，称为生理性体温升高。

一、发热的原因及发生机制

（一）发热的原因

1. 发热激活物（pyrogenic activator）　是指能引起机体发热的物质，主要包括外源性致热原和某些体内产物。

（1）外源性致热原　又称外致热原，是指来自体外的致热物质，主要包括细菌（及其产生的内毒素、外毒素）、病毒、立克次体、衣原体、钩端螺旋体、真菌、寄生虫等。

（2）体内产物　如抗原抗体复合物、坏死组织、类固醇（如本胆烷醇酮）等。

2. 内源性致热原（endogenous pyrogen，EP）　又称内（生）致热原，是指发热激活物作用于产EP细胞，如单核巨噬细胞、内皮细胞、淋巴细胞、星状细胞及肿瘤细胞、成纤维细胞等，使之产生和释放的能通过血脑屏障直接作用于体温调节中枢，引起体温升高的细胞因子。EP的产生和释放是一个复杂的细胞信息传递和基因表达调控的过程。产EP细胞在发热激活物如脂多糖（LPS）作用下被激活，启动EP的合成和释放。

EP的种类包括：①白细胞介素-1（IL-1）：是由单核细胞产生的多肽类物质，在发热激活物的作用下产生，能引起发热，促进免疫应答，参与炎症反应，促进伤口愈合，刺激造血功能等。②肿瘤坏死因子（TNF）：TNF-α主要由单核巨噬细胞分泌，TNF-β主要由活化的T淋巴细胞分泌。此外，内皮细胞、中性粒细胞、嗜酸性粒细胞、肥大细胞、星形胶质细胞、某些肿瘤细胞等都可分泌TNF，其能杀伤和抑制肿瘤细胞，促进中性粒细胞吞噬、抗感染作用，引起发热等，是重要的炎症因子。③干扰素（interferon，IFN）：是一种具有抗病毒、抗肿瘤作用的蛋白质。④白细胞介素-6（IL-6）：是由活化的单核细胞、成纤维细胞、内皮细胞等产生的细胞因子。脂多糖、病毒、IL-1、TNF、血小板生长因子（PDGF）等都可诱导其产生和释放。

（二）发热的发生机制

1. 体温调节中枢　位于视前区下丘脑前部（POAH），该区含有温度敏感神经元，对来自外周和深部温度信息起整合作用。将EP或发热激活物微量注射于POAH可引起明显的发热反应。而另外一些部位，如中杏仁核（MAN）、腹中隔（VSA）和弓状核等，则对发热时的体温产生负向影响。目前认为发热时的体温调节涉及中枢神经系统的多个部位。

发热体温调节中枢由两部分组成：正调节中枢（主要是 POAH）和负调节中枢（如 VSA、MAN 等）。当致热信号传入体温调节中枢后，即启动体温正负调节机制，一方面正调节介质使体温上升，另一方面负调节介质限制体温升高。正负调节相互作用的结果决定调定点上移的水平及发热的幅度和时程。发热体温调节中枢是由正、负调节中枢构成的复杂功能系统，传统上把发热体温调节中枢局限于 POAH 的观点应予以修正。

2. 致热信号传入中枢的途径 ① EP 通过血脑屏障转运入脑；② EP 通过终板血管器（OVLT）作用于体温调节中枢；③ EP 通过迷走神经向体温调节中枢传递发热信号。

3. 发热中枢调节介质 ①正调节介质：主要包括前列腺素 E（PGE）、[Na$^+$]/[Ca^{2+}] 值、环腺苷酸（cAMP）、促肾上腺皮质激素释放激素（CRH）、一氧化氮（NO）。②负调节介质：如精氨酸升压素（AVP）、促黑素（MSH）等。

4. 体温调节的过程 发热时，来自体内外的发热激活物作用于产 EP 细胞，引起 EP 的产生和释放，EP 经血液循环到达颅内，在 POAH 附近引起发热中枢调节介质的释放，后者作用于相应的神经元使调定点上移。此时，调定点高于中心温度，体温调节中枢对产热和散热进行调节，即把体温升高到与调定点相适应的水平。在体温升高的同时，负调节中枢也被激活，产生负调节介质，限制调定点的上移和体温的上升。正负调节相互作用的结果决定体温上升的水平。因此，发热时体温很少超过 41℃，从而避免了脑细胞损伤，41℃称为热限。发热的发生机制可被划分为三个基本环节，即信息传递、中枢调节、效应反应。发热持续一定时间后，随着发热激活物、EP 及发热中枢调节介质的消除及降解，调定点恢复到正常水平，体温也相应被调控下降至正常（图 7-1）。

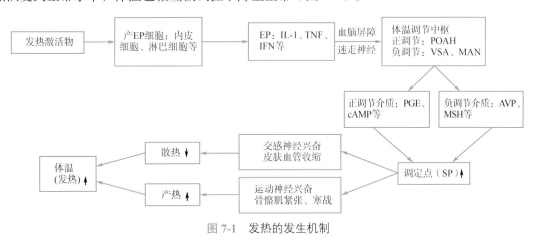

图 7-1 发热的发生机制

二、发热的分期

发热的临床过程大致分为三个时相：体温上升期、高温持续期、体温下降期。

1. 体温上升期 在发热的开始阶段，由于调定点上移，一方面，运动神经兴奋，出现全身性骨骼肌不随意的同期性收缩，机体出现寒战，使产热增加，立毛肌收缩，皮肤出现鸡皮疙瘩；另一方面，交感神经兴奋，使皮肤血管收缩，皮肤散热大大减少，患者感觉发冷。

2. 高温持续期（高峰期） 体温升高到与调定点相当的水平时便不再上升，在此水平上波动，称高温持续期。此期体温已与调定点相适应，所以寒战停止，散热反应加强，表现为皮肤血管扩张、皮肤血流量增多，皮温上升，患者不再感到冷，而有酷热的感觉，此外，皮肤温度的升高加速了皮肤水分的蒸发，患者皮肤和口唇干燥。

3. 体温下降期（退热期） 高温持续期后，由于发热激活物、EP 及发热中枢调节介质的消除，调定点返回到正常水平。由于高体温及皮肤温度感受器传来的热信息对发汗中枢的刺激，汗腺分泌增加，引起大量出汗，严重者可致脱水。体温下降期持续几小时至一昼夜（骤退），甚至几天（渐退）。

三、机体代谢和功能变化

1.机体代谢变化　体温每升高 $1℃$，基础代谢率提高约 13%。糖、脂肪、蛋白质的代谢表现为分解代谢加强，合成代谢相对减弱。体温下降期的大量出汗可导致机体水分的大量丢失，严重者引起脱水，所以发热患者应及时补充水分、电解质及各种营养物质。

2.机体功能变化

（1）中枢神经系统功能改变　中枢神经系统兴奋性增高，患者出现头痛、头晕、烦躁、谵妄、幻觉等症状。小儿高热比较容易引起抽搐（热性惊厥）。

（2）循环系统功能变化　一方面，心率增快，体温每升高 $1℃$，心率约增加 18 次 / 分，心率在 150 次 / 分之内可增加心输出量；另一方面，高热引起血压波动，体温上升期心率的增快和外周血管的收缩，可使血压轻度上升，高温持续期和体温下降期因外周血管扩张，血压轻度下降。

（3）呼吸功能改变　发热时，血温升高可刺激呼吸中枢，提高呼吸中枢对 CO_2 的敏感性，再加上代谢加强、CO_2 生成增多，促使呼吸加快加强，更多的热量从呼吸道散发。

（4）消化功能改变　发热时，消化液分泌减少，各种消化酶活性降低，因而产生食欲减退、口腔黏膜干燥、腹胀、便秘等表现，与交感神经兴奋、副交感神经抑制及水分蒸发较多有关。

（5）泌尿系统功能改变　体温上升期和高热持续期可出现尿量减少和尿比重增高，持续高热可导致肾小管上皮细胞发生变性，尿中出现蛋白和管型。

（6）防御功能改变　发热能提高动物的抗感染能力，某些免疫细胞功能加强；发热时产 EP 细胞所产生的大量 EP 多具有一定程度的抑制或杀灭肿瘤细胞的作用；高热可引起细胞变性、坏死等。

发热对机体防御功能的影响是利弊并存的，发热能提高机体的抗感染能力，使免疫细胞（淋巴细胞、中性粒细胞、巨噬细胞）功能加强，但持续高热（42℃或43℃）又可使中性粒细胞和巨噬细胞的趋化性、吞噬功能降低，使营养物质消耗增加，器官功能障碍，对机体造成不利影响。因此，发热对防御功能的影响不能一概而论，应全面分析，具体对待。

四、发热的预防原则

1.一般处理原则　对于不过高的发热（体温 < 40℃）又不伴有其他严重疾病者，通常不主张急于退热，以免掩盖病情，应尽早找到病因。主要针对物质代谢增强和大量出汗脱水等情况对症处理，予以补液，补充营养物质（包括维生素）等。

2.解热措施　针对发热机制的中心环节，运用某些解热药（如水杨酸类）干扰或阻止 EP 的合成和释放，阻断发热介质的合成，抑制 EP 对体温调节中枢的作用等。也可应用物理降温，如冷敷、冰袋等。

◎ 目标检测

一、名词解释

1.发热　2.过热　3.发热激活物　4.内源性致热原

二、单项选择题

1.体温调节的正调节中枢主要位于（　　　）

　A. 脊髓　　　　　B. 中脑　　　　　C. 脑桥

　D. 延髓　　　　　E. 视前区下丘脑前部

2.下述哪一项体温升高属过热（　　　）

　A. 酷热时中暑　　　　B. 妇女月经前期

　C. 剧烈运动　　　　　D. 中毒性休克

　E. 流行性出血热

3.可使体温调节中枢的调定点上移的是（　　　）

　A. 甲状腺功能亢进症　　B. 先天性汗腺缺陷

　C. 夏季高温中暑　　　　D. 妇女月经前期

　E. 流行性脑脊髓膜炎

4.发热激活物的主要作用是（　　　）

　A. 作用于体温调节中枢

B. 引起产热增加

C. 激活单核细胞

D. 激活产内源性致热原细胞

E. 激活中性粒细胞

5. 下述哪种情况属于发热（　　）

A. 甲状腺功能亢进引起的体温升高

B. 先天性汗腺缺乏引起的体温升高

C. 环境高温引起的体温升高

D. 妊娠期出现的体温升高

E. 抗原抗体复合物引起的体温升高

6. 以下属于发热激活物的是（　　）

A. 白细胞致热原　　　　B. 内源性致热原

C. 干扰素　　　　　　　D. 肿瘤坏死因子

E. 白喉毒素

7. 以下属于内源性致热原的是（　　）

A. 革兰氏阳性细菌产生的外毒素

B. 革兰氏阴性细菌产生的内毒素

C. 体内的抗原抗体复合物

D. 睾酮代谢产物本胆烷醇酮

E. 吞噬细胞被激活后释放的致热原

8. 体温上升期的热代谢特点是（　　）

A. 产热等于散热　　　　B. 散热大于产热

C. 产热大于散热　　　　D. 产热增加

E. 散热障碍

9. 寒战是由于（　　）

A. 全身性骨骼肌不随意的周期性收缩

B. 全身性骨骼肌不随意的僵直性收缩

C. 下肢骨骼肌不随意的周期性收缩

D. 全身皮肤的立毛肌周期性收缩

E. 全身皮肤的立毛肌不随意收缩

10. 体温下降期的热代谢特点是（　　）

A. 产热大于散热　　　　B. 散热大于产热

C. 产热等于散热　　　　D. 产热减少

E. 散热增加

11. 发热时动脉血压的变化是（　　）

A. 在整个发热过程中无变化

B. 在整个发热过程中持续升高

C. 在高峰期动脉血压轻度上升

D. 在寒战期动脉血压可轻度降低

E. 在退热期动脉血压可轻度下降

（丁运良）

第 8 章
缺　氧

氧为生命活动所必需。成人静息时需氧量约为 250ml/min。体内储存的氧仅能维持数分钟，一旦呼吸停止，机体数分钟内就可因缺氧而死亡。缺氧（hypoxia）是指氧的供给不能满足机体的代谢需要或由于氧化过程障碍，机体不能正常利用氧的病理状态。缺氧使机体发生代谢、功能和形态结构等方面的变化。

一、常用的血氧指标及其意义

血氧指标是指与氧在体内由血液携带和循环运输有关的血气检测指标，是反映组织的供氧量和耗氧量的重要参数。常用的血氧指标如下。

1. 血氧分压（partial pressure of oxygen，PO_2）　是指溶解于血液内的氧所产生的张力。正常动脉血氧分压（PaO_2）为 100mmHg，静脉血氧分压（PvO_2）为 40mmHg。PaO_2 取决于吸入气体的氧分压和外呼吸功能，PvO_2 主要取决于内呼吸功能。

2. 血氧容量（oxygen binding capacity in blood）　是指在标准条件下，100ml 血液充分与氧接触后的最大氧含量，取决于血红蛋白的含量及其与氧结合的能力，包括物理溶解的氧和与血红蛋白相结合的氧两部分，一般用毫升数或毫摩尔数表示，正常值为 200ml/L。

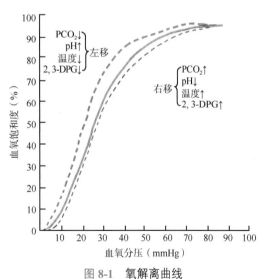

图 8-1　氧解离曲线

PCO_2：二氧化碳分压；2, 3-DPG：2, 3-二磷酸甘油酸

3. 血氧含量（oxygen content in blood）　是指每 100ml 血液中实际所携带的氧量，主要取决于血氧分压和血氧容量。正常动脉血氧含量（CaO_2）为 190ml/L，静脉血氧含量（CvO_2）为 140ml/L。

4. 动静脉血氧含量差（$A-VdO_2$）　指动脉血氧含量与静脉血氧含量的差值。正常值为 50ml/L，即每升血液流经组织细胞时有 50ml 氧被利用，反映组织细胞的摄氧能力。

5. 血氧饱和度（oxygen saturation）　是指血氧含量与血氧容量的比值，即血红蛋白被氧饱和的程度，主要取决于动脉血氧分压的高低。正常动脉血氧饱和度为 95% ～ 97%，静脉血氧饱和度约为 75%。血氧分压与血氧饱和度之间的关系可用氧解离曲线表示（图 8-1）。

链接

氧解离曲线

氧解离曲线是表示血氧分压与血氧饱和度关系的曲线。以血氧分压（PO_2）值为横坐标，血氧饱和度为纵坐标。当二氧化碳分压升高，温度升高，pH 降低，2, 3-二磷酸甘油酸（2, 3-DPG）升高时，氧解离曲线右移，可增加氧气的利用，表示氧与血红蛋白的亲和力下降；反之，氧解离曲线左移。

案例 8-1

　　患者，男，32 岁。暑假在青海旅游时，突感头痛、气急、胸闷，继而出现恶心、呕吐。在导游的指导下进行吸氧，症状逐渐缓解。

　　问题：该患者发生了哪种病理状况？赴高原旅游者，应做好哪些方面的准备？

二、缺氧类型、原因、发生机制和特点

　　正常组织细胞氧的供应和利用主要包括以下几个环节——外呼吸、血液携带氧、氧的运输及组织细胞对氧的利用（内呼吸）。其中任何一个环节发生障碍都可引起机体缺氧，由此可将缺氧分成以下四种类型。

（一）低张性缺氧

　　低张性缺氧（hypotonic hypoxia）是指吸入气体的氧分压过低或外呼吸功能障碍等引起的以动脉血氧分压降低为主要特征的组织细胞缺氧类型，又称乏氧性缺氧。

　　1. 原因及发生机制

　　（1）吸入气体中氧分压过低　见于海拔 3000 米以上的高原或高空，通风不好的矿井、坑道内，又称为大气性缺氧。

　　（2）外呼吸功能障碍　呼吸肌活动障碍、肺与胸廓疾病，导致肺通气、换气功能障碍，血液通过肺泡摄取的氧减少，又称呼吸性缺氧。

　　（3）静脉血分流入动脉　见于由右向左分流的先天性心脏病患者，未经氧合的静脉血直接流入左心，导致动脉血氧分压降低。

　　2. 血氧变化特点　动脉血氧分压、血氧含量和血氧饱和度均下降，动脉血氧容量正常，动静脉血氧含量差减小或正常。

　　3. 皮肤、黏膜变化　因为血氧饱和度降低，血液中氧合血红蛋白减少，而去氧血红蛋白增多，毛细血管中去氧血红蛋白平均浓度大于 50g/L，可使患者皮肤、黏膜呈青紫色，称为发绀。发绀是低张性缺氧的特点之一。但是，缺氧患者不一定都有发绀，如严重贫血患者发绀不明显。

案例 8-2

　　患儿，男，10 岁。饮用散装牛奶约 1 小时后，出现头痛、头晕、恶心、呕吐、腹痛、腹泻、烦躁不安，同时口唇变暗。在医院治疗期间对其呕吐物进行了化验，检测出亚硝酸盐。

　　问题：患儿发生了何种类型的缺氧？其发生机制如何？

（二）血液性缺氧

　　血液性缺氧（hemic hypoxia）是指由血红蛋白量减少或性质改变引起血氧含量降低或血红蛋白与氧分子结合力下降，从而导致的组织缺氧类型。其特点是动脉血氧含量降低，而动脉血氧分压正常，故又称为等张性缺氧。

　　1. 原因及发生机制

　　（1）血红蛋白量减少　见于严重贫血。贫血是血液性缺氧最常见的原因。

　　（2）血红蛋白质的改变　①一氧化碳（CO）中毒：CO 与 Hb 的亲和力是 O_2 的 210 倍。CO 中毒时，CO 与 Hb 结合形成无携氧能力的碳氧血红蛋白（HbCO）。CO 能抑制红细胞内的糖酵解，引起氧合血红蛋白释放氧减少，加重组织缺氧。患者皮肤、黏膜呈樱桃红色。②高铁血红蛋白血症：亚硝酸盐等氧化剂中毒时，Hb 中的二价铁可被氧化成三价铁，形成高铁血红蛋白而失去携氧能力。主要见于食

物中毒，如食用大量含硝酸盐的腌菜后，肠道细菌可将硝酸盐还原成亚硝酸盐，也见于药物中毒或血红蛋白病，少部分是先天性因素所致。

2.血氧变化特点　因吸入气体的氧分压和外呼吸功能正常，动脉血氧分压、血氧饱和度正常；由于血红蛋白量或质发生改变，动脉血氧容量、血氧含量均降低；CO 中毒和高铁血红蛋白血症时，血红蛋白和氧亲和力增强，故动静脉血氧含量差低于正常。

3.皮肤、黏膜变化　贫血患者因血红蛋白明显减少，面色苍白；高铁血红蛋白血症患者皮肤、黏膜呈咖啡色或青石板色，类似发绀，称肠源性发绀。CO 中毒患者因碳氧血红蛋白血症，皮肤、黏膜呈樱桃红色。

（三）循环性缺氧

循环性缺氧（circulatory hypoxia）是指组织血流灌注量减少或血流速度变慢，使组织供氧量减少引起的缺氧类型，又称低动力性缺氧。

1.原因及发生机制

（1）局部性血液循环障碍　如局部动脉缺血或静脉淤血等。

（2）全身性血液循环障碍　如休克、心力衰竭等。

2.血氧变化特点　动脉血氧分压、血氧容量、血氧含量及血氧饱和度均正常；因单位体积血液被组织摄取的氧较多，静脉血氧含量下降，动静脉血氧含量差增大。

3.皮肤、黏膜变化　由于血流缓慢，毛细血管内去氧血红蛋白常大于 50g/L，患者出现发绀。

（四）组织性缺氧

组织性缺氧（histogenous hypoxia）是指组织细胞利用氧的能力下降所引起的缺氧。

1.原因及发生机制　见于：①组织中毒，如氰化物中毒。氰化物能使细胞色素氧化酶失去传递电子的功能，以致呼吸链中断，组织不能利用氧；②组织损伤，如大剂量放射线照射、重症感染等可损伤线粒体，影响细胞的氧化过程；③呼吸酶合成障碍，如某些维生素缺乏，亦可使组织细胞对氧的利用发生障碍。

2.血氧变化特点　动脉血氧分压、血氧容量、血氧含量及血氧饱和度均正常；由于组织利用氧障碍，静脉血氧含量升高，动静脉血氧含量差小于正常。

3.皮肤、黏膜变化　因毛细血管内氧合血红蛋白量高于正常，患者皮肤、黏膜呈玫瑰红色。

临床上单一类型的缺氧少见，常为混合性缺氧，如失血性休克，既有循环障碍所致的循环性缺氧，又有血红蛋白量减少所致的血液性缺氧，若并发肺水肿，还可出现低张性缺氧。各型缺氧的血氧变化特点见表8-1。

表 8-1　各型缺氧的血氧变化特点

缺氧类型	动脉血氧分压	动脉血氧容量	动脉血氧含量	动脉血氧饱和度	动静脉血氧含量差
低张性缺氧	↓	N	↓	↓	↓
血液性缺氧	N	↓	↓	N	↓
循环性缺氧	N	N	N	N	↑
组织性缺氧	N	N	N	N	↓

注：↓表示降低；N 表示正常；↑表示升高。

三、缺氧对机体的影响

缺氧对机体的影响因缺氧的原因、类型、速度、程度、持续时间和患者的反应性不同而不同。以下以低张性缺氧为例，描述缺氧对机体的影响。

1.呼吸系统　低张性缺氧患者的动脉血氧分压低于 60mmHg 时，可刺激外周化学感受器，反射性地引起呼吸加深加快，增加通气量，并使胸腔负压加大，促进静脉血回流，增加肺血流量，从而加强氧的摄取和运输。但当动脉血氧分压低于 30mmHg 时，呼吸运动由兴奋转入抑制。有些人进入高原地区时，可能会出现头痛、胸闷、气急、咳血性泡沫痰、发绀等，这是一种急性肺水肿（高原肺水肿），其发病机制可能与肺动脉高压有关。

2. 循环系统　急性低张性缺氧的主要代偿反应是心输出量增加，这与急性缺氧引起的心率加快、心肌收缩力增强和静脉回流增加有关；皮肤、腹腔器官等处血管收缩、血流量减少，心、脑等重要器官的血管舒张而血流量增多，即血流重新分布；肺泡氧分压降低，可造成肺细小动脉收缩，这有利于肺通气与血流比例的维持；慢性缺氧还可引起毛细血管增生、数量增加，使氧弥散距离缩小，改善组织缺氧。

严重全身性缺氧时，心脏可发生各种功能和形态的变化，如高原性心脏病、肺源性心脏病和心力衰竭等，这与严重缺氧引起的肺动脉高压、心肌收缩和舒张功能降低、心律失常、静脉回流减少等有关。

3. 血液系统

（1）红细胞增多　慢性缺氧可刺激肾脏产生大量促红细胞生成素，使骨髓生成红细胞增多，血液携带氧的能力增加。当红细胞过度增加时，可使血液黏度增加，血管阻力增大，甚至出现微循环障碍。

（2）血红蛋白与氧亲和力降低（氧解离曲线右移）　缺氧时，糖酵解增强，其中间代谢产物 2,3-DPG增加，使血红蛋白与氧亲和力降低，引起氧解离曲线右移，有利于血红蛋白释出氧供组织利用。

4. 中枢神经系统　脑是耗氧量最高、对缺氧耐受性最差的器官。急性缺氧可出现头痛、烦躁、判断力降低和运动不协调等。慢性缺氧可表现为精神不集中、易疲劳、嗜睡及精神抑郁等症状。严重缺氧可导致惊厥、昏迷甚至死亡，与脑水肿和脑细胞受损有关。

5. 组织细胞和代谢　慢性缺氧时，细胞利用氧的能力增强，表现为细胞内线粒体数目增多、组织中毛细血管数量增多、氧化还原酶活性增强，同时肌红蛋白量增多，细胞的耗能过程减弱。严重缺氧时，有氧氧化减弱，能量生成减少，可导致缺氧性细胞损伤，主要包括细胞膜、线粒体、溶酶体的损伤。

四、缺氧的预防原则

病因治疗是缺氧最基本、最主要的治疗措施，必要时可给予吸氧治疗（氧疗），但吸入氧的浓度或压力过高可引起病变（如氧中毒）。

1. 氧疗　对各型缺氧均有一定疗效。吸氧可增加动脉血氧分压，改善组织的供氧状况，改善机体缺氧。氧疗对低张性缺氧疗效最好，能提高肺泡气氧分压和动脉血氧分压，增加组织的供氧量。对于通气功能障碍引起的缺氧，应采取低流量（每分钟 1～2L）、低浓度（小于 30%）持续吸氧。因其呼吸主要靠低氧对化学感受器的刺激来维持，如缺氧减轻或纠正，必将减少通气，使二氧化碳蓄积加重。一氧化碳中毒的患者，可吸入纯氧治疗（亦可在高压氧舱内治疗）。

2. 氧中毒（oxygen intoxication）　是指机体吸入高浓度氧一定时间后，某些系统或器官的功能与结构发生的病理性变化。其发病机制可能与氧自由基损伤有关。主要表现为高浓度氧导致的急性肺损伤和新生儿（特别是早产儿）的视网膜损害。给予高浓度氧（> 0.5atm，1atm ≈ 1.01×10^{5}Pa），或在常压下吸氧浓度超过 60%、时间超过 24～48 小时均可导致氧中毒。氧中毒应以预防为主。氧疗时应控制吸氧的浓度和时间，一般认为吸纯氧不应超过 8～12 小时，在常压吸入 40% 或低于 60% 的氧一般是安全的。

链接

高压氧舱

高压氧舱是一种治疗严重缺氧症的设备。舱体是一个密闭圆筒，通过管道及控制系统把纯氧或净化压缩空气输入。舱外医生可通过观察窗和对讲器与患者联系。在高压氧舱中，机体溶解在血液中的氧随着氧舱的压力增高而增加。在 2 标准大气压（2atm）的氧舱里吸纯氧后，溶解在血液里的氧气可增加 14 倍。高压氧舱适用于以下疾病：煤气、沼气等中毒，脑血栓，脑出血，糖尿病坏疽，新生儿窒息，减压病，急性高原病等。

目标检测

一、名词解释

1. 缺氧　2. 低张性缺氧　3. 血液性缺氧　4. 循环性缺氧

5. 组织性缺氧

二、单项选择题

1. 血氧容量正常，PaO_2 降低、血氧饱和度降低见于（　　）

　　A. 呼吸衰竭　　　　　　　B. 心力衰竭

　　C. 严重贫血　　　　　　　D. 弥散性血管内凝血

　　E. 氰化物中毒

2. 下列哪项引起的缺氧不属于血液性缺氧（　　）

　　A. 高铁血红蛋白血症　　B. 煤气中毒

　　C. 支气管痉挛　　　　　　D. 严重贫血

　　E. 亚硝酸盐中毒

3. 下列哪项可使亚铁血红蛋白氧化成高铁血红蛋白从而失去携带氧的能力（　　）

　　A. 乳酸　　　B. 磷酸盐　　　C. 肌酐

　　D. 亚硝酸盐　　E. 一氧化碳

4. 下列哪种情况不发生低张性缺氧（　　）

　　A. 吸入大量氯气　　B. 吸入大量一氧化碳

　　C. 支气管炎　　　　　D. 气胸

　　E. 服用过量催眠药

5. 对缺氧最敏感的器官是（　　）

　　A. 脑　　　　　B. 肝　　　　　C. 心

　　D. 肺　　　　　E. 肾

6. 下列哪种患者临床上不易出现发绀（　　）

　　A. 急性肺炎　　　　　　　B. 严重贫血

　　C. 法洛四联症　　　　　　D. 右心衰竭

　　E. 休克

7. 低张性缺氧时，下列血氧指标变化哪项错误（　　）

　　A. 动脉血氧分压降低　　B. 动脉血氧饱和度升高

　　C. 动脉血氧含量降低　　D. 动静脉血氧含量差降低

　　E. 动脉血氧容量正常

8. 组织中毒性缺氧时，下列血氧指标变化哪项正确（　　）

　　A. 动脉血氧分压升高　　B. 动脉血氧饱和度升高

　　C. 动脉血氧含量升高　　D. 动静脉血氧含量差降低

　　E. 动脉血氧容量升高

9. 某患者的血氧检查结果：血氧容量 200ml/L，动脉血氧含量 150ml/L，动脉血氧分压 50mmHg，动静脉血氧含量差 40ml/L，其缺氧类型为（　　）

　　A. 低张性缺氧　　　　　　B. 血液性缺氧

　　C. 循环性缺氧　　　　　　D. 组织性缺氧

　　E. 混合性缺氧

（闵　静）

第 *9* 章
休 克

案例 9-1

　　患者，男，55 岁。因上消化道出血休克而入院抢救。在治疗中，曾使用去甲肾上腺素加入葡萄糖氯化钠注射液静脉滴注，6 小时后因无尿而进一步体检：心率 100 次 / 分，动脉血压 130/90mmHg，尿量 100ml/24h。

问题：患者发生了哪种类型的休克？其微循环的变化有什么特点？

　　休克是 "shock" 的音译，其原意为震荡或打击。1731 年法国医师 Le Darn 首次将 "休克" 一词用于描述人体受到创伤后的一种危急状态。休克（shock）是指由有效循环血量锐减、全身微循环障碍引起重要生命器官（脑、心、肺、肾、肝）严重缺血、缺氧的综合征。典型表现是面色苍白、四肢湿冷、血压降低、脉搏微弱、呼吸加速和尿量减少等。休克是临床上常见的危重症，若抢救不及时，可因器官功能严重障碍和组织细胞的不可逆损伤而死亡。

一、休克的原因及分类

（一）根据引起休克的原因分类

　　1. 失血、失液性休克　　失血常见于外伤性出血、产后大出血、消化性溃疡出血及食管静脉曲张破裂出血等，机体血容量减少导致休克。15 分钟内失血量超过总血量的 20% 就可引起失血性休克；失血量超过总血量的 50% 可能导致死亡。失液常见于大量出汗、严重腹泻或呕吐等情况引起体液丧失，有效循环血量锐减而发生休克。

　　2. 创伤性休克　　常见的各种严重创伤，如骨折、挤压伤、火器伤等，因失血和疼痛的强烈刺激而发生休克。

　　3. 烧伤性休克　　大面积烧伤伴有大量血浆外渗及疼痛刺激可致烧伤性休克，如果创面护理不当，可能继发感染而发生感染性休克。

　　4. 感染性休克　　常由细菌、病毒、立克次体等病原微生物感染引起。其中革兰氏阴性菌感染最常见，革兰氏阴性菌释放内毒素，可使血管扩张，血管容量增加。同时，内毒素还可促进炎症介质释放、增加微血管通透性，从而使有效循环血量下降，引起休克。

　　5. 心源性休克　　大面积急性心肌梗死、严重的心肌炎、急性心脏压塞及严重心律失常等可引起心输出量急剧减少，导致休克。

　　6. 过敏性休克　　见于某些药物（如青霉素）、血清制剂（如破伤风抗毒素、白喉类毒素）等引发的 I 型变态反应，当机体再次接触过敏原时，肥大细胞释放大量的组胺和缓激肽，引起小血管扩张和微血管通透性增高，致使有效循环血量减少而引发休克。

　　7. 神经源性休克　　脊髓麻醉意外或脑脊髓损伤、剧烈疼痛等可影响血管运动中枢功能，引起血管平滑肌扩张和血压下降，导致神经源性休克。

（二）根据休克发生的始动环节分类

机体组织有效灌流的基础：①充足的有效血容量；②正常的血管容量；③正常的心泵功能。三个环节的任何一个或多个环节障碍都可导致休克。

1. 低血容量性休克 是指有效血容量急剧减少所致的血压降低和微循环障碍。临床表现为头晕、面色苍白、出冷汗、肢端湿冷、烦躁不安或表情淡漠，严重者晕厥甚至昏迷、脉搏细速、血压下降、呼吸急促、发绀、少尿甚至无尿。常见于失血、失液、烧伤等，患者血压下降，组织、器官微循环灌流严重不足。该类休克患者有"三低一高"的典型表现，即中心静脉压、动脉血压、心输出量降低，总外周阻力增高。

2. 心源性休克 是指由心脏功能严重衰竭导致心输出量过度降低而引起的休克。常见于急性心肌梗死、严重心肌炎、严重心律失常、急性心脏压塞、急性肺动脉栓塞等，患者心输出量降低，有效循环血量减少，血压下降。

3. 血管源性休克 是指外周血管扩张所致的血管内容量相对不足引起的休克。常见于过敏性休克、神经源性休克和部分感染性休克。大量血管活性物质释放使小血管扩张，血液淤滞在扩张的小血管内，使有效循环血容量减少，血压下降，引起休克。

（三）根据休克发生的血流动力学变化分类

1. 冷休克 又称低排高阻型休克、低动力型休克。血流动力学特点是心输出量低，而总外周阻力高，血压降低可不明显，但脉压明显缩小。由于外周血管收缩，流经皮肤的血流量减少，新陈代谢减慢，皮肤温度降低，故称这类休克为冷休克。

2. 暖休克 又称高排低阻型休克、高动力型休克。血流动力学特点是心输出量高，而总外周阻力低。外周阻力低时，外周血管扩张，流经皮肤的血流量增多，新陈代谢率提高，皮肤温度升高，故称这类休克为暖休克。

3. 低排低阻型休克 血流动力学特点为心输出量和总外周阻力都降低，是失代偿的表现，常见于各种类型休克的晚期阶段。

4. 高排高阻型休克 血流动力学特点为心输出量和外周围阻力都增高，常见于神经源性休克、创伤性休克、部分感染性休克等。

二、休克的发展过程、发生机制及病理临床联系

微循环是指循环系统中微动脉和微静脉之间的部分，是循环系统的最末梢部分，也是脏器的重要组成部分，既是循环的通路，又是血液和组织之间进行物质交换的场所，受全身神经-体液的调节（图 9-1）。尽管休克的原因很多，但各类休克都有共同的发病学环节，即微循环血液灌流障碍。以低血容量性休克为例，根据微循环和血液流变学的变化规律，将其发展过程分为三期。

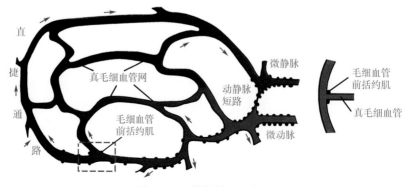

图 9-1 正常微循环示意图

（一）休克早期

休克早期又称为休克代偿期、微循环血管收缩期、微循环缺血性缺氧期。

1.微循环的变化　以微循环血管收缩导致缺血为主,机体通过调整各种代偿机制,选择性收缩血管,保证重要组织、器官的血液灌流。

　　血容量减少、心输出量降低、内毒素、疼痛等可引起交感-肾上腺髓质系统强烈兴奋,大量儿茶酚胺释放入血,引起除心、脑以外器官的微循环毛细血管前阻力血管（微动脉、后微动脉）、毛细血管前括约肌和后阻力血管（微静脉）持续痉挛收缩,前阻力血管对儿茶酚胺的敏感性强于后阻力血管,故前阻力血管收缩强度大于后阻力血管,此时大部分血流通过直捷通路和动静脉短路流入小静脉,从而微循环灌流量急剧减少。这一期微循环灌流特点:少灌多流,灌少于流（图9-2）。

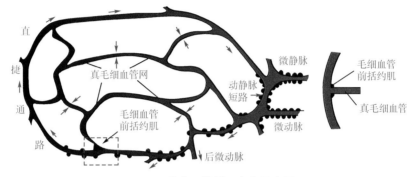

图 9-2　休克早期循环变化示意图

　　2.休克早期微循环变化的代偿意义　休克早期外周血管收缩,血液进入全身循环,优先保证心、脑血液的基本供应,对维持有效循环血量和动脉血压有一定的代偿意义。

　　（1）回心血量增加　大量缩血管物质（如儿茶酚胺等）的释放,使肌性微静脉和小静脉收缩,容量血管缩小,促进血液回流到心脏,起到"自身输血"的作用。

　　（2）组织液回流入血　微动脉、后微动脉和毛细血管前括约肌比微静脉对儿茶酚胺更敏感,导致毛细血管前阻力增加比后阻力增加更大,毛细血管中流体静压下降,使微循环内压力降低,组织液进入血管增加,起到"自身输液"的作用。

　　（3）肾素-血管紧张素-醛固酮系统（RAAS）的激活　血容量减少引起抗利尿激素（ADH）分泌增多,使肾重吸收水增多,促进钠、水潴留,补充循环血量。

　　（4）心输出量增多　交感神经兴奋,儿茶酚胺增多,使心率加快,心收缩力加强,从而使心输出量增加。

　　（5）外周阻力增高　交感神经兴奋,儿茶酚胺增多,组织器官的微动脉、小动脉收缩,可增加外周阻力,有助于维持动脉血压。

　　（6）血流重分布　由于儿茶酚胺对不同器官、不同组织内血管作用不同,血流重新分布,皮肤、腹腔内脏特别是肾的血管对儿茶酚胺的敏感性较高,收缩更甚;而脑动脉无明显变化,冠状动脉扩张,从而保证了心、脑等重要器官的血液供应。

　　3.病理临床联系　休克早期交感-肾上腺髓质系统强烈兴奋,患者表现为脉率加快、阻力血管收缩,由于阻力血管收缩的代偿作用,血压可以接近正常,但脉压减小（小于4kPa）,可能与血管收缩及心输出量减少有关。功能性肾功能不全可导致尿量减少,尿量的变化反映了肾组织微循环的灌流量,故监测尿量有助于休克的早期诊断。由于汗腺分泌增加和皮肤血管收缩,患者的皮肤往往苍白湿冷。因去甲肾上腺素分泌增多,中枢神经系统兴奋性增强,患者可出现烦躁不安。休克早期临床表现及机制见图9-3。

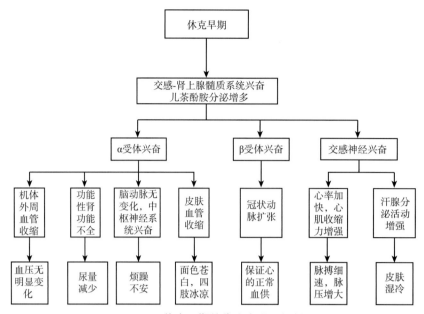

图 9-3　休克早期的临床表现及机制

（二）休克进展期

休克进展期又称为休克中期、可逆性失代偿期、微循环血管扩张期、淤血性缺氧期。

1. 微循环的变化　如休克初期未得到及时、适当的治疗，由于微循环持续缺血、缺氧，病程发展进入休克进展期，此期微循环变化以淤血为主，故又称为淤血性缺氧期。临床上出现典型的休克症状。

此期以微循环血管扩张导致淤血为主，组织缺血缺氧加重，代谢产物（如 CO_2 和乳酸）堆积导致酸中毒。代谢产物可引起血管平滑肌舒张和毛细血管扩张，使血液大量涌入真毛细血管网，前阻力血管对酸中毒和代谢产物的敏感性强于后阻力血管，故前阻力血管扩张，后阻力血管仍然处于收缩状态。微循环血液是多灌少流，灌多于流，大量血液淤滞在微循环。缺氧和酸中毒使微血管通透性增高，血浆不断外漏，血容量进一步减少，动脉血压下降（图 9-4）。

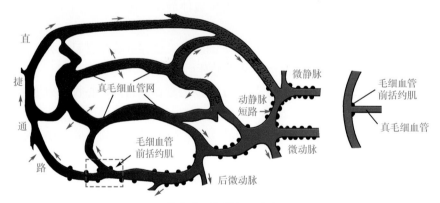

图 9-4　休克进展期微循环变化示意图

2. 休克进展期微循环失代偿的产生　由于血流缓慢和血浆外渗，血液变得黏稠，红细胞聚集，白细胞边集、附壁，使微循环血流更趋缓慢。机体由代偿逐渐向失代偿发展，"自身输血"和"自身输液"停止，形成恶性循环。

3. 病理临床联系　典型临床表现：①外周血管扩张，血容量和心输出量进一步减少，表现为脉搏细速，血压进行性下降，脉压进一步缩小，常小于 20mmHg；②微循环血管淤血，皮肤、黏膜发绀（口唇、指端），甚至出现瘀斑；③肾持续性缺氧，肾淤血，肾血流量下降，出现少尿甚至无尿；④脑缺氧，出现神志淡漠、意识模糊甚至昏迷（图 9-5）。

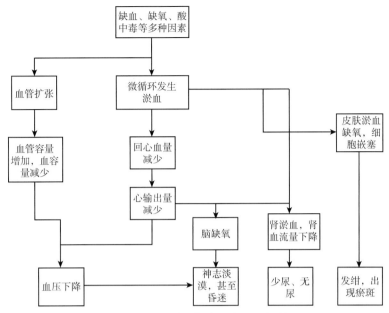

图 9-5　休克进展期临床表现及机制

（三）休克晚期

休克晚期又称为休克难治期、弥散性血管内凝血期、微循环衰竭期。

1.微循环的变化　休克进展期持续发展进入休克晚期,由于缺氧和酸中毒加重,微血管平滑肌麻痹,对血管活性物质反应不敏感,微循环处于不灌不流的状态,所以称为微循环衰竭期,临床上又称难治期。

此期以微循环血管淤血、血栓形成导致严重微循环障碍为主。休克晚期,由于微循环血流处于不灌不流的状态,凝血系统被激活,易导致弥散性血管内凝血(DIC),其发生机制:①由于血液浓缩,血细胞比容和血液黏度增加,红细胞和血小板聚集,血液处于高凝状态,血流停滞;②凝血系统被激活,由于持续缺氧、酸中毒和内毒素的作用,血管内皮受损,内源性凝血系统被激活;而某些休克原始动因,如创伤、烧伤等,常伴有大量组织破坏,组织因子释放入血,外源性凝血系统也被激活。

2.微循环失代偿的变化　DIC 一旦发生,对微循环和各器官功能将产生严重影响。DIC 引起出血,使血容量进一步降低;微血管广泛栓塞,使回心血量减少,重要器官缺血加重,可导致多器官或者多系统衰竭。休克发展到 DIC 和多器官功能障碍,将给临床治疗带来极大的困难(图 9-6)。

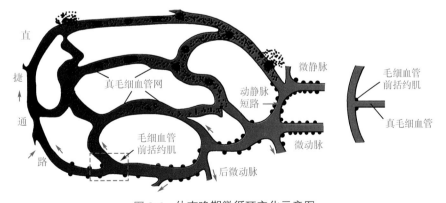

图 9-6　休克晚期微循环变化示意图

3.病理临床联系　休克晚期,患者血压进一步下降,甚至难以测出。皮肤、黏膜出现瘀斑,可能伴有 DIC 的发生。患者可出现多器官功能障碍,常首先发生急性呼吸窘迫综合征(ARDS),以进行性呼吸窘迫和难治性低氧血症为特征,动脉血气测定及肺部 X 线检查有助于早期发现。

三、机体的细胞和重要器官变化

休克时机体细胞和重要器官功能和代谢发生变化，除了休克的原始动因直接作用外，微循环障碍也可引起细胞代谢异常、结构破坏和器官功能障碍等。

（一）细胞变化

1. 细胞代谢变化　休克时微循环障碍，组织灌流不足和细胞缺氧，导致细胞代谢障碍。细胞供氧不足，导致糖无氧酵解加强，ATP 生成减少，乳酸生产增多；ATP 生成减少，导致钠钾泵转运障碍，使细胞内的 Na^+ 增多，细胞水肿，细胞外 K^+ 增多引起高钾血症；乳酸堆积和肝、肾功能障碍，导致对乳酸的摄取、利用和排出减少，从而造成局部酸中毒。

2. 细胞形态结构变化

（1）细胞膜的改变　缺氧、能量不足、酸中毒、溶酶体酶释放和自由氧作用都可导致细胞膜损伤；离子泵功能障碍，水、Na^+、Ca^{2+} 内流，导致细胞水肿。

（2）线粒体的改变　线粒体肿胀，致密结构和线粒体嵴消失，导致氧化磷酸化障碍，ATP 生成减少。

（3）溶酶体的改变　缺氧和酸中毒引起溶酶体酶释放。溶酶体酶可引起细胞自溶、形成心肌抑制因子等毒性多肽，并加重血流动力学障碍。

（二）重要器官功能障碍

1. 急性肾功能不全　休克早期，由于血液重分布，可发生功能性肾功能不全，表现为少尿、尿比重高、血尿素氮升高等，呈可逆性，若肾灌流量及时恢复，肾功能也可迅速恢复。若休克持续发展，可引起急性肾小管坏死，发生器质性肾功能不全。临床上常将尿量的变化作为判断休克患者内脏组织器官微循环灌流状态的指标。当尿量低于 20ml/h 时，提示微循环灌流不足。

2. 急性呼吸窘迫综合征　严重休克患者可出现急性呼吸窘迫和吸氧难以纠正的顽固性低氧血症，动脉血氧分压进行性下降，称为急性呼吸窘迫综合征。主要病理特征是弥漫性肺微血管通透性增高，肺泡上皮损伤，肺水肿、出血，局部肺不张，肺泡渗出液富含蛋白质，有透明膜形成。病理生理改变以肺容积减少、肺顺应性降低和严重动静脉分流为特征，称之为休克肺。休克晚期约 1/3 患者死于急性呼吸衰竭。

3. 急性心功能不全　除心源性休克伴有原发性心功能不全以外，其他类型的休克早期，由于血液重新分布，心功能无明显改变。随着休克的发展，动脉血压下降、酸中毒、高钾血症及心肌抑制因子的作用，可导致急性心力衰竭。

4. 多系统器官功能障碍　休克晚期，常出现两个或两个以上的器官（或系统）同时或相继发生功能障碍，称为多系统或器官衰竭。各型休克中以感染性休克发生率最高，它是休克患者死亡的重要原因。

四、防治原则

休克的防治应从病因学和发病学两个方面采取综合治疗措施，从而达到恢复重要组织器官微循环的灌流状态和改善功能障碍的目的。

1. 积极防治休克原因　治疗休克原因，如及时止血、镇痛、包扎固定、输血补液、抗感染，要询问患者病史、过敏史等，避免发生过敏反应。

2. 改善微循环　恢复血液灌流，补充血容量，原则为需多少，补多少。

3. 合理应用血管活性药　纠正酸中毒，改善心功能，防治多器官功能障碍等。

目标检测

一、名词解释

1. 休克　2. 休克肺　3. 自身输血　4. 自身输液

二、单项选择题

1. 休克的概念是指（　　）

　　A. 以血压下降为主要特征的病理过程

　　B. 剧烈震荡或打击引起的病理过程

　　C. 有效循环血量急剧降低、微循环障碍，细胞和重要器官的代谢、功能、形态障碍的全身性病理过程

　　D. 血管紧张度降低引起的周围循环衰竭

　　E. 对外来强烈刺激发生的应激反应

2. 休克早期微循环变化的特点是（　　）

　　A. 缺血　　　　B. 淤血　　　　　C. 凝血

　　D. 出血　　　　E. 水肿

3. 不符合休克早期临床表现的是（　　）

　　A. 四肢湿冷　　　　B. 面色苍白

　　C. 尿量减少　　　　D. 脉压增大

　　E. 收缩压可稍升高

4. 休克的主要特征是（　　）

　　A. 血压降低

　　B. 组织微循环灌流严重不足和细胞功能障碍

　　C. 机体应激调节能力降低

　　D. 脑循环急剧障碍

　　E. 机体严重创伤的一种应激状态

5. 下列哪一项不是休克发生的始动环节（　　）

　　A. 血容量减少　　　　B. 血管容量减少

　　C. 心输出量减少　　　　D. 血管容量增加

　　E. 心泵功能障碍

6. 休克进展期微循环变化的特点是（　　）

　　A. 缺血　　　　B. 淤血　　　　　C. 凝血

　　D. 衰竭　　　　E. 水肿

7. 判断休克患者内脏器官微循环灌注量的可靠依据是（　　）

　　A. 血压　　　　B. 体温　　　　　C. 心率

　　D. 尿量　　　　E. pH

8. 休克早期"自身输血"的作用主要是指（　　）

　　A. 抗利尿激素增多，重吸收水增多

　　B. 组织液回流增多

　　C. 醛固酮增多，钠水重吸收增加

　　D. 静脉血管收缩，回心血量增加

　　E. 动静脉短路关闭

9. 休克早期"自身输液"的作用主要是指（　　）

　　A. 抗利尿激素增多，重吸收水增多

　　B. 毛细血管流体静压下降，组织液回流增多

　　C. 醛固酮增多，钠、水重吸收增加

　　D. 容量血管收缩，回心血量增加

　　E. 动静脉吻合支开放，回心血量增加

（张利蕊）

第10章 弥散性血管内凝血

弥散性血管内凝血（disseminated intravascular coagulation，DIC）是指在某些致病因子的强烈作用下，凝血因子和血小板被激活，大量促凝物质入血，引起血管内广泛的微血栓形成（高凝状态）；同时或继发纤溶亢进（低凝状态），从而出现出血、贫血、休克，甚至多器官功能障碍的病理过程。

（一）弥散性血管内凝血的原因

DIC 最常见的原因是感染性因素，如革兰氏阴性或阳性菌感染、病毒性肝炎、流行性出血热等，其他引起 DIC 的原因还有恶性肿瘤（如胰腺癌、结肠癌、食管癌、胃癌、白血病等）、妇产科疾病（如胎盘早期剥离、羊水栓塞等）、创伤及手术（如挤压伤综合征、大面积烧伤）等。此外，缺氧、抗原抗体复合物、自由脂肪酸及激肽系统、补体系统激活等可促进 DIC 的发生、发展。

（二）弥散性血管内凝血的发生机制

DIC 的发生机制较为复杂，主要机制为组织损伤激活外源性凝血系统、血管内皮损伤激活内源性凝血系统、凝血与抗凝血功能失调、血细胞的破坏和血小板激活、某些促凝物质入血等（图 10-1）。

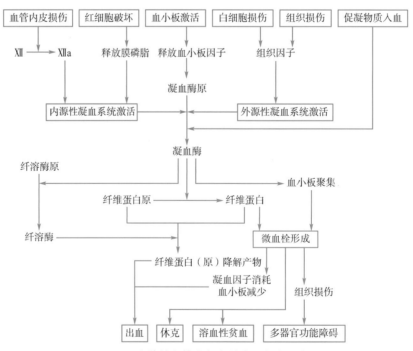

图 10-1　弥散性血管内凝血的发生机制示意图

1.外源性凝血系统激活　组织损伤，释放组织因子（TF），激活外源性凝血系统。严重感染、严重创伤和烧伤、大手术、器官组织的广泛坏死、癌组织坏死等因素，都可促使 TF 大量释放入血，TF 与 Ca^{2+}、凝血因子Ⅶ结合形成复合物（F Ⅶa-Ca^{2+}-TF），使大量凝血因子 X 激活（传统通路），从而形成 Xa- Va-Ca^{2+}-PL 复合物；也可通过激活凝血因子Ⅸ（选择通路）形成Ⅸa-Ⅷa-Ca^{2+}-PL 复合物。两者继而产生凝血酶原激活物，促进凝血酶生成。凝血酶又可以正反馈加速凝血因子Ⅴ、Ⅷ、Ⅸ激活，进一步加速凝血酶的生成，凝血反应及血小板活化、聚集，导致微血管内形成大量微血栓。

2.内源性凝血系统激活　血管内皮细胞损伤，激活内源性凝血系统。细菌、内毒素、创伤、缺氧、酸中毒、抗原抗体复合物形成等均可损伤血管内皮细胞，使内膜下胶原暴露，激活血浆中的凝血因子Ⅻ，通过一系列酶促反应，激活内源性凝血系统，引起 DIC。

3.血细胞大量破坏，血小板被激活　①红细胞大量破坏：异型输血、疟疾、阵发性睡眠性血红蛋白尿症、某些药物等可引起血管内溶血，尤其是伴有较强免疫反应的急性溶血时，红细胞释放大量膜磷脂和 ADP。膜磷脂有直接促凝作用，又可促进血小板释放反应；ADP 可促进血小板黏附、聚集和释放血小板第 3 因子（PF₃），促进凝血过程。②白细胞破坏：血液中的白细胞在内毒素等作用下诱导表达组织因子，激活外源性凝血系统。③血小板激活：内毒素、免疫复合物、补体成分等可直接激活血小板，促进血小板的黏附、聚集，并释放血小板因子（PF）。PF₃ 能加速凝血酶原的激活，PF₄ 能中和肝素，促使可溶性纤维蛋白多聚体沉淀，加速凝血过程，促进 DIC 发生、发展。

4.促凝物质进入血液　急性坏死性胰腺炎时，大量胰蛋白酶入血，促使凝血酶原转变为凝血酶；某些肿瘤细胞可分泌促凝物质；细菌、病毒、羊水、胎粪等异物颗粒入血，可通过表面接触激活凝血因子Ⅻ，激活内源性凝血系统；补体活化产物，可激活凝血、激肽、纤溶系统，促使组织因子、PF₃ 释放，促进凝血过程。

（三）影响弥散性血管内凝血发生、发展的因素

1.单核巨噬细胞系统功能受损　长期大量应用糖皮质激素、严重肝脏疾病或过量吞噬（细菌、内毒素、坏死组织等）导致细胞功能受"封闭"时，单核吞噬细胞对血液中促凝物质清除减少，大量促凝物质堆积，极易诱发 DIC 发生。

2.肝功能严重障碍　肝脏是诸多凝血物质、抗凝血酶、纤溶酶原等抗凝或促进纤溶作用物质生成和清除的场所，肝功能障碍可引起凝血、抗凝和纤溶作用的显著紊乱，促进 DIC 的发生。

3.血液的高凝状态　是指在某些生理或病理条件下，血液凝固性增高，有利于血栓形成的状态。

（1）妊娠期　妊娠妇女血液中血小板及凝血因子（Ⅰ、Ⅱ、Ⅴ、Ⅶ、Ⅸ、Ⅹ、Ⅻ等）逐渐增加，而血浆抗凝血酶Ⅲ（AT-Ⅲ）、组织型纤溶酶原激活物（t-PA）、尿激酶型纤溶酶原激活物（u-PA）减少；胎盘产生的纤溶酶原激活物抑制物（PAI）增多，使血液渐趋高凝状态，妊娠末期最明显。

产科意外引起 DIC 的机制：羊水具有类凝血活酶、组织因子和类血小板因子作用，具有较强促凝作用，可以激活凝血因子 X 引起 DIC，见于羊水栓塞、胎盘早剥等。宫内死胎也能释放组织因子入血激活外源性凝血系统，激活凝血因子 X 引起 DIC，见于产后感染、宫内死胎等。

（2）酸中毒　诱发 DIC 的机制：①酸中毒引起内皮细胞损伤，激活凝血系统；②血液 pH 降低使凝血因子的酶活性升高，肝素的抗凝活性减弱。

4.微循环障碍　休克时，常有血流缓慢、血流淤滞和血液浓缩等微循环障碍，此时伴有酸中毒及内皮细胞受损，可促进凝血过程，有利于 DIC 的发生。此外，血容量减少时，由于肝、肾等器官处于低灌流状态，不能及时清除某些凝血或纤溶产物，也可促进 DIC 形成。

（四）弥散性血管内凝血的分期和分型

1.分期　根据 DIC 的病理生理学特点和发展过程，可将其分为 3 期。

（1）高凝期　促凝物质入血，凝血酶被激活，血液呈高凝状态，微血栓广泛形成。

（2）消耗性低凝期　凝血因子和血小板大量消耗，继发纤溶亢进，血液呈低凝状态，有出血倾向。

（3）继发性纤溶亢进期　纤溶酶原激活，生成大量纤维蛋白降解产物，临床表现有明显的出血、休克和器官功能不全等。

2. 分型

（1）按照发生病程的急缓分型 ①急性型：起病急骤，可在数小时或 1～2 天发生。病情危急，临床表现为休克、出血，分期不明显，常见于严重创伤、异型输血、急性移植排斥反应等。②慢性型：病程较长，机体有一定的代偿能力，单核吞噬细胞系统功能受损较轻，临床表现不明显，常表现为某器官功能不全，诊断较难，多半在尸检中才发现，常见于恶性肿瘤、慢性溶血性贫血等。③亚急性型：病程及表现均介于急性和慢性之间，常见于宫内死胎、恶性肿瘤转移等。

（2）按照机体代偿情况分型 ①代偿型：是指凝血因子和血小板的消耗与代偿基本处于动态平衡状态。临床表现不明显或只有轻度出血和血栓形成的症状，实验室检查基本正常，容易被忽视，可转为失代偿型。②过度代偿型：是指凝血因子和血小板代偿性生成迅速，甚至超过其消耗，可出现纤维蛋白原等凝血因子暂时性升高。慢性或恢复期 DIC 多属此型，可转为失代偿型 DIC。③失代偿型：是指凝血因子和血小板的消耗超过生成。患者表现为明显的出血和休克等，实验室检查血小板及纤维蛋白原等凝血因子减少。急性 DIC 多属此型。

（五）病理临床联系及对机体的影响

DIC 的临床表现复杂而多样，可因原发病的不同及病情轻重、进展速度不同而异。

1. 出血 是患者最早、最主要的表现。轻者可有伤口及注射部位的渗血。重者表现为皮肤瘀斑、紫癜、呕血、黑便、咯血、血尿、鼻出血、阴道出血、脑出血等。

2. 器官功能障碍 由于微血管内广泛的微血栓形成，阻塞微血管，引起不同脏器、组织缺血缺氧，发生代谢、功能障碍或缺血坏死，可导致多系统器官功能不全甚至衰竭，如呼吸窘迫综合征、急性肾功能不全、消化系统功能障碍、肝功能障碍、心功能不全、肾上腺皮质功能障碍、垂体功能不全、神经系统功能障碍等。

3. 休克 机制：①微循环内血栓形成及血流受阻，回心血量减少、心肌受损、广泛出血等，导致血容量减少、有效循环血量显著下降、心输出量减少，引起全身微循环障碍。②凝血因子Ⅻ被激活和继发性纤溶系统的启动，使血中凝血因子Ⅻa、凝血酶、纤溶酶、缓激肽增多，从而扩张微动脉及毛细血管前括约肌，血管壁通透性增高，使回心血量减少，导致血压下降。③纤维蛋白降解产物增多，引起微血管扩张和血管壁通透性增高，导致有效循环血量减少。④冠状动脉内有大量微血栓形成，可致心肌缺血缺氧、心肌收缩性降低、心输出量减少，动脉系统灌流不足。

4. 微血管病性溶血性贫血（microangiopathic hemolytic anemia，MHA） 是 DIC 患者特有的溶血性贫血，其特征是外周血涂片中可见一些形态各异的红细胞碎片，称裂体细胞（图 10-2）。由于裂体细胞脆性高，很容易发生溶血。产生裂体细胞的机制：纤维蛋白丝在微血管内形成细网，当红细胞流过细网孔时，可黏着、滞留或挂在纤维蛋白丝上，在血流不断冲击下，红细胞破裂，形成裂体细胞（图 10-3）。

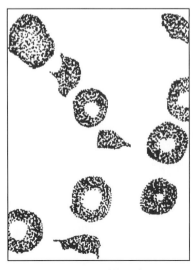

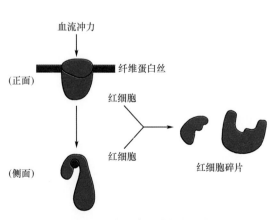

图 10-2 裂体细胞　　　　图 10-3 裂体细胞形成机制示意图

（六）预防原则

1.防治原发性疾病　去除引起 DIC 的病因，对 DIC 的防治起着决定性作用。

2.改善微循环，及时纠正微循环障碍　如补充血容量，解除血管痉挛，早期应用肝素抗凝防止新的微血栓形成，应用抑制血小板黏附和聚集功能的药物及酌情使用溶栓剂等。

3.重新建立凝血和纤溶间的动态平衡　DIC 高凝期可用低分子量肝素等抗凝，消耗性低凝期和继发性纤溶亢进期，可输入血小板、冰冻血浆或纤维蛋白原等。

目标检测

一、名词解释

1.弥散性血管内凝血　2.微血管病性溶血性贫血

二、单项型题

1.DIC 的最主要特征是（　　）

　A.广泛微血栓形成　　　　B.凝血因子大量消耗

　C.纤溶过程亢进　　　　　D.凝血功能紊乱

　E.严重出血

2.下述哪项不是 DIC 的病因（　　）

　A.细菌感染　　　　　　　B.恶性肿瘤转移

　C.严重挤压伤　　　　　　D.单核吞噬细胞系统功能抑制

　E.白血病

3.大量组织因子入血的结果是（　　）

　A.激活内源性凝血系统

　B.激活外源性凝血系统

　C.激活补体系统

　D.激活激肽系统

　E.激活纤溶系统

4.DIC 时，血液凝固障碍表现为（　　）

　A.血液凝固性增高　　　　B.纤溶活性增高

　C.纤溶过程亢进　　　　　D.凝血物质大量消耗

　E.溶血性贫血

5.下述哪项不是 DIC 时产生休克的机制（　　）

　A.回心血量减少　　　　　B.出血

　C.补体激活　　　　　　　D.儿茶酚胺增多

　E.纤维蛋白降解产物形成

6.DIC 造成的贫血属于（　　）

　A.缺铁性贫血　　　　　　B.中毒性贫血

　C.大细胞性贫血　　　　　D.微血管病性溶血性贫血

　E.失血性贫血

7.裂体细胞是（　　）

　A.白细胞碎片　　　　　　B.内皮细胞碎片

　C.红细胞碎片　　　　　　D.血小板碎片

　E.肌细胞碎片

（朱长龙）

第11章

应　激

　　应激（stress）是指机体在各种内外环境因素刺激下出现的非特异性全身反应，又称应激反应。应激是一种普遍存在的现象，是一切生命为了生存和发展所必需的，它是机体适应、保护机制的重要组成部分，有利于机体适应变动的环境。

　　应激可分为生理性应激和病理性应激。生理性应激指应激原不十分强烈，且作用时间较短，是机体对轻度内外环境变化及社会心理刺激的一种重要防御适应反应，不对机体产生严重影响，又称为良性应激，如体育竞赛、饥饿、考试等。病理性应激指应激原强烈，作用时间持续久，如休克、大面积烧伤等，可引起机体自稳态的严重失调，甚至导致应激性疾病，又称为劣性应激。

一、应　激　原

　　应激原（stressor）是指能引起应激反应的各种刺激因素，可分为三类。①外环境因素，包括各种理化同素如温度、射线、低氧、电击、创伤、毒素和生物学因素如病原体感染、内毒素等。②机体的内在因素，如血液成分改变、心功能低下、心律失常、器官功能紊乱等。③心理、社会因素，如职业的竞争、工作压力、紧张的生活节奏等均可引起应激反应。

　　应激对健康的作用是双重的。如应激原强度适宜，作用时间适中，其所引起的应激将有助于动员机体更好地完成某项任务或躲避可能发生的危险。若应激原过分强烈和持久，将导致机体的功能障碍。

二、应激的基本表现

（一）应激的神经内分泌反应

　　应激的基本表现和最主要的神经内分泌反应是蓝斑 - 去甲肾上腺素能神经元 / 交感 - 肾上腺髓质轴和下丘脑 - 垂体 - 肾上腺皮质（HPA）轴的强烈兴奋。多数应激的生理变化与这种神经内分泌反应有关。

　　1.蓝斑 - 去甲肾上腺素能神经元 / 交感 - 肾上腺髓质轴　应激时，交感神经兴奋、儿茶酚胺（包括肾上腺素、去甲上腺素及多巴胺）分泌增多是最重要的神经内分泌反应之一。蓝斑 - 去甲肾上腺素能神经元 / 交感 - 肾上腺髓质轴的基本组成单元是脑干的去甲肾上腺素能神经元及交感 - 肾上腺髓质系统，蓝斑是该系统的中枢位点。应激时的基本效应如下。

　　（1）中枢效应　与应激时的兴奋、警觉有关，并可引起紧张、焦虑等情绪反应。

　　（2）外周效应　主要表现为血浆中儿茶酚胺浓度迅速升高。

　　1）儿茶酚胺对机体产生的有利影响：①心率加快，使心输出量增多；②血液重新分布，保证心、脑血液供应；③促进胰高血糖素的分泌，抑制胰岛素分泌，使血糖升高；④提高中枢神经的兴奋性，使反应更灵敏；⑤促进脂肪分解，提供更多的能量。

　　2）儿茶酚胺对机体产生的不利影响：①大量能源物质消耗和组织分解；②外周小血管收缩，导致局部组织缺血；③心肌耗氧增多，易发生致死性心律失常。

　　2.HPA轴　基本组成单元是下丘脑的室旁核、腺垂体和肾上腺皮质，室旁核是该神经内分泌轴的中枢位点。应激时的基本效应如下。

　　（1）中枢效应　HPA轴兴奋释放的中枢介质为促肾上腺皮质激素释放激素（CRH）和促肾上腺皮质激素（ACTH）。CRH的作用：①刺激ACTH的分泌进而增加糖皮质激素（GC）的分泌；②调控应激时的情绪行为反应，促进机体对应激原做出适应性反应；③促进内啡肽的释放，镇痛及增强免疫力。

（2）外周效应　糖皮质激素分泌增多，对机体抵抗有害刺激起着极为重要的作用。

1）糖皮质激素增加对机体的保护作用：①提高心血管系统对儿茶酚胺的敏感性；②升高血糖，促进蛋白质分解和糖原异生；③稳定溶酶体膜，使溶酶体内的溶酶不致逸出，以免损伤细胞；④抑制炎症介质的生成、释放和激活，避免发生过强的炎症和变态反应。

2）糖皮质激素持续增加对机体的不利影响：①对免疫、炎症反应有显著的抑制作用，机体免疫力下降，易发生感染；②抑制生长激素的分泌，导致生长发育迟缓；③抑制性腺轴，引起性功能减退，月经失调等；④抑制甲状腺素轴；⑤影响物质代谢，导致血脂增高、血糖升高、胰岛素抵抗等。

3. 其他激素反应　应激导致多方面的神经内分泌变化。分泌增多的激素包括内啡肽、抗利尿激素、醛固酮、胰高血糖素、催乳素等；分泌减少的激素有胰岛素、促甲状腺素释放素（TRH）、促甲状腺素（TSH）、三碘甲腺原氨酸（T_3）、甲状腺素（T_4）、促性腺激素释放激素（GnRH）、黄体生成素（LH）、卵泡刺激素（FSH）。

（二）应激的细胞体液反应

细胞在各种应激原的刺激可出现一系列细胞内信号转导和相关基因的激活，表达一些相关的、多半具有保护作用的一些蛋白质，如热休克蛋白、急性期反应蛋白及某些酶和细胞因子等。

1. 热休克蛋白（heat shock protein，HSP）　是指细胞在热应激或其他应激原作用下合成增加或新合成的一组高度保守蛋白质，属于非分泌性蛋白，主要在细胞内发挥保护作用。HSP 在细胞内含量相当高，生物功能涉及细胞的结构维持、更新、修复、免疫等。HSP 可增强机体对多种应激原的耐受能力，如热应激、内毒素、病毒感染、心肌缺血等。

2. 急性期反应蛋白　感染、炎症、组织损伤等可诱发机体出现快速启动的防御性非特异反应，如体温升高、血糖升高、外周血白细胞增高、血浆中某些蛋白质浓度升高等，这种反应称为急性期反应（acute phase response，APR），这些蛋白质被称为急性期蛋白（acute phase protein，APP），属分泌型蛋白质。APP 的种类很多，功能广泛，主要作用有抑制蛋白酶、清除异物和坏死组织、抗感染及抗损伤等。

（三）应激时机体功能及代谢变化

1. 中枢神经系统　与应激最密切相关的为边缘系统的皮质、杏仁体、海马、下丘脑、脑桥的蓝斑等结构。这些部位在应激时可出现活跃的神经传导及神经递质和神经内分泌的变化，并出现相应的功能变化。

2. 免疫系统　是应激系统的重要组成部分。急性应激反应时，非特异性免疫反应常增加，但持续强烈的应激反应常造成免疫功能抑制或者紊乱，可诱发自身免疫性疾病。此外，免疫细胞产生的某些细胞因子也具有神经 - 内分泌激素样作用。

3. 心血管系统　应激时，心血管系统的基本变化为心率加快、心肌收缩力增强、心输出量增加、血压升高、冠状动脉血流通常增加，血管总外周阻力可升高（如失血、心源性休克或某些精神应激时），也可降低（见于与运动、战斗有关的应激）。某些强烈的精神应激可引起冠状动脉痉挛，导致心肌缺血，也可诱发心室颤动，导致猝死。

4. 消化系统　慢性应激时，消化功能的典型变化为食欲下降，严重时可诱发神经性厌食症。应激时由于交感 - 肾上腺髓质系统的强烈兴奋，胃肠血管收缩，血流量减少，特别是胃肠黏膜的缺血，可造成胃肠黏膜的损害，成为应激时出现胃肠道黏膜糜烂、溃疡、出血的基本原因。

5. 血液系统　急性应激时，血液系统非特异性抗感染能力和凝血能力增强、全血和血浆黏度升高、红细胞沉降率增快等。这些改变既有抗感染、抗损伤出血的有利方面，又有促进血栓、DIC 发生的不利方面。慢性应激时，各种慢性疾病状态下，患者常出现贫血。

6.泌尿、生殖系统　应激时，泌尿功能的主要变化是少尿、尿比重升高、水钠排泄减少。应激对生殖功能常产生不利影响，女性出现月经紊乱或闭经、哺乳期妇女乳汁分泌减少等。

三、应激与疾病

如果劣性应激原持续作用于机体，则应激可表现为一个动态的连续过程，并最终导致内环境紊乱和疾病。应激性疾病是指以应激为主要致病因素的疾病，如应激性溃疡等。此外，应激在原发性高血压、动脉粥样硬化、冠心病、支气管哮喘、抑郁症等疾病的发生、发展中也常作为重要原因或诱因，这些疾病统称为应激相关疾病。

（一）应激性溃疡

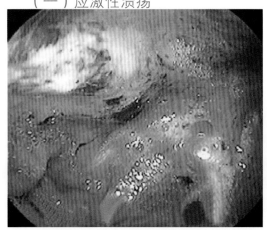

图 11-1　应激时急性胃黏膜病变

应激性溃疡（图 11-1）是指严重创伤（包括大手术）、大面积烧伤和严重感染等应激情况下，特别是并发休克或肾、肝、肺等脏器功能严重受损时，胃黏膜表现的急性病变。主要表现为上消化道出血，可危及生命。发病机制：①胃黏膜缺血，是应激性溃疡形成的最基本条件。应激时儿茶酚胺分泌增多，内脏血流量减少，胃黏膜缺血，黏膜上皮细胞不能产生足量的碳酸氢盐和黏液，胃黏膜屏障遭到破坏，胃腔内的 H^+ 就顺着浓度差进入黏膜，造成损伤。黏膜的缺血程度常与病变程度呈正相关。②胃腔内 H^+ 向黏膜内反向弥散，是应激性溃疡形成的必要条件。应激时，胃黏膜血流量减少，不能将侵入黏膜的 H^+ 及时运走，黏膜内 pH 明显下降，造成黏膜损伤。③其他因素也参与应激性溃疡的发病，如酸中毒时血流对黏膜内 H^+ 的缓冲能力降低，可促进应激性溃疡的发生。

（二）应激与心血管疾病

与情绪心理应激因素关系较密切的心血管疾病主要有原发性高血压、冠心病和心律失常。持续的负性情绪、过度脑力工作负荷、长期精神刺激等可促进原发性高血压和冠心病的发生。应激对心脏节律的影响主要是通过儿茶酚胺分泌增多引起心率增加。严重时在已有基础病变情况下，诱发心律失常甚至心源性猝死。

（三）应激与免疫功能障碍

应激所导致的免疫功能障碍主要表现为自身免疫性疾病和免疫抑制两大方面。①自身免疫性疾病：如类风湿性关节炎、系统性红斑狼疮等。严重的心理应激常可诱发这些疾病（如哮喘）的急性发作。②免疫抑制：在遭受严重精神创伤后一段时间内有明显的免疫功能低下，患者的胸腺、淋巴结有萎缩现象，主要机制可能是 HPA 轴的持续兴奋，导致糖皮质激素过多。

（四）应激与内分泌功能障碍

应激可引起神经 - 内分泌功能的变化，而持续应激则与多种内分泌功能的紊乱有关系。①应激与生长轴及甲状腺轴：慢性应激可使儿童生长发育延迟，出现生长缓慢、青春期延迟，并常伴有行为异常，如抑郁、异食癖等，称之为心理社会呆小状态或心因性侏儒。②应激与性腺轴：慢性应激时，如过度训练比赛的运动员、芭蕾舞演员，可出现性欲减退、月经紊乱或停经。急性应激时也可出现性腺轴紊乱，如突发的生活事件、丧失亲人等，可使 30 多岁的妇女突然绝经或哺乳期妇女突然断乳。

（五）应激与心理精神障碍

1. **应激对认知功能的影响**　良性应激有利于神经系统的发育，使机体保持一定的唤起状态，对外界保持积极的反应，可增强认知功能。但劣性应激，如长时间噪声环境可使儿童的认知学习能力下降，特别是声音相关的认知学习功能的损害。

2. **急性心因性反应和创伤后应激障碍**　急性心因性反应指在遭遇强烈的精神刺激后几分钟或几小时内出现，历时短暂、预后良好的应激障碍。创伤后应激障碍又称延迟性心因性反应，指对格外具有威胁性或灾难性质的应激事件或情境的一种延迟或迁延的焦虑反应。其主要表现为做噩梦、易触景生情；易出现惊恐反应，如心慌、出汗、易惊醒，不与周围人接触等。

四、应激的预防原则

1. 避免过于强烈或持久的应激原作用于人体，如避免不良情绪和有害的精神刺激，避免过度而持久的精神紧张，避免各种意外的躯体性严重伤害等。

2. 及时正确地处理伴有劣性应激的疾病或病理过程，如烧伤、创伤、感染、休克等，以尽量防止或减轻对人体的不利影响。

3. 采取一些针对应激本身所造成损害的措施，如在严重创伤后加强不经胃肠道的营养补充，以弥补应激时由高代谢率和蛋白分解加强所造成的机体消耗。

目标检测

一、名词解释

1. 应激　2. 热休克蛋白　3. 应激原　4. 良性应激

二、单项选择题

1. 应激是机体受到各种内外环境因素刺激时所出现的一种（　　）
   A. 特异性全身反应　　　　B. 非特异性全身反应
   C. 损害性全身反应　　　　D. 代偿性全身反应
   E. 防御性全身反应

2. 能作为应激原的是（　　）
   A. 噪声　　　　　　　　　B. 心律失常
   C. 精神性因素　　　　　　D. 器官功能紊乱
   E. 以上都是

3. 蓝斑 - 去甲肾上腺素能神经元 / 交感 - 肾上腺髓质系统的中枢位点是（　　）
   A. 肾上腺髓质　　　　　　B. 蓝斑
   C. 腺垂体　　　　　　　　D. 大脑边缘系统
   E. 室旁核

4. 应激性溃疡形成的必要条件是（　　）
   A. 胆汁反流
   B. 酸中毒
   C. 胃黏膜缺血
   D. 胃腔内 H^+ 向黏膜内的反向弥散

   E. 碱中毒

5. 下列哪些疾病属于应激相关疾病（　　）
   A. 原发性高血压　　　　B. 冠心病
   C. 支气管哮喘　　　　　D. 溃疡性结肠炎
   E. 以上都是

6. 应激性溃疡的发生机制与下列哪项无关（　　）
   A. 胆汁反流
   B. 黏膜缺血，不能及时运走黏膜内的 H^+
   C. 幽门螺旋杆菌感染
   D. 胃腔内 H^+ 向黏膜内的反向弥散
   E. 上皮细胞不能产生足量的碳酸氢盐

7. 应激时泌尿系统的变化中下列哪一项不存在（　　）
   A. 尿少　　　　　　　　B. 尿比重高
   C. 肾小球滤过率降低　　D. 尿钾降低
   E. 尿钠降低

8. 应激时蓝斑 - 交感 - 肾上腺髓质系统的外周效应是（　　）
   A. CRH 释放
   B. 血浆肾上腺素、去甲肾上腺素浓度迅速升高
   C. 糖皮质激素分泌增加
   D. ACTH 释放
   E. 引起兴奋、警觉、紧张、焦虑等情绪反应

（朱长龙）

第12章
多器官功能障碍综合征

多器官功能障碍综合征（multiple organ dysfunction syndrome，MODS）是指严重创伤、休克、感染等过程中，一个以上的系统（或器官）发生功能障碍，所涉及的系统或器官包括心血管、呼吸、肾脏、肝脏、血液、胃肠、代谢、中枢神经和免疫等。

（一）原因

约70%MODS患者由感染引起，全身性感染引起的脓毒症是引起MODS及患者死亡的主要原因，病原菌以金黄色葡萄球菌、大肠埃希菌、肺炎克雷伯菌、铜绿假单胞菌居多。大手术、严重创伤、烧伤等由于组织损伤、坏死，失血、失液，MODS发生率高。休克晚期合并DIC时，易发生MODS。此外，输液过多、吸氧浓度过高、机体抵抗力明显低下等均可诱发MODS。

（二）发生机制

1. 器官血流量减少和再灌注损伤　重要器官微循环血液灌注减少，引起缺血、缺氧，使ATP生成减少，导致细胞功能障碍。各器官缺血后易发生再灌注损伤，产生大量氧自由基和炎症介质，细胞内钙超载，黏附在微血管内的中性粒细胞与内皮细胞相互作用，可发生广泛的炎症，引起组织损伤。

2. 全身性炎症反应

（1）全身炎症反应综合征　严重的组织损伤、腹腔内感染等通过激活补体系统促进各种炎症介质释放，炎症介质涌入体循环，进而产生持续性全身炎症瀑布效应，表现出失控的全身炎症、全身持续高代谢状态、高动力循环状态等症状，引起多个器官系统功能不全。

（2）代偿性抗炎反应综合征　创伤、感染时机体可释放适量的炎症介质（前列腺素、IL-4、IL-10），有助于控制炎症，恢复内环境稳定。但是过量炎症介质的释放会导致免疫功能损伤，常见于放射性复合伤和急性放射病合并感染。

3. 肠屏障功能损伤及肠道细菌移位　当胃肠道黏膜屏障的完整性遭到破坏时，原先寄生于胃肠道内的细菌或内毒素越过受损的黏膜屏障，侵入门静脉系统到达肝脏，进而进入体循环，再进入其他脏器，引起全身性感染和内毒素血症，这一过程称为细菌移位或内毒素移位。肠道内毒素大量吸收入血，不仅严重损害器官功能，还可激活巨噬细胞，产生大量体液因子，导致多器官衰竭。

（三）发生、发展过程

根据临床发病形式，MODS可分为两种不同类型。

1. 单相速发型　由原始因素直接引起，发生迅速，无原器官功能障碍，又称原发型。病情发展呈连续相，病变进程中器官功能损伤只有一个高峰（一个时相），故又称一次打击型。

2. 双相迟发型　器官功能障碍非原始损伤本身所致，常出现在创伤、失血、感染等作用一定时间或经治疗病情缓解并相对稳定后，继发严重感染，遭受第二次打击，又称继发型，常迅速导致多个器官功能障碍。病情出现两个高峰，呈双相，故又称二次打击型。

（四）各器官、系统的功能变化

1. 肺功能不全　肺是最早受累的器官。主要病理变化为肺水肿、肺出血、肺不张、肺内微血栓和肺泡内透明膜形成等。患者临床表现为发绀、进行性低氧血症和呼吸困难，严重时可发生呼吸衰竭。

2. 肝功能不全　肝脏受损的机制：①早期线粒体功能下降，能量产生减少；②病原菌与毒素吸收、迁移，进入血液循环，除直接损伤肝实质细胞外，还可以直接或间接通过单核巨噬细胞释放的介质（TNF-α、IL-1）等造成肝细胞损伤。肝功能下降，代谢和解毒能力障碍，反过来进一步加剧机体各重要器官的损伤，形成恶性循环。

3. 急性肾功能不全　主要病理变化是急性肾小管坏死。患者临床表现为少尿或无尿，氮质血症，血尿素氮、肌酐升高，并伴有水、电解质和酸碱平衡紊乱，病死率高。

4. 急性心功能不全　长期缺血、缺氧、酸中毒、细菌毒素、炎症介质等因素的综合作用，可使患者心肌严重受损，导致急性心功能障碍，出现心肌收缩力下降、心输出量减少、突发性低血压等症状。

5. 急性胃、肠道功能障碍　胃、肠道缺血、缺氧、淤血和微血栓形成，导致黏膜变性、糜烂、坏死，形成应激性溃疡，引起出血等。

6. 脑功能障碍　由于脑缺血、缺氧等，脑血管的通透性增高，引起脑水肿，颅内压升高，严重者引起脑疝。患者表现为神志淡漠、反应迟钝甚至昏迷。

7. 免疫系统的变化　MODS 患者血浆补体水平有明显变化，表现为 C4a、C3a 水平升高，C5a 水平降低。另外，部分患者由于过度表达 IL-4、IL-10 和 IL-13 等炎症介质，免疫系统处于抑制状态。单核巨噬细胞功能受抑制，杀菌能力降低，外周血淋巴细胞减少，B 细胞分泌抗体的能力减弱。感染容易扩散，发生菌血症或败血症。

8. 凝血-纤溶系统功能的变化　开始时血液高凝，常因不易察觉而漏诊；由于凝血因子的大量消耗、继发性纤溶亢进的发生，患者可有明显和难以纠正的出血等。

9. 新陈代谢变化　MODS 患者全身耗氧量增加，能量消耗增加，三大营养物质分解代谢增强，尿素氮增多，体内出现负氮平衡，组织摄氧相对减少等。

（五）预防原则

1. 积极采取预防措施　控制感染病灶，正确及时使用有效的抗生素；防治休克及缺血-再灌注损伤，及时补足血容量，保持充足的有效循环血量等；酌情使用自由基清除剂、细胞保护剂和小分子抗氧化剂等；阻断炎症介质的有害作用，防治肠源性感染和肠屏障功能损伤，提高氧供，提供营养支持，保持热量平衡等。

2. 病情观察　监测呼吸、心率、血压、意识、尿量等变化及各器官功能状况。

3. 合理应用药物　使用炎症介质的阻断剂与拮抗剂，减轻炎症反应对组织器官的损伤，可应用肾上腺皮质激素等。

4. 生活防护　保护器官功能，采取减轻心脏负担的措施，让患者取适当的体位（半卧位或坐位）安静休息等。

🎯 目标检测

一、名词解释
1. 多器官功能障碍综合征　2. 全身炎症反应综合征
3. 细菌移位

二、单项选择题
1. 发生 MODS 时肺的病理变化，以下哪项除外（　　　）

A. 肺水肿　　　　　　　　　　B. 肺出血、肺不张

C. 肺硬化　　　　　　　　　　D. 肺内微血栓

E. 肺泡内透明膜形成

2. MODS 的概念是（　　　）

A. 一种新的难治的临床综合征

B. 发生于大手术和严重创伤的综合征

C. 多发性创伤同时损伤了多个器官而引起的疾病

D. 急性危重疾病过程中，一个以上系统或器官发生功能障碍的综合征

E. DIC 进一步发展的结局

3. MODS 最常见的病因是（　　　）

A. 营养不良　　　　　　B. 感染

C. 输液过多　　　　　　D. 免疫力低下

E. DIC

4. MODS 时，体内新陈代谢错误的是（　　　）

A. 三大物质分解代谢增强

B. 三大物质合成代谢增强

C. 体内出现负氮平衡

D. 组织摄氧相对减少

E. 尿素氮增多

5. MODS 形成的机制是（　　　）

A. 器官血流量减少和再灌注损伤

B. 全身性炎症反应失控

C. 肠屏障功能损伤

D. 肠道细菌移位

E. 以上都是

6. MODS 的防治原则，错误的是（　　　）

A. 防治肠源性感染

B. 让患者进行适当的运动

C. 正确及时使用有效抗生素

D. 酌情使用小分子抗氧化剂

E. 提供营养支持

7. MODS 时应激性溃疡最多发生在（　　　）

A. 口腔　　　　　　　　B. 十二指肠

C. 胃　　　　　　　　　D. 大肠

E. 小肠

8. 根据 MODS 发病形式的不同，一般可分为（　　　）

A. 重型和轻型　　　　　B. 单向速发型与双相迟发型

C. 急性与慢性　　　　　D. 代偿性与失代偿性

E. 感染性与非感染性

9. MODS 时，患者体内分解代谢主要表现为（　　　）

A. 糖分解减少　　　　　B. 二氧化碳产生减少

C. 蛋白质负氮平衡　　　D. 脂肪利用减少

E. 尿素氮降低

10. MODS 的非感染性病因，常见的为（　　　）

A. 输液过多　　　　　　B. 动脉硬化

C. 大手术、严重创伤　　D. 糖尿病

E. 肝功能障碍

（丁运良）

第 13 章
黄 疸

 案例 13-1

　　患者，男，35 岁。巩膜、皮肤黄染，尿液颜色深黄如茶，大便颜色变深，检查：尿中无胆红素，尿胆素增加。

　　问题：患者属于哪种类型的黄疸？

　　黄疸（jaundice）是指由于胆红素代谢异常，引起血清胆红素含量增高，致使巩膜、皮肤、黏膜黄染的现象（显性黄疸）。血清胆红素正常值是 1.7 ～ 17.1μmol/L，其中结合胆红素 0 ～ 3.42μmol/L，非结合胆红素 1.70 ～ 13.68μmol/L。若血清中总胆红素浓度超过正常范围，但患者未见巩膜、皮肤、黏膜黄染，则称隐性黄疸。

一、黄疸的类型及其特点

　　黄疸的分类如下：①根据黄疸的发生原因，分为溶血性黄疸、肝细胞性黄疸、阻塞性黄疸和先天性非溶血性黄疸；②根据病变部位，分为肝细胞前性黄疸（胆红素生成过多性黄疸）、肝细胞性黄疸（肝对胆红素处理障碍性黄疸）和肝细胞后性黄疸（肝内外胆汁排泄障碍性黄疸）；③根据血清中增多的胆红素的性质，分为非结合胆红素性黄疸、结合胆红素性黄疸和混合性黄疸。

　　本章主要介绍肝细胞前性黄疸、肝细胞性黄疸和肝细胞后性黄疸。

（一）肝细胞前性黄疸

　　1. 原因及发生机制　①红细胞破坏增多：先天性溶血性贫血，见于地中海贫血、遗传性红细胞增多症等；后天获得性溶血性贫血，见于不同血型输血后的溶血，自身免疫性溶血，蛇毒及伯氨喹、磺胺类药物等引起的溶血。非结合胆红素增多，超过肝的代谢能力，在血液中堆积，引起黄疸，称溶血性黄疸。②旁路性胆红素产生过多：较少见，由造血功能紊乱，骨髓中幼稚的红细胞未释放前就发生裂解所致。

　　2. 胆红素的代谢特点　①血清中非结合胆红素增多，结合胆红素正常，胆红素测定呈间接阳性。②粪（尿）中粪（尿）胆素增多，由于肝细胞对胆红素的摄取、结合和排泄功能代偿性增强，进入肠道的结合胆红素增多，粪（尿）胆素原、粪（尿）胆素生成增加；经肠吸收入血的尿胆素原增加，尿胆素原在肾脏转变成尿胆素，再随尿液排出体外，尿液中尿胆素也增多。③尿中无胆红素，胆红素入血后与白蛋白牢固结合形成非结合胆红素，不能通过肾脏滤过、排出（图 13-1）。

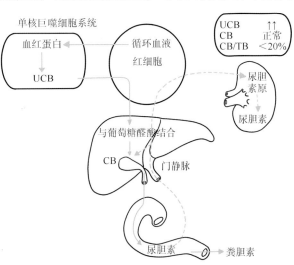

图 13-1　肝细胞前性黄疸胆红素的代谢特点

UCB：非结合胆红素；CB：结合胆红素；TB：总胆红素

3. 病理临床联系　①皮肤呈柠檬黄色，血液中非结合胆红素增多。②粪便颜色、尿液颜色均加深，由于粪（尿）中粪（尿）胆素增多，粪便呈黄褐色，尿液中因含有大量的血红蛋白而呈浓茶色或酱油色。③急性溶血时，由于大量的血红蛋白分解，患者有寒战、高热、头痛、呕吐、腰酸背痛和急性肾衰竭。慢性溶血时，还伴有不同程度的贫血和脾脏肿大。

（二）肝细胞性黄疸

1. 原因及发生机制　肝细胞对胆红素进行摄取、结合（酯化）和分泌排泄三个过程中的任何一个环节发生障碍，都可引起肝细胞性黄疸。①肝细胞对胆红素的摄取障碍，见于肝细胞内的载体蛋白不足或缺乏，肝细胞从血中摄取胆红素能力降低，导致血中非结合胆红素增多，常见于先天性非溶血性黄疸及应用某些胆道造影剂、甲状腺素、新生霉素等，导致暂时性非结合胆红素升高，引起黄疸。②肝细胞对胆红素的结合障碍，肝细胞摄取的胆红素在胆红素葡萄糖醛酸基转移酶（BGT）作用下，形成结合胆红素，肝细胞内葡萄糖醛酸基转移酶缺乏时，肝细胞对胆红素结合障碍，导致血中非结合胆红素增多。主要见于新生儿非溶血性家族性黄疸、病毒性肝炎和药物中毒等引起的肝细胞损伤。③肝细胞对胆红素的分泌排泄障碍，见于肝细胞受损时，毛细胆管破坏，胆红素不能排泄、反流入血，引起高胆红素血症，如癌栓、肝炎等疾病。

> **链接**
>
> ### 吉尔伯特综合征
>
> 吉尔伯特（Gilbert）综合征是一种能够导致胆红素增多的常染色体隐性遗传病。发病机制为 *UGT1A1* 基因启动子区域发生突变，导致葡萄糖醛酸基转移酶活性下降。其特点为非溶血性、非结合性高胆红素血症，而血清胆酸正常，肝功能正常。主要表现为黄疸、药物代谢缺陷、腹泻、中性粒细胞减少等，患者自幼年起出现慢性间歇性黄疸，可呈隐性。黄疸可以持续多年，疲劳、情绪波动、饥饿、感染、发热、手术、酗酒、妊娠等可诱发或加重黄疸。

2. 胆红素的代谢特点　①血清中结合胆红素和非结合胆红素均增多，胆红素测定呈双相阳性。②粪便中粪胆素减少，尿中尿胆素增多，由于肝细胞损伤，形成的结合胆红素减少，而又有一部分反流入血，进入肠道的结合胆红素少，肠内形成的尿（粪）胆素原减少，随粪便排出的粪胆素就减少。从肠内吸收入血的尿胆素原虽然比正常时少，但肝细胞摄取功能障碍，大部分在肾转变成尿胆素随尿排出，故尿中尿胆素含量增加。③尿中出现胆红素，由于血中结合胆红素增多，可通过肾小球滤出，尿中出现胆红素（图 13-2）。

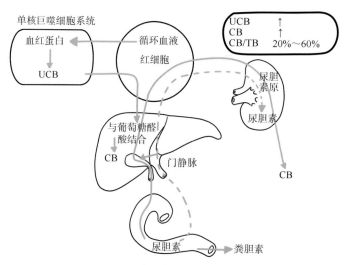

图 13-2　肝细胞性黄疸胆红素的代谢特点
UCB：非结合胆红素；CB：结合胆红素；TB：总胆红素

3.病理临床联系　①皮肤颜色呈现浅黄至深金黄色，可伴有皮肤瘙痒。由肝细胞受损，胆汁内的胆红素和胆盐弥散入血液，随血液循环到达皮肤，刺激感觉神经末梢所致。②粪便颜色可稍浅，尿液颜色呈深黄色，由于肝细胞受损，肝脏对胆红素的处理能力下降，尿（粪）胆素原产生减少，粪便颜色变浅。另外，肝细胞受损，肝肠循环受阻，血液中的非结合胆红素和结合胆红素均增多，到达肾脏形成的尿胆素和尿结合胆红素均增多，尿液颜色加深。③肝脏出现原发性病变表现，如乏力、食欲减退、腹水、出血甚至昏迷。

（三）肝细胞后性黄疸

1.原因及发生机制　见于各种原因导致的肝内、外胆道系统阻塞，如肝内毛细胆管炎、结石等，肝外胆管结石、蛔虫及肿瘤压迫或胆管炎等，胆汁在胆管内淤积，胆管内压力升高，小胆管和毛细胆管破裂，胆汁流入肝脏组织间隙和肝血窦，引起血中胆红素增多，导致黄疸。

2.胆红素的代谢特点　①血中结合胆红素增多，胆道梗阻后，如果肝细胞处理胆红素的能力未受影响，则胆红素测定呈直接阳性。②粪中粪胆素减少或消失，尿中尿胆素减少或消失，由于胆道阻塞，胆汁排入肠道减少或不能排入，致使粪（尿）胆素减少或消失。③尿中出现胆红素，血中结合胆红素增多，结合胆红素可溶于水，能经肾小球滤过，故尿中出现大量的结合胆红素（图13-3）。

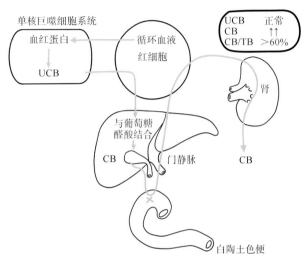

图 13-3　肝细胞后性黄疸胆红素的代谢特点
UCB：非结合胆红素；CB：结合胆红素；TB：总胆红素

3.病理临床联系　①皮肤呈现暗黄色甚至黄绿色，皮肤瘙痒，由于胆道受阻，合成的结合胆红素不能排入肠道，反流入血，血液中的胆盐也较多，刺激皮肤感觉末梢，导致皮肤瘙痒。②尿液颜色加深、粪便颜色变浅，尿胆素原和粪胆素原减少或缺如，导致粪便颜色变浅，甚至呈白陶土色。尿结合胆红素增多导致尿液颜色加深，呈浓茶色。③心动过缓，由于进入血管内的胆盐刺激迷走神经，导致心动过缓。④出血倾向，由于胆道阻塞，胆汁不能正常进入肠道分解脂类物质，影响了脂溶性维生素 K 的重吸收，当维生素 K 缺乏时，凝血因子合成障碍，患者可有出血倾向。

三型黄疸的主要特征比较见表13-1。

表 13-1　三种类型黄疸主要特征的比较

区别类型	肝细胞前性黄疸	肝细胞性黄疸	肝细胞后性黄疸
血胆红素	非结合胆红素增多	结合与非结合胆红素均增多	结合胆红素增多
粪胆素	增多	减少	减少或消失
尿胆素	增多	轻度增多	减少或消失
尿结合胆红素	减少	增多	增多
粪便颜色	加深呈黄褐色	变浅	变浅甚至白陶土色
尿液颜色	呈浓茶色或酱油色	深黄色	深黄色

 案例 13-2

患者，女，54岁。巩膜、皮肤进行性黄染1个月，尿颜色深黄如茶，大便颜色呈陶土色10天，前来就诊。

问题：患者属于哪种类型的黄疸？

二、黄疸对机体的影响

1. 对神经系统的影响　血中非结合胆红素过多，通过生物膜对细胞产生毒性作用，如新生儿血中非结合胆红素增多，高于 342μmol/L，可通过新生儿血脑屏障，使大脑基底核黄染、变性和坏死，称胆红素脑病（核黄疸）。血中结合胆红素浓度超过 427.5μmol/L 时，可抑制脑细胞内氧化磷酸化过程，从而阻断脑能量供应，导致中枢神经系统功能障碍，甚至死亡。

2. 对肾脏的影响　血中结合胆红素浓度过高，可使肾小管上皮细胞对缺血性损害的敏感性增高，从而易发生变性、坏死。

3. 对肺脏的影响　非结合胆红素浓度过高可改变磷脂膜的表面张力，使 Ⅱ 型肺泡上皮受损，导致表面活性物质的合成与分泌减少。

4. 胆汁酸盐入血对机体的影响　阻塞性黄疸时，胆汁在血中淤积，胆盐、胆固醇等的血浆浓度也相应增高。胆固醇在组织中沉积可形成黄色瘤；胆盐沉着于皮肤，可刺激感觉神经末梢引起皮肤瘙痒；胆盐刺激迷走神经，引起血压降低、心动过缓；还可导致脂溶性维生素（维生素 A、D、E、K）吸收障碍、凝血时间延长和出血倾向等。

目标检测

一、名词解释

1. 黄疸　2. 核黄疸

二、单项选择题

1. 下列表现中，符合肝细胞前性黄疸临床表现特点的是
（　　）
　　A. 皮肤黏膜呈浅黄至深金黄色
　　B. 伴有皮肤瘙痒
　　C. 粪便呈白陶土色
　　D. 尿结合胆红素定性实验阳性
　　E. 总胆红素增多，血液中以非结合胆红素增多为主，结合胆红素基本正常

2. 下列各项中，不属于肝细胞性黄疸临床表现的是（　　）
　　A. 皮肤黏膜呈浅黄至深金黄色
　　B. 可有皮肤瘙痒
　　C. 粪便呈陶土色
　　D. 尿结合胆红素定性实验阴性
　　E. 总胆红素增多，血液中非结合胆红素和结合胆红素均增多

3. 下列不属于肝细胞后性黄疸临床表现的是（　　）
　　A. 黄疸较严重，皮肤黏膜呈暗黄色
　　B. 有皮肤瘙痒
　　C. 心动过缓
　　D. 尿液呈浓茶色或酱油色
　　E. 粪便颜色较深

4. 引起黄疸的疾病中，下列哪项不是后天获得性溶血性黄疸（　　）
　　A. 自身免疫性溶血性黄疸
　　B. 地中海贫血
　　C. 葡萄糖 -6- 磷酸脱氢酶缺乏症
　　D. 蛇毒引起的溶血性贫血
　　E. 使用磺胺类药物后发生的溶血性黄疸

5. 下列哪种疾病可引起肝细胞性黄疸（　　）
　　A. 葡萄糖 -6- 磷酸脱氢酶缺乏症
　　B. 地中海贫血
　　C. 自身免疫性溶血
　　D. 胆总管结石
　　E. 病毒性肝炎

6. 全身黄疸时，粪便呈白陶土色，可见于（　　）
　　A. 胰头癌　　　　　　　B. 溶血性贫血
　　C. 钩端螺旋体病　　　　D. 肝硬化
　　E. 重症肝炎

7. 下列哪项有助于鉴别肝细胞性黄疸和肝细胞后性黄疸（　　）
　　A. 尿胆素原定性和定量检查
　　B. 有无蛋白尿
　　C. 血中结合胆红素增多
　　D. 皮肤黏膜颜色
　　E. 尿胆素阳性

（张利蕊）

第 14 章

肿　瘤

肿瘤（tumor）是由各种致瘤因素作用下机体细胞基因改变导致的单克隆性异常增生形成的新生物。肿瘤细胞的异常增生，称为肿瘤性增生，其增生的细胞分化不成熟，与机体生理情况下及损伤修复、炎症中的非肿瘤性增生有本质的区别（表 14-1）。

表 14-1　肿瘤性增生与非肿瘤性增生的区别

比较项目	肿瘤性增生	非肿瘤性增生
原因与作用	环境因素或内在致瘤因素	炎症、损伤修复、代偿反应
特点	原因消除仍能生长	原因消除后常停止生长
增生性质	单克隆性	多克隆性
分化程度	增生细胞分化不成熟	增生细胞分化成熟
对机体影响	失控生长、不协调、有害	可控生长、与机体协调、常有益

第 1 节　肿瘤的基本特征

一、肿瘤的大体形态和组织结构

（一）肿瘤的大体形态

肿瘤的大体形态多种多样，在一定程度上可反映肿瘤的良、恶性。

1.肿瘤的形状　发生于体表和空腔器官内的肿瘤多呈息肉状、蕈伞状、乳头状、菜花状；发生于深部组织和器官内的肿瘤多呈结节状、分叶状、囊状；恶性肿瘤则多呈浸润包块状、弥漫肥厚状、溃疡状（图 14-1）。肿瘤形状上的差异一般与其发生部位、组织来源、生长方式和肿瘤的良恶性密切相关。

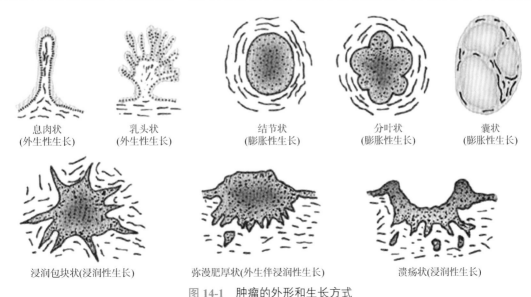

| 息肉状
(外生性生长) | 乳头状
(外生性生长) | 结节状
(膨胀性生长) | 分叶状
(膨胀性生长) | 囊状
(膨胀性生长) |

浸润包块状(浸润性生长)　　弥漫肥厚状(外生伴浸润性生长)　　溃疡状(浸润性生长)

图 14-1　肿瘤的外形和生长方式

2.肿瘤的大小 小者仅数毫米,甚至只能在显微镜下发现,如原位癌、子宫颈黏膜一点癌、微小癌等。而大者直径可达数十厘米,重量可达数千克乃至数十千克,如卵巢浆液性囊腺瘤。肿瘤的大小与肿瘤的良恶性、生长时间和发生部位有关,如生长在体表或腹腔内的肿瘤可以长得很大,而生长于密闭的狭小腔道内的肿瘤则一般较小,如颅腔、椎管内的肿瘤。

3.肿瘤的颜色 良性肿瘤的颜色与其起源组织的颜色近似,如脂肪瘤呈淡黄色,血管瘤呈暗红色。恶性肿瘤多呈灰白色或灰红色,且常因出血、坏死、囊性变或含有色素而呈不同的颜色。

4.肿瘤的质地 与肿瘤的类型、实质与间质构成比例及有无变性、坏死等有关,如骨瘤较硬,脂肪瘤较软;瘤细胞丰富而间质成分少的肿瘤质地脆软,反之质地较硬;继发玻璃样变、钙化、骨化的肿瘤质地较硬,发生坏死、液化、囊性变的肿瘤质地较软。

5.肿瘤的包膜 良性肿瘤常有完整包膜,与周围组织分界清楚,容易完整摘除;而恶性肿瘤大多无包膜,与周围组织分界不清,手术不易完整切除,术后易复发。

6.肿瘤的数目 通常为一个(单发),也可为双个、多个(双发、多发),如多发性子宫平滑肌瘤、脂肪瘤等。多发性肿瘤与肿瘤的"多灶起源"有关。

(二)肿瘤的组织结构

肿瘤的组织结构千变万化,是肿瘤组织病理学诊断的基础,可分为实质和间质两种成分。

1.肿瘤的实质(parenchyma) 即肿瘤细胞,是肿瘤的主要成分,决定了肿瘤的生物学特点和肿瘤形态的特殊性。不同组织起源的肿瘤,其实质各不相同,形态也多种多样(图14-2、图14-3)。肿瘤实质是识别肿瘤的组织起源、判断肿瘤的良恶性及分化程度的形态学依据。大多数肿瘤通常只有一种成分,但少数肿瘤可以含有两种甚至多种实质成分,如乳腺纤维腺瘤含有纤维组织和腺组织两种实质成分,畸胎瘤含有三个胚层来源的多种实质成分等。

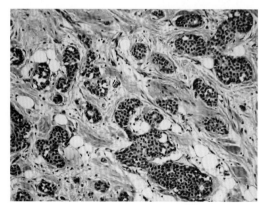

图 14-2 乳腺癌(镜下观)

巢状排列,实质与间质分界清楚

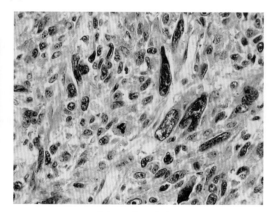

图 14-3 子宫平滑肌肉瘤(镜下观)

弥漫分布,实质与间质分界不清

2.肿瘤的间质(mesenchyma,stroma) 是肿瘤的非特异性成分,一般由结缔组织和脉管组成,对肿瘤实质起着支持限制和营养作用。间质血管的多少对肿瘤的生长快慢起决定作用。间质内有淋巴细胞浸润,是机体抗肿瘤免疫反应的表现。间质中的胶原纤维等成分可限制肿瘤细胞的活动,减少播散。原位癌没有间质,因为癌细胞局限在上皮内。

(三)肿瘤的分化与异型性

肿瘤组织细胞的异型性(atypia)是指肿瘤组织细胞与其发源的正常组织细胞在形态和组织结构上的差异,反映其分化成熟程度。异型性越大表明与其发源的组织细胞差异越大,成熟程度越差,恶性程度高。肿瘤组织细胞的分化程度高,表明肿瘤与其起源的正常细胞和组织相似,即异型性小,恶性程度低。

1.肿瘤组织结构的异型性 是指肿瘤组织在空间排列方式上与其起源的正常组织的差异(图14-4),包括细胞的极性、排列结构及与间质的关系等。良性肿瘤细胞异型性小,只是腺体数目增多,大小及排列异常；而恶性肿瘤组织异型性较大，腺体大小和形状十分不规则，排列较乱，细胞层次增多，紧密重叠，失去极性（图 14-5），常呈实性或乳头状增生。

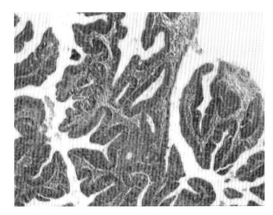

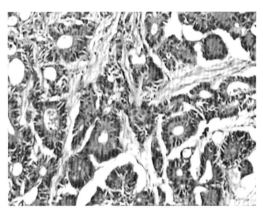

图 14-4　结肠腺瘤（镜下观）

瘤细胞异型性小，细胞排列与其起源组织相似

图 14-5　结肠腺癌（镜下观）

腺体大小和形态十分不规则，排列紊乱

2. 肿瘤细胞的异型性

（1）瘤细胞的多形性　恶性肿瘤细胞比其起源的正常细胞大，且大小和形态不一致，可出现瘤巨细胞，多形性明显，如多形性脂肪肉瘤（图 14-6）；少数分化很差的肿瘤，瘤细胞小而一致，具有明显的幼稚性，如小细胞肺癌（图 14-7）。

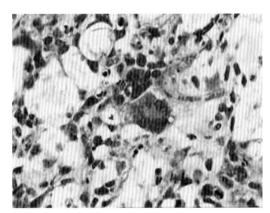

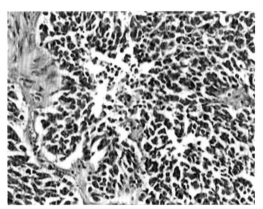

图 14-6　多形性脂肪肉瘤（镜下观）

瘤细胞多形性显著，可见瘤巨细胞

图 14-7　小细胞肺癌（镜下观）

癌细胞小而一致，具有明显的幼稚性

（2）瘤细胞核的多形性　瘤细胞核大，核质比增大，接近 1∶1，正常为（1∶6）～（1∶4）；核的大小、形状不一，可出现双核、多核、巨核、奇异形核等；核深染，染色质呈粗颗粒状，堆积在核膜下使核膜增厚；核仁大，数目增多，达 3～5 个；核分裂象较多，可出现不对称性、多极性、顿挫性等病理性核分裂象（图 14-8）。瘤细胞核的异型性和病理性核分裂象对于区别肿瘤的良、恶性具有重要意义。

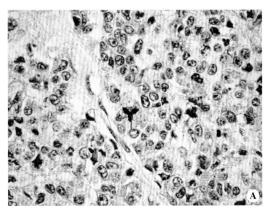

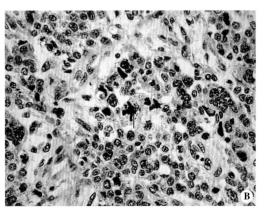

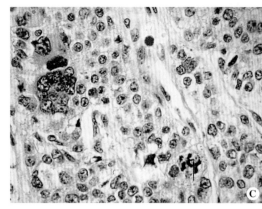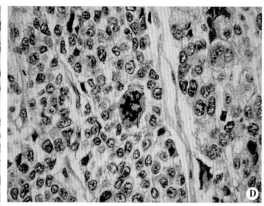

图 14-8　病理学核分裂象（镜下观）

多极性核分裂象（↑）

（3）瘤细胞质的改变　一般较少，胞质内核蛋白体增多，故多呈嗜碱性。亦可因产生的异常分泌物或代谢产物，如激素、黏液、糖原、脂质、角蛋白和色素等而使瘤细胞的胞质呈现不同的特点，这有助于判断肿瘤的细胞起源。

二、肿瘤细胞的代谢特点

肿瘤细胞的代谢与正常细胞有明显区别，主要表现在以下几个方面。

1. 蛋白质代谢　肿瘤细胞的蛋白质合成代谢及分解代谢均增强，但合成代谢超过分解代谢，甚至夺取正常组织的蛋白质，合成肿瘤自身的蛋白质，作为肿瘤特异抗原或相关抗原，引起机体的免疫反应。有些肿瘤蛋白与胚胎蛋白具有共同抗原性，称肿瘤胚胎抗原。这类抗原是在胚胎发育阶段由胚胎组织产生的正常成分，在出生后逐渐消失或仅有微量表达。当细胞恶性变及肿瘤生长时，可重新合成或表达量明显增高，如肝细胞癌变时产生的甲胎蛋白（AFP）和结肠癌细胞产生的癌胚抗原（CEA）等，可作为肿瘤标志物辅助诊断。

2. 核酸代谢　肿瘤细胞内合成 DNA 和 RNA 的聚合酶活性均高于正常细胞，故核酸合成代谢旺盛，导致细胞内 DNA、RNA 含量增多。核酸增多是肿瘤生长的物质基础。

3. 酶变化　恶性肿瘤细胞中氧化酶含量减少，蛋白分解酶含量增加。酶含量增加，既可见于肿瘤细胞中，也可见于肿瘤患者血清中。例如，前列腺癌患者血清中酸性磷酸酶增加，骨肉瘤及肝癌患者血清碱性磷酸酶增加，可作为诊断肿瘤及判断疗效的参考。

4. 糖代谢　肿瘤细胞即使在有氧条件下，仍以糖酵解来获取能量，糖酵解过程中产生的中间产物可被瘤细胞利用，合成蛋白质、核酸等肿瘤生长所需物质。

5. 脂肪代谢　肿瘤细胞脂肪代谢增加，尤其是分解代谢增加，产生大量中间产物，供肿瘤细胞合成其他物质。所以，晚期肿瘤患者常出现进行性消瘦。

三、肿瘤的生长和扩散

（一）肿瘤的生长

1. 肿瘤的生长速度　主要取决于肿瘤细胞的分化程度。分化好、异型性小的良性肿瘤生长较缓慢，可长达几年甚至几十年。如果短期内生长速度突然加快，应考虑可能发生了恶变。分化差、异型性大的恶性肿瘤生长快，短期内即可形成明显的肿块，当血管形成及营养供应相对不足时，易发生坏死、出血等继发性改变。

2. 肿瘤的生长方式

（1）膨胀性生长（expansive growth）　是指瘤体膨胀性生长，像吹气球样，逐渐推开或挤压四周组织生长，是多数良性肿瘤的生长方式。肿瘤多呈结节状、分叶状，常有完整的包膜，与周围组织分界清楚，分化较好，瘤细胞生长缓慢，不侵袭周围正常组织（图 14-9）。对周围组织的影响主要是挤压和阻塞，不破坏器官的组织结构。临床检查时瘤体移动性良好，手术容易完整摘除，术后很少复发。

（2）浸润性生长（infiltrating growth）　是指瘤细胞像树根长入周围泥土一样，侵入周围组织间隙、淋巴管或血管内，浸润并破坏周围组织生长，是大多数恶性肿瘤的生长方式。肿瘤分化差，生长速度快，没有包膜，与周围组织分界不清（图 14-10）。瘤体移动性差，手术不容易完整摘除，术后较易复发。

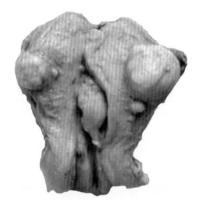

图 14-9　子宫平滑肌瘤（肉眼观）

呈结节状、膨胀性生长，与周围组织分界清楚

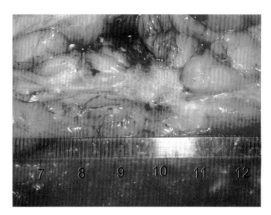

图 14-10　乳腺癌（肉眼观）

呈浸润性生长，无包膜，与周围组织分界不清

（3）外生性生长（exophytic growth）　发生在体表、体腔表面或管道器官，如消化道、泌尿道及体表的肿瘤，常向表面突起形成乳头状、息肉状（图 14-11）、蕈伞状或菜花状的肿物。良性肿瘤和恶性肿瘤都可呈外生性生长，但恶性肿瘤在向表面生长的同时，其基底部往往呈浸润性生长。

（4）内生性生长（endogenous growth）　是指肿瘤组织向组织深部生长，多见于恶性肿瘤。

（二）肿瘤的扩散

恶性肿瘤不仅在原发部位浸润性生长、蔓延，还可通过多种途径扩散到身体其他部位继续生长，这是恶性肿瘤的主要特征。

1. 直接蔓延（局部浸润）　是指随着恶性肿瘤的不断长大，瘤细胞沿着组织间隙、淋巴管、血管或神经束膜浸润，破坏邻近组织或器官，并继续生长。例如，晚期子宫颈癌（图 14-12）可蔓延到直肠、膀胱或骨盆壁。

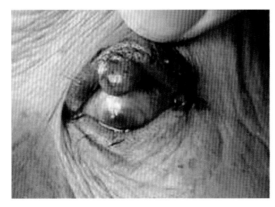

图 14-11　眼睑色素痣恶性变为黑色素瘤（肉眼观）

呈外生性生长，息肉状

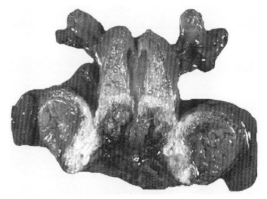

图 14-12　子宫颈鳞状细胞癌（肉眼观）

2.转移（metastasis）　是指瘤细胞从原发部位侵入淋巴管、血管或体腔等，迁徙到他处继续生长，形成与原发瘤类型相同的肿瘤的过程。所形成的肿瘤，称转移瘤或继发瘤。转移是恶性肿瘤的重要特征，常见的转移途径有以下几种。

（1）淋巴道转移（lymphatic metastasis）　为癌的常见转移方式。瘤细胞侵入淋巴管后，随淋巴液引流到局部淋巴结。通常瘤细胞先聚集于淋巴结的边缘窦（图 14-13），继而逐渐波及整个淋巴结，使淋巴结变大、变硬；当瘤细胞侵出淋巴结被膜累及邻近淋巴结时，相邻淋巴结可融合成团块；可依次累及远处淋巴结或发生逆行转移，最后经胸导管进入血流，继发血行转移。

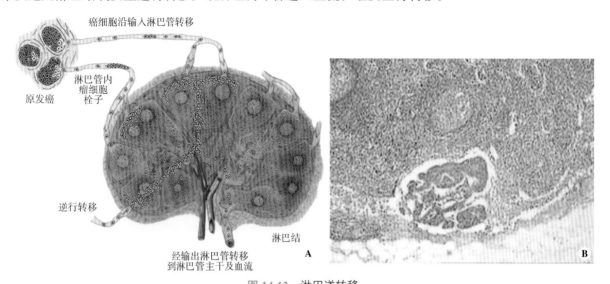

图 14-13　淋巴道转移

A.癌的淋巴道转移模式图；B.腺癌的淋巴道转移，癌细胞聚集于淋巴结边缘窦

（2）血行转移（hematogenous metastasis）　为肉瘤的常见转移方式。瘤细胞侵入血管后形成瘤栓（图 14-14），随血流栓塞于靶器官内的小血管，继而瘤细胞穿出血管壁，侵入组织内继续生长，形成转移瘤（图 14-15）。

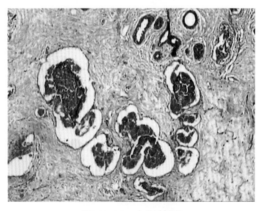

图 14-14　血行转移

癌旁乳腺组织，血管内癌栓

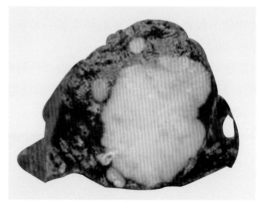

图 14-15　转移瘤

原发性肝细胞癌肝内转移，形成卫星灶

血行转移瘤具有多发、散在分布、边界清楚的球形结节的特点。血行转移途径与栓子运行途径相似，常见的转移器官有肺、肝、骨等，以肺最为常见。

（3）种植性转移（implantation metastasis）　是指体腔内器官的恶性肿瘤蔓延到表面浆膜时，瘤细胞可脱落，像播种一样种植在体腔内其他器官的表面形成转移瘤。常见于腹腔器官的恶性肿瘤，如胃癌侵及浆膜后，可种植到大网膜、腹膜等处；如癌细胞种植到卵巢上，可导致双侧卵巢增大，形成特征性的转移瘤，称为库肯勃（Krukenberg）瘤。手术操作不慎也可能造成种植性转移。

> **链接**
>
> ### 恶性肿瘤局部浸润和蔓延的相关机制
>
> 肿瘤细胞局部浸润和蔓延的机制比较复杂，以癌为例，可归纳如下：①癌细胞表面黏附分子减少，癌细胞彼此易分离，以便于进一步与基膜附着；②癌细胞与基膜的黏附性增加，使癌细胞与基膜紧密黏着；③细胞外基质降解，使基膜产生局部缺损，利于癌细胞通过；④癌细胞的迁移，癌细胞借助于自身的阿米巴样运动，通过被降解的基膜缺损处游出，导致肿瘤浸润和蔓延。

四、肿瘤的复发

肿瘤的复发是指恶性肿瘤经过有效治疗（手术切除、化疗或放疗），达到完全缓解，但经过一段缓解期后，体内又出现同种类型的肿瘤。复发可在原发部位，也可在其他部位，其原因可能是手术切除不干净、化疗出现耐药性、残留肿瘤细胞再次生长繁殖等。

五、肿瘤对机体的影响

良性肿瘤生长缓慢，不浸润、不转移，对机体的影响较小，通常以局部压迫或阻塞症状为主；而恶性肿瘤生长快，浸润并破坏器官的结构和功能，发生转移，对机体的影响较大，可导致死亡。

（一）局部影响

1. 压迫与阻塞　肿瘤无论良恶性，长到一定体积，均可压迫周围组织或器官，或阻塞某些器官的管道，引起相应的功能障碍，如消化道肿瘤可引起消化道梗阻，颅内肿瘤可引起颅内压升高和相应的神经系统症状等。

2. 侵袭与破坏　恶性肿瘤可侵袭破坏周围正常的组织、器官，引起功能障碍，如肝癌引起肝功能障碍，骨肉瘤可致病理性骨折等。

3. 出血和感染　恶性肿瘤常因局部缺血、坏死或侵袭破坏血管而发生出血，如肺癌出现血痰，膀胱癌出现血尿等。发生出血、坏死后，局部黏膜屏障被破坏，容易继发感染。

4. 疼痛　恶性肿瘤晚期，肿瘤压迫、浸润局部神经，可引起顽固性疼痛。

（二）全身性影响

1. 恶病质　恶性肿瘤晚期患者，出现摄入食物减少、营养素代谢异常和肌肉萎缩状态，可能给疾病的临床结局带来不利影响，表现为乏力、极度消瘦、严重贫血和全身衰竭。这与多方面因素有关：①肿瘤迅速生长，消耗机体大量的营养物质；②肿瘤坏死分解产物及出血、感染等；③不良的心理、生理状态等。

2. 副肿瘤综合征　由于肿瘤产生某些异常物质（如异位激素、生长因子和异常蛋白质等）激活异常免疫反应等，导致肿瘤患者的内分泌、神经、消化、血液系统及骨关节、肾脏及皮肤等发生病变，出现相应的临床表现，这些表现不能用原发瘤和转移瘤解释，称为副肿瘤综合征。较常见的是异位内分泌综合征。某些非内分泌腺肿瘤，如肺癌、肝癌等也能产生和分泌激素，引起内分泌紊乱症状。副肿瘤综合征可以成为早期发现恶性肿瘤的线索。

3. 发热　恶性肿瘤患者常伴低热，多由肿瘤代谢产物、坏死组织毒性物质入血所致。

六、肿瘤的分级和分期

肿瘤的分级和分期只适用于恶性肿瘤，以说明其恶性程度和进展情况，为确立治疗方案和判断患者的预后提供帮助。

1. 肿瘤的分级　依据是肿瘤细胞分化程度的高低、异型性大小和核分裂多少。一般采用三级分级法：即Ⅰ级分化良好（高分化），属低度恶性；Ⅱ级分化中等（中分化），属中度恶性；Ⅲ级分化差（低分化），属高度恶性。这种分级法简单易行，但易受主观因素的影响，缺乏定量标准。

2. 肿瘤的分期　根据原发瘤的大小、浸润深度、扩散范围及转移情况进行分期。常用国际抗癌协会制定的 TNM 分期法。T 指原发瘤，随肿瘤的增大依次用 T1 ～ T4 来表示；N 指淋巴结转移，无淋巴结转移的用 N0 表示，淋巴结转移的程度和范围用 N1 ～ N3 来表示；M 指血行转移，无血行转移的用 M0 表示，有血行转移者用 M1 或 M2 表示。

第 2 节　良性肿瘤与恶性肿瘤的区别、肿瘤的命名和分类

一、良性肿瘤与恶性肿瘤的区别

良性肿瘤和恶性肿瘤在生物学特性和对机体的影响上有明显不同。良性肿瘤一般对机体的危害小，易于治疗，预后较好；恶性肿瘤危害大，治疗难度大，预后不理想。如果把恶性肿瘤误诊为良性，会延误治疗，亦可因治疗不彻底而复发、转移；相反，把良性肿瘤误诊为恶性，则可误导过度治疗，使患者遭受不应有的痛苦和负担。正确区分良、恶性肿瘤，对于肿瘤的治疗和预后意义重大。良、恶性肿瘤的主要区别见表 14-2。

表 14-2　良性肿瘤与恶性肿瘤的区别

区别项目	良性肿瘤	恶性肿瘤
分化程度	分化程度高，异型性小	分化程度低，异型性大
核分裂象	少见，无病理性核分裂象	多见，有病理性核分裂象
生长速度	缓慢	迅速
生长方式	膨胀性或外生性生长	浸润性、外生性或内生性生长
大体形态	有包膜，边界清楚，活动度好	无包膜，边界不清，活动度差
继发改变	少见	常见，如出血、坏死、溃疡等
转移	不转移	可转移
复发	不复发（或极少复发）	易复发
对机体影响	较小，主要为局部压迫或阻塞	较大，破坏组织器官，造成恶病质

良、恶性肿瘤之间没有绝对界限，有些肿瘤的组织形态和生物学行为介于良、恶性肿瘤之间，称交界性肿瘤，如卵巢交界性囊腺瘤、膀胱乳头状瘤等。这一类肿瘤可能发展为恶性肿瘤，应采取积极的治疗措施。

二、肿瘤的命名

（一）一般命名原则

1. 良性肿瘤的命名　生长部位和起源组织名称后加一"瘤"字，如皮下纤维瘤、甲状腺腺瘤。实质有两种组织起源，如乳腺纤维腺瘤等。有时结合肿瘤的形态特点命名，如卵巢乳头状囊腺瘤、结肠息肉状腺瘤等。

2. 恶性肿瘤的命名

（1）癌（carcinoma）　　是指起源于上皮组织的恶性肿瘤。命名原则为生长部位加起源组织名称后加一"癌"字，如子宫颈鳞状细胞癌。有些恶性肿瘤结合其形态特点命名，如卵巢乳头状囊腺癌等。少数有两种癌成分，如既有鳞状细胞癌，又有腺癌成分，称腺鳞癌等。

（2）肉瘤（sarcoma）　　是指起源于间叶组织（包括纤维组织、脂肪、平滑肌、横纹肌、脉管、骨、软骨组织等）的恶性肿瘤。命名原则为生长部位加起源组织名称后加"肉瘤"二字，如皮下纤维肉瘤、股骨骨肉瘤等。

（3）癌肉瘤（carcinosarcoma）　　是指肿瘤组织由癌和肉瘤两种成分构成。命名为生长部位加起源组织名称后加"癌肉瘤"。

癌与肉瘤均为恶性肿瘤，分别起源于上皮组织和间叶组织，其临床表现和病理变化各有特点。正确掌握两者的特点，对临床诊断和治疗非常重要。癌与肉瘤的主要区别见表 14-3。

表 14-3　癌与肉瘤的区别

区别项目	癌	肉瘤
组织来源	上皮组织	间叶组织
发病率	较高，40 岁以上成人多见	较低，青少年多见
大体特点	质较硬、灰白色、较干燥	质较软、色灰红、湿润、呈鱼肉状
镜下特点	癌细胞形成巢状结构，实质与间质分界清楚	肉瘤细胞弥漫分布，实质与间质交织、分界不清，血管丰富
网状纤维染色	网状纤维围绕癌巢分布	网状纤维见于肉瘤细胞之间
转移途径	多经淋巴道转移	多经血行转移

（二）肿瘤的特殊命名

少数肿瘤不按上述原则命名，按其习惯名称。

1. 以"母细胞瘤"命名　　是一种来源于幼稚组织的肿瘤的命名方式，大多数为恶性，如神经母细胞瘤、肾母细胞瘤、视网膜母细胞瘤等；少数为良性，如软骨母细胞瘤等。

2. 在肿瘤名称前加"恶性"二字　　为肿瘤成分复杂或组织来源不清的恶性肿瘤的命名，如恶性畸胎瘤、恶性淋巴瘤等。

3. 以"瘤"命名的恶性肿瘤　　如精原细胞瘤，为男性生殖细胞的恶性肿瘤；骨髓瘤，为浆细胞的恶性肿瘤。

4. 以"病"命名的恶性肿瘤　　如白血病。

5. 以"人名"命名的恶性肿瘤　　如霍奇金（Hodgkin）淋巴瘤，是一种恶性淋巴瘤。

（三）转移性肿瘤的命名

1. 肿瘤转移到的器官后加上"转移"二字，再加上原发肿瘤命名，如肺内转移鳞状细胞癌、锁骨上淋巴结内转移腺癌等。

2. 原发肿瘤加转移到的器官名称，再加"转移"二字，如乳腺癌腋窝内淋巴结转移、胃腺癌肝脏转移、食管鳞状细胞癌肺转移等。

三、肿瘤的分类

肿瘤的分类通常是以其组织起源为依据，每一类又按其分化成熟程度和对机体的影响分良性和恶性两大类。常见肿瘤类型见表 14-4。

表 14-4　常见肿瘤的分类

组织来源		良性肿瘤	恶性肿瘤	好发部位
上皮组织	鳞状细胞	乳头状瘤	鳞状细胞癌	乳头状瘤见于皮肤、鼻腔、喉等处，鳞状细胞癌见于子宫颈、皮肤、食管、肺、喉和阴茎等处
	基底细胞	—	基底细胞癌	头面部皮肤
	腺上皮细胞	腺瘤	腺癌	腺瘤多见于乳腺、甲状腺、胃肠、卵巢，腺癌见于胃肠、乳腺、甲状腺、卵巢等
	尿路上皮（移行细胞）	乳头状瘤	尿路上皮癌	肾盂、膀胱
间叶组织	纤维组织	纤维瘤	纤维肉瘤	四肢
	脂肪组织	脂肪瘤	脂肪肉瘤	皮下、腹膜后
	平滑肌	平滑肌瘤	平滑肌肉瘤	子宫、胃肠道
	横纹肌	横纹肌瘤	横纹肌肉瘤	四肢、头颈
	血管	血管瘤	血管肉瘤	皮肤和皮下、舌、唇等
	淋巴管	淋巴管瘤	淋巴管肉瘤	四肢
	骨和软骨	软骨瘤、骨软骨瘤	骨肉瘤、软骨肉瘤	四肢长骨、手足短骨、盆骨等
	滑膜组织	滑膜瘤	滑膜肉瘤	四肢、手足短骨、盆骨等关节
	间皮	间皮瘤	恶性间皮瘤（间皮肉瘤）	心包膜、胸膜、腹膜等
淋巴造血组织	淋巴细胞	—	淋巴瘤	颈部、纵隔、肠系膜等淋巴结
	造血细胞	—	白血病	—
神经组织和脑脊膜	胶质细胞	—	弥漫性星形细胞瘤	脑、脊髓
	神经细胞	神经节细胞瘤	神经母细胞瘤	肾上腺、颈、胸、腹部等处神经
			髓母细胞瘤	小脑
	脑脊膜	脑膜瘤	恶性脑膜瘤	脑膜
	神经鞘细胞	神经鞘瘤	恶性神经鞘瘤	头、颈、四肢等处神经
其他肿瘤	黑色素细胞	—	恶性黑色素瘤	皮肤
	胎盘滋养细胞	葡萄胎	恶性葡萄胎	子宫
	生殖细胞	—	绒毛膜癌	子宫
			精原细胞瘤	睾丸
			无性细胞瘤	卵巢
			胚胎性癌	睾丸、卵巢
	性腺或胚胎剩件	成熟畸胎瘤	不成熟畸胎瘤	卵巢、睾丸、纵隔和骶尾部

第 3 节　癌前病变、异型增生、原位癌及早期浸润癌

　　正确识别癌前病变、异型增生、原位癌和早期浸润癌对肿瘤早期诊断及防治有重要意义。

　　1. 癌前病变　是指某些具有潜在癌变可能的病变，如不治愈而长期存在则有可能转变为癌。临床上常见的癌前病变如下。

　　（1）黏膜白斑　常发生在口腔、外阴、阴茎等处，呈白色病变。主要变化是黏膜鳞状上皮过度增生和角化，并出现一定的异型性，如长期不愈可能转变为鳞状细胞癌。

（2）慢性子宫颈炎伴糜烂 子宫颈阴道部的柱状上皮细胞或鳞状上皮细胞在致炎因子的作用下发生坏死脱落，然后发生修复性改变或鳞状上皮化生。上述过程反复进行，可转变为子宫颈鳞状细胞癌。人乳头状瘤病毒（HPV）与子宫颈癌的关系密切。

（3）乳腺导管上皮增生性病变 包括普通型导管上皮增生和导管上皮内瘤变（图 14-16），这类病变与乳腺癌的发生密切相关。

（4）结直肠息肉状腺瘤 较为常见，可单发或多发（图 14-17），均可发生癌变。其中多发者常有家族史，属遗传性病变，几乎全部患者在 50 岁前发生癌变。

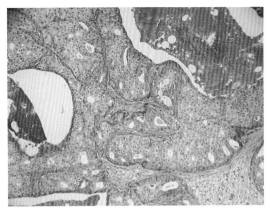

图 14-16 乳腺导管上皮内瘤变
细胞形态单一，分布均匀，核异型性小，呈筛状排列

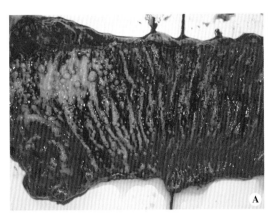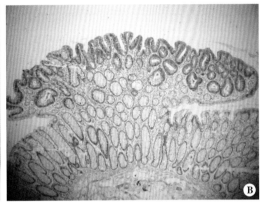

图 14-17 结肠多发性息肉
A. 肉眼观，可见散在大小不一的息肉；B. 镜下观，隐窝上皮增生，呈管状，取代正常腺体

（5）慢性萎缩性胃炎与胃溃疡 慢性萎缩性胃炎的胃黏膜腺体可发生肠上皮化生，久治不愈可癌变；慢性胃溃疡的边缘黏膜因受刺激而增生，可转变为癌，其癌变率约为 1%。

（6）慢性溃疡性结肠炎 在反复溃疡和黏膜增生基础上可发生结肠腺癌。

（7）皮肤慢性溃疡 久治不愈的皮肤溃疡和瘘管，由于长期慢性炎症刺激，出现鳞状上皮增生，可发生癌变。

（8）病毒性肝炎与肝硬化 相当一部分可发展为肝细胞癌。

2. 异型增生（dysplasia） 是指增生的细胞形态和结构出现一定的异型性，但还不足以诊断为恶性肿瘤，表现为细胞大小不一，核大深染，核质比增大，核分裂增多，细胞层次增多、排列较乱、极性消失等。机体上皮组织、结缔组织、神经组织等所有组织都可以出现异型增生。

上皮的异型增生（包括被覆上皮和腺上皮）根据病变累及范围可分轻、中、重三级：异型增生累及上皮全层下 1/3 处为轻度（上皮内瘤变Ⅰ级），累及上皮全层下 2/3 处为中度（上皮内瘤变Ⅱ级），累及上皮全层的 2/3 以上为重度（上皮内瘤变Ⅲ级）。轻度的异型增生在病因消除后可恢复正常，而中度、重度则很难逆转，常可转变为癌（图 14-18）。目前临床上将上皮的异型增生分为低级别上皮病变，相当于轻度上皮异型增生（上皮内瘤变Ⅰ级）；高级别上皮病变相当于中、重度上皮异型增生（上皮内瘤变Ⅱ级、Ⅲ级）。

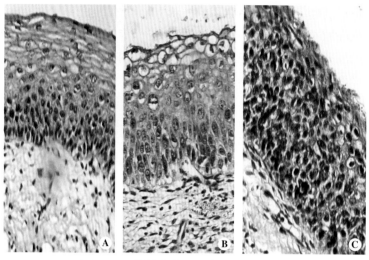

图 14-18 鳞状上皮异型增生（镜下观）

A. 轻度；B. 中度；C. 重度

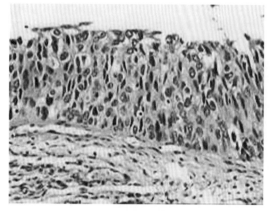

图 14-19 子宫颈原位癌（镜下观）

癌细胞累及上皮全层，但尚未侵破基膜

3.原位癌及早期浸润癌 原位癌是指黏膜或皮肤的异型增生已累及上皮全层，但尚未侵破上皮的基膜而向下浸润的上皮内癌（图 14-19）。原位癌常见于子宫颈、食管、皮肤、膀胱等鳞状上皮和移行上皮被覆的部位。

早期浸润癌是指癌细胞穿透基膜下 3 ～ 5mm，无局部淋巴结、血行转移的肿瘤。早期浸润癌一般肉眼不能判断，只有在显微镜下才能确诊。

第 4 节　肿瘤的病因学、发病学和预防原则

一、肿瘤的病因学

（一）环境因素

1.化学性致癌因素 已证实有致癌作用的化学物质有 1000 多种，大多数为间接致癌物，经在体内代谢活化后有致癌性，如多环芳烃类、芳香胺类、亚硝胺及黄曲霉毒素等。

（1）多环芳烃类 是迄今已知的致癌物中数量最多、分布最广、对人类健康威胁最大的一类致癌物。其中致癌作用较强的有 3,4- 苯并芘、1,2,5,6- 双苯并蒽、3- 甲基胆蒽等。此类致癌物广泛存在于沥青、煤烟、内燃机废气和烟草燃烧的烟雾中，是大气污染的主要成分。烟熏和烧烤食物可能和某些地区胃癌的发病率较高有关。

（2）亚硝胺类 致癌作用强、致癌谱广泛，可诱发肝癌、胃癌、食管癌、肺癌等。合成亚硝胺的前身物质硝酸盐、亚硝酸盐广泛存在，在变质的蔬菜和食物中含量较高。

（3）氨基偶氮染料 食品工业曾使用过的奶油黄（二甲氨基偶氮苯，可将人工奶油染成黄色的染料）和猩红具有致癌作用，进入人体后在肝脏代谢，可引起肝癌。

（4）芳香胺类 如乙萘胺、联苯胺、4- 氨基联苯等，主要存在于各种着色剂和人工合成的染料中。

印染厂的工人因长期接触乙萘胺，膀胱癌的发生率很高。

（5）真菌毒素　黄曲霉毒素是黄曲霉的代谢产物，广泛存在于霉变食品，如霉变的玉米、花生及谷类中。黄曲霉毒素 B_1 的致癌性最强，并且耐高温，不易被加热分解，食物煮熟后仍然有活性。主要诱发肝细胞癌。

（6）烷化剂和酰化剂　可不经体内代谢活化而直接致癌，如环磷酰胺、氮芥、苯丁酸氮芥等。

2. 物理性致癌因素　长期接触 X 线和镭、铀、钴等可引起肺癌、皮肤癌、白血病等。辐射可诱发染色体发生断裂、易位和点突变，从而激活癌基因或灭活肿瘤抑制基因。日光下长期暴晒，过量的紫外线照射可诱发外露皮肤的鳞状细胞癌、基底细胞癌和恶性黑色素瘤。其发生机制是细胞内 DNA 吸收了光子，使其中相邻的两个嘧啶连接，形成二聚体，妨碍 DNA 分子的复制，发生突变。

3. 生物性致癌因素

（1）病毒　人类某些肿瘤的发生由病毒引起或与病毒有关。与人类肿瘤有关的 DNA 病毒如下：① EB 病毒，与鼻咽癌、伯基特淋巴瘤、霍奇金淋巴瘤的发生有关。② HPV，与上皮性肿瘤，如外阴癌、子宫颈癌有关。③乙型肝炎病毒，与肝细胞癌关系密切。RNA 病毒中，人类 T 细胞白血病病毒 I 型与成人 T 细胞白血病 / 淋巴瘤密切相关。

（2）细菌　如幽门螺杆菌感染引起的慢性胃炎与胃癌和胃 B 细胞淋巴瘤有关。

（3）寄生虫　部分结肠癌患者同时伴有结肠血吸虫病。在结肠癌组织的间质内有陈旧性虫卵沉积，附近的黏膜常呈息肉状增生，在这种增生的基础上发生恶变。华支睾吸虫病患者，虫卵在肝内小胆管寄生，与肝脏胆管细胞癌的发生有关。

（二）影响肿瘤发生、发展的内在因素

1. 遗传因素　可分为三种情况：①遗传因素起决定性作用，如视网膜母细胞瘤、肾母细胞瘤等；②遗传因素不决定肿瘤的发生，而是决定肿瘤的易感性，如着色性干皮病患者经紫外线照射后易发生皮肤癌；③遗传因素与环境因素协同作用，如食管癌、胃癌、乳腺癌等。

2. 内分泌因素　如乳腺癌、子宫内膜癌的发生发展与雌激素水平过高有关，切除卵巢或用雄激素治疗，可使乳腺癌体积缩小。

3. 免疫因素　机体免疫功能不足或缺陷者易发生恶性肿瘤，如先天性免疫缺陷病、艾滋病及器官移植后接受免疫抑制治疗的患者，恶性肿瘤的发病率明显升高。

4. 其他因素　肿瘤的发生还与种族、年龄、性别有关。

二、肿瘤的发病学

（一）基因与肿瘤

肿瘤是一种基因病，各种环境和遗传致癌因素，通过不同的机制导致细胞内癌基因激活和（或）肿瘤抑制基因失活，使细胞的生长和分化失控，发生恶变。

1. 癌基因（oncogene）　是存在于病毒或细胞基因组中的一类在一定条件下能使正常细胞转变为恶性细胞的核苷酸序列。可分为病毒癌基因和细胞癌基因。其中细胞癌基因，又称原癌基因，是存在于正常细胞内，但通常不被激活的基因，如 *ras*、*myc*、*sis* 等。癌基因具有重要的生理功能，是细胞进行正常生命活动所必需的。该基因在某些理化因素刺激下可激活导致细胞癌变，癌基因的表达产物为癌蛋白，癌蛋白具有多种生物活性，可在不同环节上改变或扰乱细胞的正常代谢、生长和分化，导致细胞转化成肿瘤。

2. 肿瘤抑制基因（tumor suppressor gene）　简称抑癌基因，是通过调节细胞周期、细胞凋亡和损伤修复等机制抑制肿瘤发生的一类基因。若其功能丧失，则可导致细胞的肿瘤性转化。因此，肿瘤的发生可能是癌基因激活与肿瘤抑制基因失活共同作用的结果。目前已发现 100 余种抑癌基因，常见的有 *Rb*、*p53*、*APC*、*nm23* 等。

（二）肿瘤的演变

恶性肿瘤的发生、发展是一个长期、多因素、多步骤的演变过程。正常细胞恶性转化形成恶性肿瘤一般要经过三个阶段：①激发阶段，正常细胞在致癌因素的作用下，基因突变转化为潜在的癌细胞，此过程较迅速、时间短暂；②促发阶段，潜在的癌细胞在促癌因子或辅助性致癌物质的作用下转化为癌细胞，此过程缓慢，需要的时间较长；③进展阶段，癌细胞恶性程度增高，出现肿瘤的异质化，表现为过度增生、发生浸润和转移等恶性肿瘤的生物学行为。这可能与某些细胞癌基因和肿瘤抑制基因突变的积累有关。

三、肿瘤的预防原则

1. 一级预防　即肿瘤的病因预防，消除或减少致癌因素，降低肿瘤的发病率。

（1）戒烟、限酒　吸烟与肺癌、膀胱癌等有关，长期饮酒则与肝癌、口腔癌、咽喉癌、食管癌、结肠癌和乳腺癌有关。

（2）合理膳食　选择健康的食物和饮料，多食用蔬菜、水果、全谷物和豆类食物，减少进食加工肉类，限制食用高盐的食物。此外，饮食过热、过快，咀嚼不细也可破坏消化道黏膜，而致细胞癌变。

（3）科学运动、保持合理体重　在日常生活中养成科学锻炼的习惯。

（4）平衡心态、心理健康　培养开朗、乐观、宽容的个性，有利于身心健康。

（5）预防感染　子宫颈癌、肝癌、鼻咽癌及胃癌等肿瘤的发生与感染因素有关，可以通过接种乙肝疫苗、HPV 疫苗等达到预防的目的。

2. 二级预防　即早期发现、早期诊断、早期治疗，提高治愈率，降低病死率。对高发地区和危险人群定期普查，治疗癌前病变，重视早期症状，做好自我监护。一般人群也应进行定期体检。常见肿瘤的早期症状：①体表可触及的肿块；②长期消化不良，进行性食欲减退，消瘦，又未找出明确原因；③吞咽食物时胸骨后有不适感乃至哽噎感；④久治不愈的咳嗽，痰中带血；⑤耳鸣，听力减退，鼻出血、鼻咽分泌物带血；⑥月经期外或绝经期后的不规则阴道出血，特别是接触性出血；⑦大便习惯改变或有便血；⑧久治不愈的溃疡；⑨黑痣、疣等赘生物短期内增大、色泽加深或有脱毛、破溃等现象；⑩无痛性血尿。

3. 三级预防　即康复预防，以减轻肿瘤患者痛苦、提高生存质量、延长生命为目标，如积极预防手术、化疗和放疗并发症，合理有效地止痛，加强心理护理，指导患者自我护理和康复锻炼的方法。

第 5 节　常见肿瘤举例

一、上皮组织肿瘤

（一）良性上皮组织肿瘤

1. 乳头状瘤（papilloma）　起源于被覆上皮，呈外生性生长，形成多个乳头状或手指状突起，也可呈菜花状或绒毛状外观，根部常变细形成蒂。镜下观，乳头轴心为结缔间质，表面覆盖的瘤细胞因起源不同而异，可为鳞状上皮（图 14-20）、柱状上皮或移行上皮等。发生于外耳道、阴茎和膀胱的乳头状瘤容易恶变。

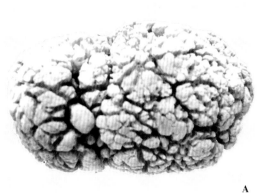
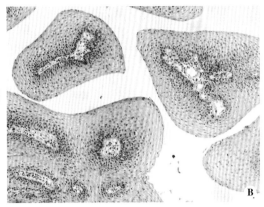

图 14-20　皮肤乳头状瘤

A. 肉眼观，肿瘤表面形成许多手指样或乳头状突起；B. 镜下观，乳头表面覆盖增生的鳞状上皮，中心为结缔组织

2. 腺瘤（adenoma）　起源于腺上皮，多见于甲状腺、乳腺、胃肠黏膜、涎腺、卵巢等处。发生于腺器官的腺瘤多呈结节状，常有包膜，分界清楚，如卵巢的囊腺瘤（图 14-21）、女性乳腺的纤维腺瘤、胃肠黏膜的息肉状腺瘤等。

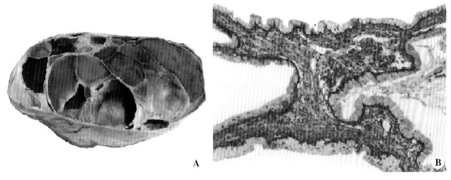

图 14-21　卵巢黏液性囊腺瘤

A. 肉眼观；B. 镜下观

（二）恶性上皮组织肿瘤

1. 鳞状细胞癌（squamous cell carcinoma）　多发生在有鳞状上皮被覆的皮肤、鼻咽、食管、阴茎、阴道、子宫颈等处，多呈菜花状、溃疡状或结节状。镜下观，癌细胞呈不规则的巢状排列，癌巢中央可出现层状角化物，称角化珠或癌珠（图 14-22）。

2. 腺癌（adenocarcinoma）　起源于腺上皮，常见于乳腺、胃肠道、肝、胆囊、子宫体、甲状腺等处，肿瘤可呈息肉状、溃疡状、结节状等。镜下观，肿瘤细胞呈管状、腺泡状、乳头状、条索状、实性巢状排列。胃肠道的腺癌分泌大量黏液，堆积在腺腔内或破入间质中，称黏液腺癌；如癌细胞产生的黏液储积于细胞质内，核受压偏于细胞一侧，形如戒指，称印戒细胞癌。

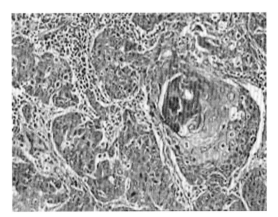

图 14-22　鳞状细胞癌（镜下观）

癌细胞呈不规则巢状排列，有角化珠形成

二、间叶组织肿瘤

（一）良性间叶肿瘤

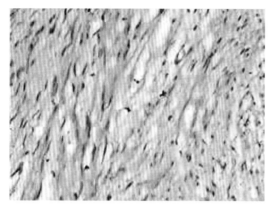

图 14-23　纤维瘤（镜下观）
纤维细胞长、异型性小、束状排列、互相交织，胶原纤维丰富

1. 纤维瘤（fibroma）　多见于躯干及四肢皮下，呈结节状，与周围分界清，有包膜，切面灰白色，呈编织状，质地韧硬。镜下观，胶原纤维排列呈束状，互相交织，其间有细长的分化较好的纤维细胞。肿瘤生长缓慢，切除后一般不复发（图 14-23）。

2. 脂肪瘤（lipoma）　常发生于四肢和躯干的皮下，多为单发，也可多发，多呈扁圆形、分叶状或结节状，包膜薄而完整，切面淡黄色，质地柔软，有油腻感，似正常脂肪。镜下观，肿瘤由分化成熟的脂肪细胞构成，间质为少量纤维和血管，与正常脂肪的差别就在于肿瘤有包膜。一般无症状，极少恶变，手术易切除。

3. 脉管瘤　包括血管瘤和淋巴管瘤，分别由分化成熟的血管和淋巴管组成，没有包膜，分界不清，多见于儿童。

4. 平滑肌瘤（leiomyoma）　多见于子宫，也可发生于皮肤、胃肠道和软组织。肉眼观，肿瘤呈球形结节状，境界清楚，可有假包膜，切面灰白色，呈编织状。镜下观，肿瘤由形态较一致的梭形平滑肌样细胞组成，排列呈束状，互相编织，核呈杆状，两端钝圆，核分裂象少见。瘤体较大者常继发玻璃样变、黏液样变、坏死、出血和囊性变。

5. 骨瘤（osteoma）　好发于颅面骨，常为单发，生长缓慢，境界清楚，在局部形成无痛性隆起。主要由成熟的骨构成，但骨小梁排列紊乱，缺乏正常的哈弗斯系统；间质为纤维，有时可见脂肪及造血细胞。

（二）恶性间叶肿瘤

1. 纤维肉瘤（fibrosarcoma）　不多见，常见于成人的结缔组织。多呈结节状或不规则形，可有假包膜。镜下观，肿瘤由梭形瘤细胞和胶原纤维组成。分化好者瘤细胞异型性小，常排列呈束状并相互交织，呈鲱鱼骨样，似纤维瘤；分化差者瘤细胞丰富，异型性明显，胶原纤维及网状纤维均少见（图 14-24）。

2. 脂肪肉瘤（liposarcoma）　常见，好发于中老年人的大腿及腹膜后的深部软组织，与脂肪瘤的分布相反。呈结节状或分叶状，直径多为 5～10cm，可有薄层包膜。分化好者呈黄色，似脂肪；分化差者可呈黏液样或鱼肉状改变。镜下观，由不同异型程度的脂肪细胞和脂肪母细胞构成，呈星形、梭形、小圆形或多形性，胞质内有大小不等的脂滴空泡。

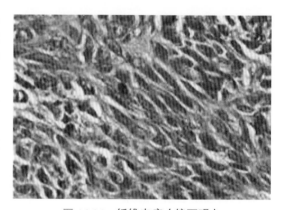

图 14-24　纤维肉瘤（镜下观）
瘤细胞呈梭形，大小一致，呈束状交织排列，胶原纤维稀少

3. 骨肉瘤（osteosarcoma）　好发于青少年，男性多见，多发生于股骨下端、胫骨和肱骨上端，常形成梭形肿块，切面呈灰白色鱼肉状，常见出血、坏死，侵犯破坏骨皮质及周围组织。镜下观，瘤细胞具有明显异型性，有肿瘤性骨样组织或骨组织形成，为病理诊断骨肉瘤的重要组织学依据（图 14-25）。骨肉瘤恶性程度高、生长快、侵袭破坏能力强，常经血行转移到肺，预后差。

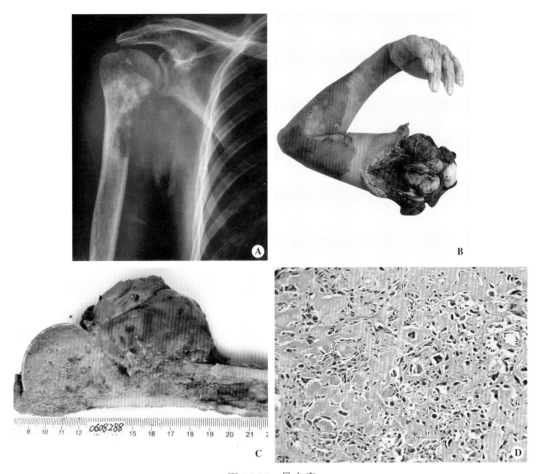

图 14-25　骨肉瘤

A.X 线片示肱骨上段骨破坏；B.肉眼观，肱骨上端骨肉瘤；C.肉眼观，肿瘤呈鱼肉状，破坏骨皮质和髓腔，并向骨外生长；D.镜下观，瘤
细胞异型性明显，见大量肿瘤性骨样组织

三、淋巴造血组织肿瘤

1.白血病（leukemia）　是一类造血干细胞恶性克隆性疾病。根据病程可分为急性白血病和慢性白血病。急性白血病以儿童、青少年居多，起病急，骨髓内增生的白血病细胞原始幼稚，广泛浸润全身脏器，破坏正常的组织结构。患者常有发热、贫血、出血、疲乏等症状。由于免疫功能和抵抗力降低，常伴有细菌和真菌感染，成为致死的原因。

慢性白血病多见于中老年人，起病缓慢，病程较长，可长达数年，骨髓内白血病细胞大部分分化成熟，可浸润脾、肝、淋巴结等脏器。早期症状不明显，渐有乏力、消瘦、发热、脾大等症状。晚期可发生急性变，出现高热、贫血，出血症状加重，脾脏迅速增大，周围血中原始幼稚的白细胞迅速增多，预后较差。

2.淋巴瘤（lymphoma）　是发生于淋巴组织的恶性肿瘤，又称恶性淋巴瘤，分为霍奇金淋巴瘤和非霍奇金淋巴瘤两大类，多见于儿童和青少年，淋巴结和结外淋巴组织均可发生。临床表现为淋巴结无痛性肿大，后期相邻肿大淋巴结互相粘连，可形成较大肿块。镜下观，淋巴结结构破坏，其中非霍奇金淋巴瘤的瘤细胞弥漫性分布，类型单一，有异型性；霍奇金淋巴瘤组织内出现大量炎症细胞浸润，可伴有纤维组织增生，瘤细胞类型多样，其中里 - 施（Reed-Sternberg，R-S）细胞是具有特征性的细胞。

四、其他肿瘤举例

1.黑色素瘤（melanoma）　是一种能产生黑色素的高度恶性肿瘤，大多发生于成人，好发于皮肤，多见于足底、头皮、外阴及肛门周围的皮肤，通常由交界痣恶变而来，也可一开始即为恶性。镜下观，肿瘤细胞结构多样，可呈巢状、索状、腺泡状排列，也可弥漫性分布。细胞大小不等，形态多样，可呈多边形、梭形、圆形，核大，常有嗜酸性大核仁。胞质内可找到黑色素颗粒。黑色素瘤恶性度高，预后差。

2. 畸胎瘤（teratoma）　是由具有多种分化潜能的生殖细胞发生的肿瘤。好发于卵巢、睾丸，偶见于纵隔、骶部。肿瘤由两个或三个胚层的组织构成，大多数（90%～95%）为良性，少数为恶性。

（1）良性畸胎瘤　多见于卵巢，肿瘤体积较大，多呈囊性。囊壁由皮肤样组织构成，囊腔充满毛发及脂质样物，又称皮样囊肿。镜下观，可见分化成熟的三个胚层来源的组织。最常见为皮肤及其附属器，分化成熟的骨、软骨、平滑肌、呼吸道和消化道的上皮等。少数病程长的良性畸胎瘤可以恶变，多为鳞状上皮成分恶变为鳞状细胞癌。

（2）恶性畸胎瘤　多见于卵巢、睾丸，常为实体性肿瘤。镜下观，肿瘤由幼稚、分化不成熟的组织构成，特别是不成熟的神经组织。易转移，恶性程度较高。

目标检测

一、名词解释

1. 肿瘤　2. 异型性　3. 癌前病变　4. 异型增生
5. 原位癌　6. 早期浸润癌　7. 癌　8. 肉瘤　9. 转移
10. 恶病质

二、单项选择题

1. 肿瘤性增生和非肿瘤性增生的根本区别是（　　）
　　A. 增生迅速　　　　　　B. 增生对机体有害
　　C. 增生细胞分化不成熟　D. 局部形成肿块
　　E. 增生的原因不同

2. 下列哪项不符合肿瘤的特点（　　）
　　A. 相对无限生长
　　B. 生长旺盛
　　C. 与机体不协调
　　D. 增生必须有致瘤因素的持续存在
　　E. 不同程度失去分化成熟的能力

3. 癌的镜下特点中，错误的是（　　）
　　A. 实质与间质分界清楚　B. 癌细胞呈巢状分布
　　C. 癌组织异型性明显　　D. 癌细胞间有网状纤维
　　E. 多经淋巴道转移

4. 良性肿瘤对机体的影响主要取决于（　　）
　　A. 肿瘤的生长时间　　B. 肿瘤的大小
　　C. 肿瘤的组织来源　　D. 肿瘤的生长部位
　　E. 肿瘤的继发性改变

5. 肺癌一般不转移到（　　）
　　A. 脑　　　　B. 骨　　　　　C. 心
　　D. 肝　　　　E. 肾

6. 下列关于原位癌的描述哪一项是错误的（　　）
　　A. 黏膜或皮肤的异型增生
　　B. 是一种上皮内癌
　　C. 癌变波及上皮全层，未侵破基膜

　　D. 异型增生可突破上皮基膜
　　E. 常发生于子宫颈

7. 肿瘤的实质是指（　　）
　　A. 肿瘤内纤维结缔组织　B. 肿瘤内血管
　　C. 肿瘤内淋巴管　　　　D. 肿瘤内神经组织
　　E. 肿瘤内肿瘤细胞

8. 良、恶性肿瘤最根本的区别在于（　　）
　　A. 肿瘤的生长速度　　B. 是否致死
　　C. 肿瘤细胞的异型性　D. 是否浸润性生长
　　E. 有无完整包膜

9. 下列哪项属于良性肿瘤（　　）
　　A. 视网膜母细胞瘤　　B. 白血病
　　C. 尤因肉瘤　　　　　D. 纤维瘤
　　E. 黑色素瘤

10. 恶性肿瘤血行转移最常见的器官是（　　）
　　A. 肝　　　　B. 肺　　　　　C. 脑
　　D. 肾　　　　E. 骨

11. 癌前病变是指（　　）
　　A. 最早期的癌　　　B. 上皮组织的良性肿瘤
　　C. 瘤样病变　　　　D. 有癌变可能的良性病变
　　E. 最终必然发展成癌的良性病变

12. 肿瘤的异型性是指（　　）
　　A. 肿瘤实质的多样性
　　B. 肿瘤外观形态的差异性
　　C. 肿瘤实质与间质的差异
　　D. 肿瘤与起源组织的差异性
　　E. 肿瘤大体形态的差异性

三、简答题

1. 简述良性肿瘤与恶性肿瘤的区别。
2. 比较癌与肉瘤的区别。

（孙志军）

第15章
心血管系统疾病

 案例 15-1

患者，男，69 岁。因活动后心悸、气短、下肢水肿 2 周，近 3 个月来夜间不能平卧入院。既往冠状动脉造影示血管病变。诊断为心力衰竭。

问题：冠状动脉血管最可能发生何种病变？病情是如何发生发展的？

第1节　动脉粥样硬化与冠心病

一、动脉粥样硬化

动脉粥样硬化（atherosclerosis，AS）是指与脂质代谢障碍有关，基本病变是动脉内膜的脂质沉积、内膜灶状纤维化和粥样斑块形成，使血管壁变硬、管腔狭窄等的一系列病理变化，主要累及大动脉、中动脉，多见于中老年人，引起缺血性心脏病、脑卒中等。

动脉硬化泛指以动脉管壁增厚、变硬、弹性降低为特征的一类病理变化，包括 AS、细动脉硬化（常见于原发性高血压）、动脉中层钙化（常见于老年人）等。本节重点介绍 AS。

（一）危险因素及发病机制

1. 危险因素

（1）高脂血症（hyperlipidemia）　是指由于脂肪代谢或运转异常使血浆中脂质高于正常状态，如血浆总胆固醇（TC）和（或）三酰甘油（TG）水平的异常增高，可表现为高胆固醇血症、高三酰甘油血症或两者兼有。

血浆低密度脂蛋白（LDL）、极低密度脂蛋白（VLDL）水平的升高和高密度脂蛋白（HDL）水平的降低与 AS 的发病率呈正相关。氧化低密度脂蛋白（ox-LDL）可损伤内皮细胞和平滑肌细胞。ox-LDL 不能被正常 LDL 受体识别，而被巨噬细胞摄取，形成泡沫细胞。相反，HDL 可通过胆固醇逆向转运机制清除动脉壁的胆固醇，防止 AS 的发生。此外，HDL 还有抗氧化作用，可防止 LDL 的氧化，以减少内皮细胞对其的摄取量。LDL、VLDL 是判断 AS 和冠心病的最佳指标，而 HDL 是抗 AS 和冠心病的重要因素。

（2）高血压（hypertension）　高血压患者与同年龄、同性别无高血压者相比，AS 发病较早，病变较重，可能是高血压时，血流对血管壁的压力和机械性冲击作用，引起血管内皮损伤和功能障碍，使内膜对脂质的通透性增加，促进 AS 发生、发展。

（3）吸烟　导致血中一氧化碳浓度升高，碳氧血红蛋白增多，引起血管内皮细胞的缺氧性损伤，并刺激内皮细胞释放生长因子，诱导中膜平滑肌细胞向内膜移行并增生。大量吸烟可使血中的 LDL 易于氧化形成 ox-LDL，ox-LDL 有更强的致 AS 作用。

（4）糖尿病和高胰岛素血症等　糖尿病患者的 TG、VLDL 水平升高，而 HDL 水平较低；高血糖可致 LDL 氧化，促使血中单核细胞迁入内膜并转变为泡沫细胞。高胰岛素血症可促使动脉壁平滑肌细胞增生。甲状腺功能减退和肾病综合征可引起高胆固醇血症。

（5）其他因素　家族聚集倾向，女性在绝经期前 HDL 水平较男性高，LDL 水平较男性低，AS 的发病率低于同龄男性，而女性绝经期后的 AS 发病率大致和男性相同，这可能与雌激素的分泌水平有关。肥胖者易患高脂血症、高血压和糖尿病，间接促进 AS 的发生。

2.发病机制　AS 的发生机制复杂，一般倾向于以下学说。

（1）损伤应答学说　各种原因引起内皮细胞损伤，分泌生长因子，使单核细胞摄取内膜氧化的脂质，形成巨噬细胞源性泡沫细胞；同时，动脉中膜平滑肌细胞激活，经内弹性膜的窗孔迁入内膜，吞噬脂质，形成平滑肌源性泡沫细胞。

（2）脂质漏入学说　内皮细胞损伤、通透性增加，使血液中的脂质易于沉积在内膜，引起巨噬细胞的清除反应和中膜平滑肌细胞的增生，形成粥样斑块。

（3）单核巨噬细胞作用学说　①单核巨噬细胞吞噬、摄入大量胆固醇，成为泡沫细胞；②被激活的巨噬细胞可以释放多种生长因子和细胞因子，促进中膜平滑肌细胞的迁移和增生；③单核巨噬细胞参与炎症与免疫过程，参与 AS 形成。

（二）基本病理变化及继发性病理变化

AS 主要发生在大、中动脉的分叉、分支开口、血管弯曲面等部位。AS 的基本病变有 3 种成分：①细胞，包括平滑肌细胞、巨噬细胞和 T 淋巴细胞（图 15-1）；②细胞外基质，包括胶原、弹性纤维和蛋白聚糖；③细胞内和细胞外脂质。典型病变的发展过程分为以下几个阶段。

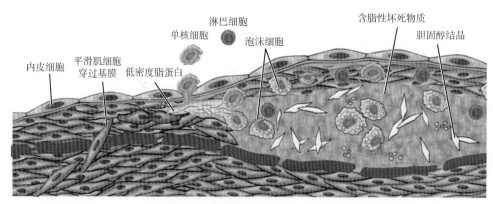

图 15-1　单核细胞和平滑肌细胞迁入内膜及泡沫细胞形成模式图

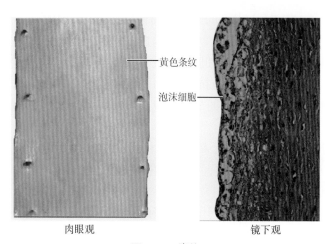

肉眼观　　　　　　　镜下观

图 15-2　脂纹

1.脂纹与脂质斑块期　为最早期病变。肉眼观，病变处动脉内膜表面出现针头帽大小的黄色斑点或宽约 1mm 长短不一的黄色条纹。镜下观，内皮细胞下有大量泡沫细胞聚集，细胞体积较大，胞质内含有大小不一的脂质空泡。细胞外脂质沉积，有纤维组织轻度增生及少量的白细胞浸润等（图 15-2）。此期病理变化特点为脂质物质在细胞内，纤维成分少，是一种可逆性变化，经治疗可恢复正常，若病变继续加重，可发展到纤维斑块期。

2.纤维斑块期　脂纹、脂质斑块继续演变发展，血管内膜面形成散在不规则、表面隆起的斑块，颜色从浅黄或灰黄色变为瓷白色。镜下观，斑块由 3 个部分组成：①纤维帽，由病灶表层的胶原纤维、平滑肌细胞、弹性纤维及蛋白聚糖形成；②脂质区，由纤维帽下方不等量的泡沫细胞、细胞外脂质、坏死细胞碎片构成；③基底部，由增生的平滑肌细胞、结缔组织及炎症细胞组成（图 15-3）。此期病理变化特点为细胞和纤维成分均增多，是不可逆性变化，经治疗可控制病变的发展，否则病变将进一步发展到粥样斑块期。

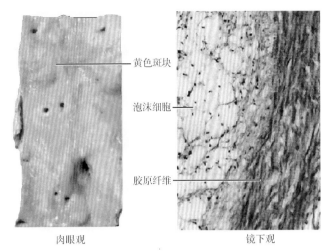

肉眼观　　　　　　镜下观

黄色斑块
泡沫细胞
胶原纤维

图 15-3　纤维斑块

3. 粥样斑块期　肉眼观，内膜面可见灰黄色斑块，既向内膜表面隆起，又向深部压迫中膜。切面可见斑块的管腔面为白色质硬组织，深部为黄色或黄白色质软的粥样物质。镜下观，在纤维帽下有坏死崩解物、胆固醇结晶（针状空隙）和钙盐沉积，斑块底部和边缘出现肉芽组织、少量淋巴细胞和泡沫细胞，中膜因斑块压迫、平滑肌细胞萎缩、弹性纤维破坏而变薄（图 15-4）。此期病理变化特点为粥糜样坏死物质形成，易演变为 AS 的继发性病变期。

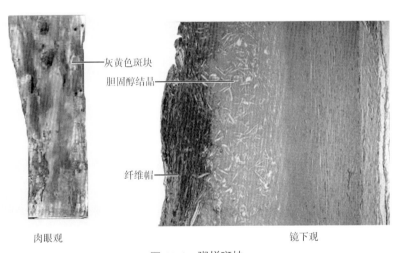

肉眼观　　　　　　　　　　镜下观

灰黄色斑块
胆固醇结晶
纤维帽

图 15-4　粥样斑块

4. 继发性病变期　在纤维斑块和粥样斑块的基础上，可继发以下病变。

（1）斑块内出血　斑块边缘或底部新生的毛细血管在血流冲击力作用下破裂出血，或血液经斑块破裂口进入斑块内，引起斑块内血肿，使斑块扩大隆起，动脉管腔变小或完全闭塞，导致急性供血中断。

（2）斑块破裂　斑块表面的纤维帽破裂，粥样物自裂口逸入血流，遗留粥瘤样溃疡。入血流的坏死物和脂质可形成胆固醇栓子，引起栓塞。

（3）血栓形成　病灶处粥瘤性溃疡形成内膜损伤，引起血小板在局部黏集形成血栓，加重血管腔阻塞，如脱落可引起栓塞，均可导致梗死。

（4）钙化　钙盐沉积于纤维帽及粥样斑块内，使动脉管壁变硬、变脆。

（5）动脉瘤形成　粥样斑块底部的中膜平滑肌萎缩、弹性下降，在血管内压力作用下，动脉管壁发生局限性扩张，形成动脉瘤，破裂可致大出血。血液可经粥瘤性溃疡处侵入大动脉中膜，或动脉中膜内血管破裂出血，形成夹层动脉瘤。

（三）主要动脉的病理变化

1. 主动脉粥样硬化　好发于主动脉的后壁及其分支开口处，以腹主动脉病变最为严重。由于主动脉管腔大，虽有严重粥样硬化，但并不引起明显的症状。而病变严重者，因中膜萎缩及弹力板断裂，管壁变得薄弱，易形成动脉瘤。

2. 冠状动脉粥样硬化　详见下文。

3. 脑动脉粥样硬化　脑组织长期供血不足而发生脑萎缩，患者出现智力减退甚至痴呆。斑块处常继发血栓形成而使管腔阻塞，引起脑梗死（脑软化）。脑动脉粥样硬化病变可形成动脉瘤，当血压突然升高时，可致小动脉瘤破裂脑出血。

4. 肾动脉粥样硬化　多发生于肾动脉开口处及叶间动脉、弓形动脉。因动脉管腔狭窄引起肾组织缺血、萎缩及间质纤维组织增生，肾体积缩小、变形、变硬，故称动脉粥样硬化性固缩肾。

5. 四肢动脉粥样硬化　下肢动脉粥样硬化较上肢多见。较大动脉管腔明显狭窄时，可导致肢体缺血，行走时出现剧痛而不能行走，休息后可缓解，即间歇性跛行。当动脉管腔严重狭窄或合并血栓形成时，可发生局部肢体的干性坏疽。

二、冠状动脉粥样硬化与冠心病

冠状动脉粥样硬化（coronary atherosclerosis）是指发生于冠状动脉的粥样硬化病变，可引起心脏供血不足或中断，导致缺血性心脏病。多发于 20～50 岁，男性高于女性，60 岁以后男女发病率无明显差异。病变以左冠状动脉前降支最多，其余依次为右主干、左主干或左旋支、后降支。斑块常在血管的心肌侧，呈新月形，偏心位，使管腔呈不同程度的狭窄。依照管腔狭窄程度分为四级：Ⅰ级≤25%，Ⅱ级 26%～50%，Ⅲ级 51%～75%，Ⅳ级＞76%（图 15-5）。

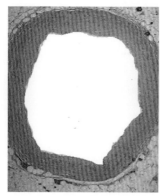 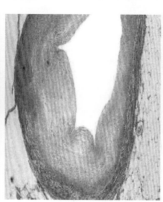 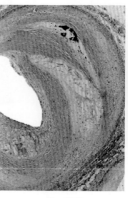 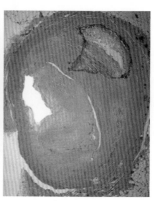

| 正常冠状动脉 | Ⅰ级 | Ⅱ～Ⅲ级 | Ⅳ级 |

图 15-5　冠状动脉粥样硬化

冠心病是指由于冠状动脉粥样硬化使管腔狭窄、痉挛或阻塞，导致心肌缺血、缺氧或坏死而引发的心脏功能障碍和（或）器质性疾病。冠状动脉粥样硬化是冠心病的常见原因。

1. 隐匿性心肌缺血　是指静息、动态或负荷心电图显示心肌灌注不足，无形态改变。临床上无任何症状，因此又称无症状性心肌缺血。

2. 心绞痛（angina pectoris，AP）　是冠状动脉供血不足或心肌耗氧量骤增，使心肌急剧、暂时性缺血、缺氧所致的临床综合征。表现为阵发性胸骨后压榨性或紧缩性疼痛感，可放射至心前区或左上肢内侧。持续时间约数分钟，激动、劳累或寒冷等可诱发，经休息或服用硝酸酯制剂而缓解。其发生机制是心肌缺血、缺氧造成代谢产物堆积，刺激心肌局部交感神经末梢上传至大脑而产生绞痛感。

冠状动脉介入治疗

冠状动脉介入治疗技术主要包括球囊扩张和支架置入，通过一侧股动脉或桡动脉穿刺，将装有球囊的导管插入动脉系统，在 X 线透视监视下，将支架系统送达冠状动脉的狭窄部位后，在体外将球囊加压膨胀，使支架扩张，撑开狭窄或堵塞的血管并将输送系统退出，血管弹性回缩产生的环形压力使支架牢固附着，从而使血管腔恢复通畅。此技术可以解除心肌缺血、消除心绞痛等症状，避免发生心肌梗死等。

3. 心肌梗死（myocardial infarction，MI）　是冠状动脉供血中断引起供血区持续缺血、缺氧而导致的心肌坏死。

（1）原因及机制　在冠状动脉粥样硬化基础上，又并发血栓形成、斑块内出血、冠状动脉痉挛等，使冠状动脉循环血量急剧减少，或因心肌需氧量急剧增加等导致冠状动脉供血严重不足，侧支循环不能充分建立，引起心肌缺血性坏死。

（2）部位及类型　绝大多数局限在左心室，根据梗死的厚度分类如下：①心内膜下心肌梗死，梗死仅累及心室壁心内膜侧 1/3 的心肌，可波及肉柱及乳头肌，表现为多发性、小灶性（直径 0.5～1.5cm）坏死，不规则地分布于左心室；②透壁性心肌梗死，为典型心肌梗死类型，病灶较大，累及心室壁全层或全层的 2/3，又称厚壁性心肌梗死。

（3）病理变化　属于贫血性梗死。肉眼观，早期（6 小时内）无明显改变，继而逐渐出现灰白色或灰黄色、质地干硬、边缘不规则的梗死灶，外围出现充血出血带；随后梗死灶逐渐被瘢痕组织取代，形成灰白色陈旧性病灶。镜下观，心肌细胞呈凝固性坏死，核碎裂、消失，胞质均质红染或呈不规则粗颗粒状，间质水肿，有少量中性粒细胞浸润；约 1 周后，边缘区出现肉芽组织，后梗死灶机化或瘢痕形成（图 15-6）。

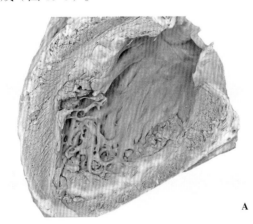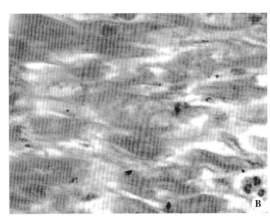

图 15-6　心肌梗死
A. 肉眼观；B. 镜下观

（4）病理临床联系　临床表现为剧烈而较持久的胸骨后疼痛，应用硝酸酯制剂或休息后症状不能缓解，可并发心律失常、休克、心力衰竭等。因为心肌细胞变性、坏死，心肌细胞内的谷草转氨酶（GOT，又称天冬氨酸氨基转移酶）、谷丙转氨酶（GPT，又称丙氨酸氨基转移酶）、肌酸激酶（CPK）及乳酸脱氢酶（LDH）释放入血，血和尿中检测酶类增高。一般在 12～24 小时达高峰。检测血中 CPK 有助于心肌梗死的诊断。

（5）并发症　心肌梗死尤其是透壁性心肌梗死，可并发下列病变。

1）心脏破裂：严重并发症，占心肌梗死致死患者的 3%～13%，在心肌梗死后 1 周内，由梗死灶内坏死心肌溶解所致；心脏破裂导致心脏压塞或左、右心室沟通可致猝死。

2）心力衰竭：梗死后心肌收缩力降低，血液排出量显著减少，为心肌梗死患者死亡的常见原因。

3）心源性休克：梗死范围达 40% 时，心肌收缩力减弱，心输出量减少，血压下降，可导致休克。

4）心律失常：占心肌梗死的 75% ～ 95%，心脏传导系统受累，可导致心搏骤停、猝死。

5）急性局部性心包炎：心肌梗死区域常表现为纤维素性心包炎。

6）局限性心内膜炎：心肌梗死波及心内膜时，引起局部心内膜炎症，使之粗糙等。

7）附壁血栓形成：心肌梗死波及心内膜使之粗糙，或因室壁瘤形成处血流出现涡流等，促进局部附壁血栓形成。附壁血栓脱落可引起栓塞。

8）室壁瘤：常发生在梗死灶纤维化的愈合期，在心室内压作用下局限性向外膨隆而形成；多见于左心室前壁近心尖部。在室壁瘤的基础上可继发附壁血栓、心力衰竭、心律失常等。

4. 慢性缺血性心脏病（chronic ischemic heart disease）　是指由中至重度的冠状动脉狭窄引起长期慢性心肌缺血、缺氧，导致心肌纤维化，又称心肌硬化。肉眼观，心脏体积增大，重量增加，心腔扩张，以左心室明显，心室壁厚度可正常。镜下观，心内膜下心肌细胞弥漫性空泡变性，多灶性的陈旧性心肌梗死灶或瘢痕灶。

5. 冠状动脉性猝死　心肌梗死引起猝死的原因主要为冠状动脉粥样硬化，或伴有血栓形成、斑块内出血、冠状动脉痉挛。患者多为 40 ～ 50 岁男性，多在某种诱因（饮酒、劳累、运动）后突然昏倒、四肢抽搐、小便失禁或突发呼吸困难、口吐白沫，可立即死亡或数小时内死亡，有的在夜间睡眠中死亡。

第 2 节　原发性高血压

高血压（hypertension）是指以体循环动脉血压持续升高为主要表现的疾病。在未使用降压药物的情况下，非同日 3 次测量血压，收缩压（SBP）≥ 140mmHg 和（或）舒张压（DBP）≥ 90mmHg 可以诊断为高血压。根据血压升高水平，将高血压分为 1 级、2 级和 3 级（表 15-1）。

表 15-1　血压水平的分级（mmHg）

分类	收缩压（SBP）		舒张压（DBP）
正常血压	< 120	和	< 80
正常高值血压	120 ～ 139	和（或）	80 ～ 89
高血压	≥ 140	和（或）	≥ 90
1 级高血压（轻度）	140 ～ 159	和（或）	90 ～ 99
2 级高血压（中度）	160 ～ 179	和（或）	100 ～ 109
3 级高血压（重度）	≥ 180	和（或）	≥ 110
单纯收缩期高血压	≥ 140	和	< 90

注：当收缩压和舒张压分属于不同级别时，以较高的分级为准。

高血压分为原发性和继发性两类。原发性高血压是一种原因不明的以体循环动脉血压持续升高为主要表现的独立性、全身性疾病，又称高血压病，占高血压的 90% ～ 95%，多见于中、老年人，病程长，常累及心、肾和脑等脏器。继发性高血压是继发于其他疾病的高血压，有明确而独立的病因，是某些疾病的一个临床表现，又称症状性高血压，如继发于慢性肾小球肾炎、肾上腺和垂体肿瘤等的高血压。本节主要介绍原发性高血压。

一、危险因素和发病机制

原发性高血压的病因与发病机制复杂，是由多种因素共同作用的结果。

1. 危险因素　①膳食因素：高钠、低钾膳食是我国人群高血压发病的重要危险因素。限制 Na^+ 的摄入或使用利尿剂增加 Na^+ 的排泄，可降低高血压患病率，增加 K^+、Ca^{2+} 摄入，可使部分患者血压降低。

过量饮酒可增加血压升高的风险。②超重和肥胖：可增加高血压和心脑血管疾病的患病风险，尤其是向心性肥胖。③过量饮酒：限制饮酒与血压下降显著相关，减少酒精摄入量可改善心血管健康，减少心血管疾病的发病风险。④精神心理因素：焦虑、抑郁状态可增加高血压的患病风险。⑤其他：年龄、遗传因素、高血压家族史、缺乏体力活动及糖尿病、血脂异常等。个体具有的危险因素越多，程度越严重，高血压患病风险越大。

2. 发病机制

（1）钠、水潴留　摄盐过多、肾素 - 血管紧张素 - 醛固酮系统基因缺陷，均可导致肾性钠、水潴留，血浆和细胞外液增多，血容量增加，心输出量增加，导致血压升高。

（2）功能性血管收缩　①长期精神不良刺激，导致大脑皮质的兴奋与抑制平衡失调，皮质下血管中枢收缩冲动占优势，引起小动脉痉挛性收缩；②交感神经兴奋导致肾缺血，刺激肾小球球旁细胞分泌肾素，血管紧张素 Ⅱ 活性增强，可直接引起细小动脉强烈收缩；③血管平滑肌 Na^+、Ca^{2+} 跨膜转运的遗传缺陷，使血管平滑肌对血管收缩物质敏感性增高。

（3）细小动脉结构性管壁肥厚　血管反应性升高和血管痉挛，导致血管平滑肌细胞增生、肥大，使管壁增厚、管腔缩小、外周血管阻力增加，血压升高。

二、类型及病理变化

原发性高血压根据病程发展的缓急分为缓进型高血压和急进型高血压两种类型。

（一）缓进型高血压

缓进型高血压又称良性高血压，占原发性高血压的 95%，多见于中老年人，起病隐匿，病程长、进展慢。按病变发展过程分三期。

1. 功能紊乱期　为早期阶段，是可复期。全身细小动脉间歇性痉挛性收缩，血管及其他器官无器质性病变。此期临床表现为血压升高，但常有波动，血压升高可有头痛、头晕，经适当休息、应用药物后可恢复正常。

2. 动脉病变期　为中期阶段，是不可逆期。

（1）细动脉玻璃样变性　细动脉是指血管口径＜ 1mm 的动脉。由于细动脉长期痉挛性收缩，导致管壁缺血、缺氧，内皮细胞和基膜受损，通透性增高，使血浆蛋白漏入到血管壁内沉积，使细动脉血管壁增厚变硬、管腔变狭窄甚至闭塞。

（2）肌型小动脉硬化　累及肾叶间动脉、弓形动脉及脑动脉等。表现为小动脉内膜胶原纤维和弹性纤维增生，中膜平滑肌细胞增生、肥大，使小动脉管壁增厚、变硬，导致管腔狭窄。

（3）大动脉和中等动脉　血压升高，血流速度增快，血流对大动脉壁的冲击力增加，损伤血管壁，继发动脉粥样硬化。

此期由于全身细动脉、小动脉广泛硬化，外周阻力增加，血压持续在较高水平，失去波动性，常需降压药才能降低血压。临床表现为头痛、头晕、心悸、乏力、少许蛋白尿等。

3. 内脏病变期　常见于心、肾、脑、视网膜等。

（1）心脏病变　左心室因血压升高，压力负荷增加而发生代偿性肥大。心脏肥大，重量增加可达 400g 以上（正常 250～350g），甚至可达 800g 以上。左心室壁增厚，可达 1.5～2.5cm（正常＜ 1.2cm），乳头肌和肉柱增粗变圆，但心腔不扩张，称向心性肥大（图 15-7）。镜下观，肥大的心肌细胞变粗、变长，胞核大而深染。病变继续

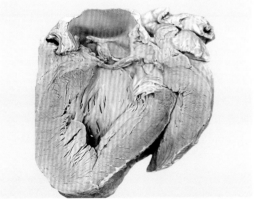

图 15-7　心脏向心性肥大（肉眼观）

左心室壁增厚，乳头肌显著增粗，心腔相对较小

发展，肥大的心肌可因供血不足而收缩力减弱，心腔容量负荷增加，心脏逐渐扩张，此时称为离心性肥大；严重失代偿时可发生心力衰竭。

（2）肾脏病变 肉眼观，双侧肾脏体积缩小，重量减轻，质地变硬，表面呈均匀弥漫的细颗粒状，被膜不易剥离；切面皮质变薄，皮髓质分界模糊，肾盂周围脂肪组织增多，称为细动脉性肾硬化或原发性颗粒性固缩肾（图15-8）。镜下观：①肾小球小动脉管壁玻璃样变性，管壁增厚、管腔狭窄或闭塞，小叶间动脉及弓形动脉内膜胶原纤维增多，管壁增厚、管腔狭窄；②肾小球萎缩、纤维化和玻璃样变，肾小球体积缩小，所属肾小管萎缩、消失，间质纤维化及少量淋巴细胞浸润；③轻微区见肾小球代偿性肥大，所属肾小管相应地代偿扩张，管腔内可见蛋白管型。

（3）脑病变 脑的细小动脉痉挛和硬化，导致局部组织缺血，毛细血管通透性增加，脑可发生以下病理改变。①高血压脑病：由于脑小动脉硬化和痉挛，局部组织缺血，毛细血管通透性增加，发生脑水肿。临床表现为头痛、头晕、眼花等，如出现意识障碍、抽搐等危重症状，称为高血压危象。②脑软化：由于脑的细小动脉硬化和痉挛，供血区脑组织缺血而发生多数小坏死灶，即微梗死灶。镜下观，组织液化坏死，形成质地疏松的筛网状病灶，后期坏死组织被吸收，由胶质纤维增生来修复。③脑出血：为高血压严重而致命性的并发症。脑动脉痉挛和硬化，使组织缺血缺氧，血管壁通透性增加，同时血管内压力增高，引起漏出性出血或细小动脉壁破裂出血；或因细小动脉硬化使血管壁变脆、弹性降低，失去管壁外组织支撑；或发生微小动脉瘤，引起破裂性出血。血管破裂多发生在豆纹动脉，由于豆纹动脉从大脑中动脉呈直角分出，易发生破裂，出血部位多见于基底节、内囊，其次为大脑白质、脑桥和小脑。出血区的脑组织坏死形成囊腔状，其内可充满凝血块（图15-9）。出血范围大时，可破入侧脑室。

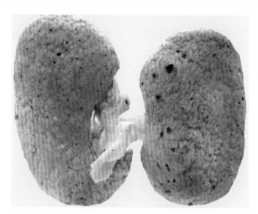

图 15-8　原发性颗粒性固缩肾（肉眼观）

肾脏缩小，质地变硬，表面呈细颗粒状

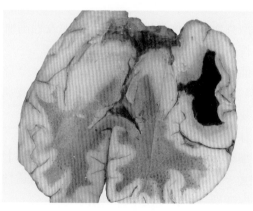

图 15-9　高血压脑出血（肉眼观）

（4）视网膜病变 视网膜中央动脉发生细小动脉硬化。眼底检查见血管迂曲，反光增强，动静脉交叉处静脉受压。严重时可出现视盘水肿、视网膜出血、视力减退等。

（二）急进型高血压

急进型高血压又称为恶性高血压，多见于青壮年，临床表现为显著血压升高，超过230/130mmHg，占原发性高血压的1%～5%，多为原发性，部分可继发于良性高血压。病理变化：增生性小动脉硬化和坏死性细动脉炎，主要累及肾，前者主要表现为动脉内膜显著增厚，伴有平滑肌细胞增生，胶原纤维增多，致血管壁呈层状葱皮样增厚，管腔狭窄。后者病变累及内膜和中膜，管壁发生纤维蛋白样坏死，HE染色可见管壁伊红深染，周围有单核细胞及中性粒细胞浸润。

第3节 风 湿 病

风湿病（rheumatism）是一种与A组乙型溶血性链球菌感染有关的变态反应性疾病，主要累及全身结缔组织及血管、心脏，尤以心脏病变最为严重。本病多发生在儿童，6～9 岁为发病高峰，无明显性别差异，以秋冬春季为多发。反复发作后，可引起病变器官的器质性损害。

一、病因及发病机制

1. 病因　与 A 组乙型溶血性链球菌感染有关，其依据：①好发季节与链球菌性喉炎的流行季节一致；②多数患者发病前 2～3 周有链球菌感染史，95% 的患者血中有多项抗链球菌抗体滴度增高；③预防和治疗链球菌感染可减少本病的发生。

风湿病并非链球菌感染直接引起，而是一种变态反应性疾病，理由是：①发病多在链球菌感染后 2～3 周；②其局部病变是结缔组织的变态反应性炎症，而不是化脓性炎症；③典型病变内未发现链球菌。

2. 发病机制　多数倾向于抗原抗体交叉反应学说，即链球菌细胞壁的 C 抗原（糖蛋白）刺激机体产生的抗体既作用于链球菌本身，也作用于自身的结缔组织、心肌等。另外，受寒、潮湿环境和病毒感染可能参与诱发风湿病。

二、基本病理变化

典型的病变过程分三期。

1. 变质、渗出期　为风湿病的活动期。病变部位的结缔组织发生浆液性、纤维素性渗出性病变，结缔组织中的胶原纤维发生纤维蛋白样坏死。病灶中有少量淋巴细胞、浆细胞浸润。此期约持续 1 个月，病变可完全吸收，或发生纤维化而愈合，或继续发展。

2. 增生期　又称肉芽肿期，为风湿病的相对静止期。在变质渗出和纤维蛋白样坏死基础上，局部吞噬细胞增生、聚集，吞噬纤维蛋白样坏死物所形成的肉芽肿称阿绍夫小体（Aschoff body）（图 15-10），亦称为风湿小体或风湿性肉芽肿，是风湿病特征性病变，具有病理诊断意义。阿绍夫小体多在心肌间质小血管周围形成，细胞体积大，呈圆形或多边形，胞质丰富，核圆形或卵圆形，核膜清晰，染色质集中于中央，沿细胞核纵切时呈毛虫状，横切时呈枭眼状，称阿绍夫细胞（Aschoff cell），又称风湿细胞。此期持续 2～3 个月。

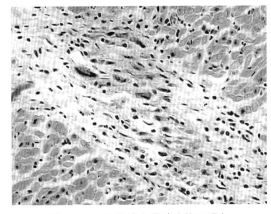

图 15-10　风湿性肉芽肿（镜下观）
心肌间质见梭形阿绍夫小体

3. 纤维化期　亦称为硬化期，又称愈合期，为风湿病的静止期。风湿性肉芽肿中的纤维蛋白样坏死物被溶解吸收，风湿细胞变为纤维细胞，并产生胶原纤维，阿绍夫小体逐渐纤维化或玻璃样变性，成为梭形小瘢痕。此期持续 2～3 个月。

风湿病病程 4～6 个月，因反复发作，受累器官中常新旧病变并存；若病变持续反复进展，可导致较严重的纤维化和瘢痕形成。

三、常见器官的病理变化及病理临床联系

（一）心脏的病理变化及病理临床联系

风湿病主要累及全身结缔组织及血管、心脏，尤以心脏病变最为严重，可引起风湿性心脏病。风湿性心脏病根据病变累及的部位可分为风湿性心内膜炎、风湿性心肌炎和风湿性心外膜炎。若病变累及心脏全层，称风湿性全心炎。

1. 风湿性心内膜炎　是风湿病最重要的病变，主要侵犯心瓣膜及瓣膜周围的心内膜和腱索，以二尖瓣多见（约占 50%），其次为二尖瓣和主动脉瓣联合受累，三尖瓣、肺动脉瓣极少累及。

病变早期，瓣膜间质黏液样变性和纤维蛋白样坏死，单核细胞浸润和阿绍夫小体形成，瓣膜肿胀、增厚。肿胀瓣膜在血流冲击和关闭时摩擦，闭锁缘的内皮细胞损伤、脱落，暴露内皮下胶原纤维，引起血小板沉积、凝集，形成粟粒大小、灰白色、半透明的疣状赘生物。赘生物常呈串珠状、单行排列，与瓣膜粘连紧密，不易脱落，称疣状心内膜炎。后期赘生物机化，可引起瓣膜增厚、变硬、卷曲、短缩，瓣叶间相互粘连，腱索增粗、短缩，使瓣膜口发生狭窄或关闭不全，引起慢性心瓣膜病。

急性期临床表现为发热、贫血，心尖区出现轻度收缩期杂音，或因瓣膜肿胀、二尖瓣相对狭窄出现心尖区柔和的舒张期杂音。

2. 风湿性心肌炎　常以心肌间质内小血管附近出现阿绍夫小体为特征，并可有间质水肿和淋巴细胞浸润。最常见于左心室后壁、室间隔、左心房及左心耳等处，后期小体发生纤维化，形成梭形小瘢痕。儿童病变多表现为弥漫性间质性心肌炎，心肌间质明显水肿，弥漫性炎症细胞浸润，心肌细胞水肿及脂肪变性，并有心肌纤维蛋白样坏死。

风湿性心肌炎影响心肌收缩力，可出现第一心音减弱、与体温不相称的窦性心动过速、房室传导阻滞等，儿童患者可发生急性充血性心力衰竭。

3. 风湿性心外膜炎　多为风湿性全心炎的一部分，病变心包脏层间皮细胞脱落，间皮细胞下间质充血，炎症细胞浸润，浆液及纤维素渗出。病变以浆液渗出为主时，形成心包腔炎性积液，导致心界扩大，心音遥远；以纤维素渗出为主时，渗出的纤维素覆盖在心包表面，因心脏搏动牵拉而呈绒毛状，称绒毛心，听诊可闻及心包摩擦音。渗出的浆液纤维素可完全溶解吸收，少数患者纤维素未被完全溶解，可发生机化粘连，严重者可致缩窄性心包炎。

（二）其他器官的病理变化及病理临床联系

1. 风湿性关节炎　多见于成年人。常侵犯膝、腕、肩、肘等大关节，呈游走性，反复发作，临床表现为红、肿、热、痛及功能障碍。急性期呈浆液性炎，病变消退后浆液吸收，一般不导致关节畸形。

2. 皮肤病变　患者皮肤环形红斑为风湿病的变质、渗出期。多见于躯干和四肢皮肤，为淡红色环状或半环形红晕，中央皮肤色泽正常，直径3cm左右。镜下观，红斑处真皮浅层血管充血、血管周围水肿及淋巴细胞、单核细胞浸润。常在1～2天消退，临床上具有诊断意义。

3. 皮下结节　多见于四肢大关节伸侧面，为增生性病变。结节直径0.5～2.0cm，圆形或椭圆形，质硬、活动、无压痛，可单发或多发。镜下观，结节中心为纤维蛋白样坏死，其周围增生的成纤维细胞和风湿细胞呈栅栏状排列，数天至数周后逐渐纤维化形成瘢痕组织。

4. 风湿性动脉炎　大、小动脉均受累，以小动脉多见。急性期血管壁有纤维蛋白样坏死，伴有不同程度的炎症细胞浸润，可有风湿性肉芽肿形成，后期病变纤维化而形成瘢痕，可致管壁增厚、管腔狭窄等。

5. 风湿性脑病　多见于5～12岁的儿童。病变主要累及大脑皮质、基底节、丘脑、小脑皮质和脑动脉等。镜下观，神经细胞变性，胶质细胞增生，胶质结节形成。当病变累及锥体外系时，患儿可出现面肌和肢体不自主运动，临床上称风湿性舞蹈症。

第4节　感染性心内膜炎

感染性心内膜炎（infective endocarditis）是由病原微生物引起的心内膜炎症性疾病。主要由细菌感染引起，又称细菌性心内膜炎。分急性和亚急性两类，以亚急性者多见。

1. 急性感染性心内膜炎　多由毒力较强的化脓菌引起，其中50%～80%为金黄色葡萄球菌，其次为链球菌。病变多发生在正常的心内膜上，常累及二尖瓣，其次为主动脉瓣，常见于二尖瓣的心房面和主动脉瓣的心室面，与血流冲击引起机械性损伤有关。

肉眼观，病变瓣膜上可见灰黄色或灰绿色赘生物，质地松脆，易脱落，可引起体循环器官的栓塞、梗死及多发性小脓肿。若瓣膜破坏严重，可发生破裂或穿孔。镜下观，赘生物由血小板、纤维蛋白、红细胞、白细胞和细菌构成，瓣膜溃疡底部组织坏死，有中性粒细胞浸润，可见肉芽组织形成。

本病起病急、病程短，病情严重。赘生物被吸收和机化，溃疡愈合或因大量胶原纤维形成而出现慢性心瓣膜病。

2. 亚急性感染性心内膜炎

（1）病因 多见于青壮年，由致病力相对较弱的草绿色链球菌等引起。病原菌多由感染灶入血引起菌血症，后侵犯心瓣膜。某些医源性操作（如拔牙、导尿、内镜检查、刮宫等）和心脏原有病变（如风湿性心瓣膜病、先天性心脏病等）也可为细菌的入侵提供条件，诱发亚急性感染性心内膜炎。

（2）病理变化 主要累及二尖瓣和主动脉瓣。肉眼观，病变瓣膜上出现单个或多个大小不一、形状不规则，呈息肉状、菜花状、鸡冠状突出于瓣膜表面的疣状赘生物（图15-11），赘生物色灰黄、污秽、干燥质脆，易脱落成为栓子引起栓塞。病变瓣膜增厚、变形，重者可出现溃疡、穿孔等。镜下观，疣状赘生物由纤维蛋白、血小板、中性粒细胞、坏死组织和细菌构成，可见心内膜的原有病变，赘生物与瓣膜附着处可见肉芽组织增生及炎症细胞浸润。

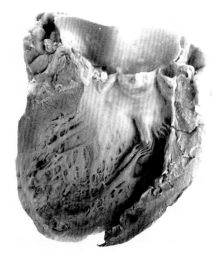

图15-11 亚急性感染性心内膜炎（肉眼观）
瓣膜可见疣状赘生物，呈菜花状，质松脆，易破碎脱落

3. 病理临床联系 ①瓣膜病变：瓣膜疣状赘生物被机化形成瘢痕，致使瓣膜口狭窄或关闭不全。②败血症：赘生物内的病原菌在血液中繁殖释放毒素，患者可出现败血症的临床表现。③脾大：单核巨噬细胞增生，脾窦扩张充血。④贫血：脾大时，脾功能亢进，加之草绿色链球菌有溶血作用，使红细胞破坏增加。⑤栓塞：瓣膜上的赘生物脱落入血，可引起各器官的动脉栓塞，常见于脑、肾和脾，冠状动脉栓塞少见。⑥变态反应：病原菌持续释放抗原入血，导致血中大量的循环免疫复合物形成，可引起关节炎、指甲下条纹状出血、紫癜、肾小球肾炎。皮肤出现红色、微隆起、有压痛的小结节，称为奥斯勒（Osler）结节。

第5节 心瓣膜病

心瓣膜病（valvular heart disease）是指由先天发育异常或后天性疾病造成的心瓣膜器质性病变，表现为瓣膜狭窄或关闭不全。瓣膜狭窄是指瓣膜开放时不能充分张开，使瓣膜口缩小，血流通过障碍。瓣膜关闭不全是指心瓣膜关闭时瓣膜口不能完全闭合，导致一部分血液反流。瓣膜狭窄和关闭不全可单独存在，也可合并并存。同时两个或两个以上瓣膜病变存在（二尖瓣和主动脉瓣），称联合瓣膜病。如一瓣膜有两种病变（二尖瓣狭窄和二尖瓣关闭不全），称瓣膜双病变。

1. 二尖瓣狭窄（mitral stenosis） 是指在左心室舒张期，二尖瓣因纤维化变硬或相互粘连融合，而不能完全张开，左心房血液不能顺利进入左心室。多数由风湿性心内膜炎所致，少数见于感染性心内膜炎。

（1）病理变化 正常成人开放时面积约为 $5cm^2$（通过两个手指），狭窄时可缩小至 $1 \sim 2cm^2$，甚至只能通过探针。可分类为①隔膜型：瓣膜轻中度增厚，瓣叶间粘连，小瓣病变较重，主瓣仍可轻度活动；②漏斗型：主瓣严重增厚，失去活动性，瓣叶间严重粘连，瓣膜口缩小呈鱼口状。此型常伴有显著关闭不全（图15-12）。

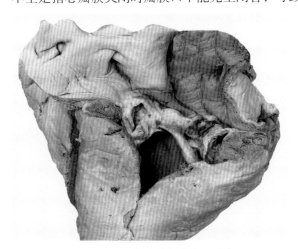

图15-12 二尖瓣狭窄（肉眼观）
瓣膜增厚、粘连、钙化

（2）血流动力学变化及病理临床联系

1）左心房代偿性扩张和肥大：由于二尖瓣口狭窄，舒张期血液从左心房流入左心室受到阻碍，以致舒张期末仍有部分血液在左心房滞留，加上来自肺静脉的血液，使左心房内血容量比正常增多，发生左心房代偿性扩张和肥大。临床听诊时，在心尖区可闻及舒张期隆隆样杂音，X线检查可见左心房扩大。

2）左心房失代偿性扩张：左心房壁薄，代偿能力低，后期心房肌收缩力减弱而呈失代偿性扩张（肌源性扩张）。此时，左心房血液淤积，肺静脉血回流受阻，引起肺淤血、肺水肿、肺出血。临床上出现心悸、呼吸困难、发绀、咳嗽粉红色泡沫痰。

3）肺动脉高压、右心室代偿性肥大和扩张：肺淤血可直接或通过血氧分压下降，反射性引起肺动脉痉挛，导致肺动脉压力升高，因而右心室负荷加重，发生代偿性肥大和扩张。当右心室失代偿时，最终导致腔静脉淤血。临床听诊时，在三尖瓣区可闻及收缩期吹风样杂音，表现为下肢水肿、腹水、肝脏肿大和压痛、颈静脉怒张。X线检查可见左心室正常或缩小、其余三个心腔增大的"三大一小"现象，影像学呈"梨形心"。

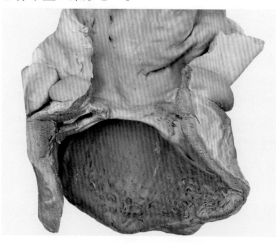

图 15-13　二尖瓣关闭不全（肉眼观）

2. 二尖瓣关闭不全（mitral insufficiency）　是指在左心室收缩期，二尖瓣因变形或缩短而不能完全关闭（图 15-13），左心室血液通过关闭不全的二尖瓣口反流到左心房。常与二尖瓣狭窄合并存在，主要是风湿性心内膜炎的后果，其次为亚急性感染性心内膜炎引起。

二尖瓣关闭不全时，收缩期左心室部分血液反流进入左心房，加上肺静脉输入的血液，左心房血容量较正常增加，左心房压力升高，久之左心房代偿肥大。左心房血容量增加，左心舒张期左心室血容量增多，左心室因收缩加强而发生代偿性肥大。左心失代偿，依次出现肺淤血、肺动脉高压、右心室和右心房代偿性肥大、右心衰竭及体循环淤血。X线检查示心脏四腔均肥大扩张，呈现"球形心"。

3. 主动脉瓣狭窄（aortic valve stenosis）　是指心室收缩期左心室排血受阻，左心室因压力负荷升高而发生代偿性肥大，这种肥大不伴有心腔的扩张，称向心性肥大。血液在加压情况下快速通过狭窄的主动脉瓣口，引起主动脉瓣区喷射状杂音。久之左心室失代偿，即出现肌源性扩张，左心室血容量增加，继而波及左心房、右心室，并可依次出现左心衰竭、肺淤血、肺动脉高压及右心衰竭的临床表现。X线检查示左心室肥大突出，呈"靴形心"。

4. 主动脉瓣关闭不全（aortic valve insufficiency）　是指左心室舒张期，主动脉部分血液经未完全闭合的主动脉瓣口反流进入左心室，使左心室容量负荷增加而发生代偿性肥大。由于舒张期主动脉血部分反流，使舒张压下降，可出现脉压增大及周围血管征等临床表现。临床听诊时，在主动脉瓣区可闻及舒张期杂音。久之出现失代偿性肌源性扩张，并依次出现左心衰竭、肺淤血、肺动脉高压、右心衰竭、体循环淤血。

第6节　心功能不全

心功能不全（cardiac insufficiency）是指各种致病因素导致心肌收缩、舒张功能障碍，使心输出量相对或绝对减少，以致不能满足机体代谢需要的病理过程。心力衰竭是指各种原因导致心肌收缩力下降，使输出量减少，以致不能满足机体代谢需要的病理过程，是心功能不全的最重阶段。

一、分　　类

1. **按发病速度分类**　①急性心功能不全，发病急骤，心输出量急剧减少，机体来不及充分发挥代偿作用，常伴有心源性休克，常见于急性心肌梗死等。②慢性心功能不全，较常见，伴有静脉淤血和水肿。常见于心瓣膜病、高血压、肺动脉高压等。

2. **按发生部位分类**　①左心功能不全，多见于冠心病、高血压、主动脉狭窄或关闭不全等。②右心功能不全，见于肺源性心脏病，继发于左心衰竭。③全心功能不全，左、右心都发生衰竭时，称为全心衰竭。可由左、右心衰竭波及另一侧演变而来，也可见于心肌炎、心肌病等。

3. **按心输出量分类**　①低心输出量性心功能不全，常见于冠心病、高血压、心瓣膜病等，心输出量低于正常。②高心输出量性心功能不全，常见于甲状腺功能亢进症、贫血、维生素 B_1 缺乏等，心输出量可正常或稍高于正常水平，患者的组织供氧仍不足。

二、原因和诱因

1. **原因**　由心脏本身疾病引起，也可继发于心外疾病，如甲状腺功能亢进症、严重贫血等。

（1）原发性心肌损害　①心肌病变：若病变损害较轻，或病变呈慢性经过，心肌表现为肥大等代偿性、适应性变化。②心肌能量代谢障碍：长期严重的缺血、缺氧，心肌供血不足，维生素 B_1 缺乏，严重贫血等导致心肌代谢障碍而发生心力衰竭。

（2）心脏负荷过度　①压力负荷过度：是指心腔在收缩后期所承受的负荷，又称后负荷，相当于心腔壁在收缩时的张力。左心室压力负荷增加，常见于高血压、主动脉瓣狭窄等。右心室压力负荷增加，常见于肺动脉高压、肺动脉瓣狭窄等。②容量负荷过度：是指心室收缩前所承受的负荷，取决于心室舒张末期的容量，又称前负荷；常见于心脏瓣膜关闭不全、严重贫血、甲状腺功能亢进症等。

2. **诱因**　是指能使心肌耗氧量增加或供氧（供血）减少的因素。常见于感染，水、电解质与酸碱平衡紊乱，心律失常，妊娠与分娩，输液过多过快，劳累等。

三、发病机制

1. **心肌收缩功能障碍**

（1）心肌结构破坏　当心肌细胞变性、死亡时，心肌收缩蛋白被分解破坏，心肌收缩力下降，如心肌细胞严重缺氧、感染、中毒而坏死等。

（2）心肌能量代谢障碍　可致心肌收缩力下降。①产能障碍：严重的贫血、冠状动脉粥样硬化等使心肌细胞的有氧氧化发生障碍，ATP 生成减少。②储能障碍：甲状腺素增多，使氧化磷酸化过程减弱，能量不能储存。③利用能量障碍：心肌过度肥大时，心肌收缩蛋白的结构发生变化，肌球蛋白头部 ATP 酶活性下降，ATP 水解减少，使 ATP 的化学能向心肌收缩的机械能转化过程受阻，而发生心力衰竭。

（3）心肌兴奋 - 收缩偶联障碍　心肌兴奋 - 收缩偶联的程度取决于心肌细胞质中 Ca^{2+} 的浓度，任何影响 Ca^{2+} 转运、分布的因素都可引起心肌兴奋 - 收缩偶联障碍（图 15-14）：①过度肥大的心肌中，肌浆网 Ca^{2+}-ATP 酶活性下降，肌浆网摄取、储存、释放 Ca^{2+} 量减少。②酸中毒时，Ca^{2+} 与肌浆网结合更牢固，影响 Ca^{2+} 的释放，H^+ 浓度升高，H^+ 与 Ca^{2+} 竞争肌钙蛋白的结合位点，肌钙蛋白含三个亚单位，分别为抑制性亚单位（I）、原肌球蛋白结合亚单位（T）、钙结合亚单位（C），影响肌球蛋白 - 肌动蛋白复合体的形成。③高钾血症时，K^+ 和

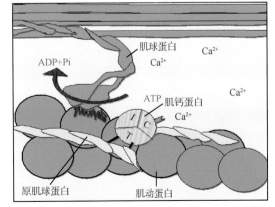

图 15-14　心肌收缩机制模式图

I：抑制性亚单位；T：原肌球蛋白结合亚单位；C：钙结合亚单位

Ca^{2+} 在心肌细胞膜上有互相竞争的作用，动作电位中 Ca^{2+} 内流减少，因而心肌细胞质中 Ca^{2+} 的浓度降低。④心力衰竭时细胞膜钙通道开放减少，Ca^{2+} 内流减少。

2. 心室舒张功能障碍　心脏射血取决于心脏的收缩功能和舒张功能。约 30% 的心力衰竭患者有心室舒张功能障碍。

（1）心室顺应性降低　心室顺应性是指心室在单位压力变化下所引起的心室容积的变化。心室顺应性降低常见于心肌肥大、水肿、间质增生、纤维化等。

（2）心室舒张能力降低　主要原因：① Ca^{2+} 复位延缓，常见于缺血、缺氧、ATP 不足或肌浆网 Ca^{2+}-ATP 酶活性下降，使 Ca^{2+} 复位延缓，导致心肌舒张延缓或不全。②肌球蛋白 - 肌动蛋白复合体解离障碍，心力衰竭时 Ca^{2+} 与肌钙蛋白亲和力增加，或 ATP 不足，肌球蛋白 - 肌动蛋白复合体解离障碍，而发生舒张功能障碍。

3. 心脏各部分舒缩功能不协调　常见于心肌梗死、心肌炎、心内传导阻滞等。

四、机体的代偿反应

通过机体代偿活动可使心血管系统的功能维持相对正常的状态，心输出量能满足机体正常活动需要者，称为完全代偿。心输出量不能满足机体在安静状态下的需要者，称不完全代偿（失代偿）。

1. 心脏本身的代偿

（1）心率加快　是一种快速代偿活动。心力衰竭时，通过神经反射使交感神经兴奋，心率加快。在一定限度内，心率加快可以提高心输出量，使心输出量维持在一定的水平。但心率过快，超过 150 ～ 160 次 / 分时，由于心脏舒张期过短，心肌耗氧量增多，每搏量、心输出量明显减少而失去代偿意义。

（2）心脏紧张源性扩张　在心脏回心血量增加时，由于心室舒张末期容积及压力增加，在一定的范围内（心肌节被拉长不超过 2.2μm），心肌收缩力随肌节被拉长而增加，称为紧张源性扩张。

（3）心肌肥大　心肌细胞体积增大，心脏重量增加，使心肌总收缩力增强，心输出量增多，维持在适应机体需要的水平。但是，心肌肥大也可发生不同程度的缺氧，导致能量代谢障碍等。

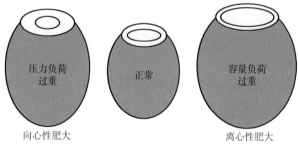

图 15-15　心肌肥大两种形式示意图

心肌肥大有向心性肥大和离心性肥大两种形式。当心室受到过度的压力负荷时，收缩期室壁张力增加，可引起心肌纤维肌节的并联性增生，使心肌纤维变粗，室壁增厚形成向心性肥大。当心室受到过度的容量负荷时，舒张期室壁张力的增加，可引起心肌纤维中肌节的串联性增生，心肌纤维长度加大，心室腔扩大，发生离心性肥大（图 15-15）。

2. 心脏外的代偿　①增加血容量：肾素 - 血管紧张素 - 醛固酮系统被激活，钠、水潴留，血容量增加，心输出量增加。②血流重新分配：交感 - 肾上腺髓质系统兴奋，使血流重新分配，皮肤、骨骼肌、腹腔内脏器官供血减少，脑血流量供应增加，优先保证重要器官血液供应。③红细胞增多：造成组织淤血缺氧，缺氧刺激肾脏分泌促红细胞生成素增多，使骨髓造血增强，提高血液的携氧能力。④组织利用氧的能力增强：因血流变慢而发生循环性缺氧，组织、细胞中线粒体的呼吸酶活性增加，在慢性缺氧时，细胞内线粒体的数量可增多，组织利用氧的能力增强。

五、病理临床联系

1. 心功能的变化　①心输出量减少：每搏量和心输出量均降低，往往低达 2.5L/min 以下。各组织器官缺血缺氧，患者表现为情绪激动、烦躁、失眠、倦怠、表情淡漠甚至昏迷。心输出量减少反射性地引起醛固酮及抗利尿激素分泌增多，导致水钠潴留。②动脉血压的变化：急性心输出量锐减，导致动脉血压明显下降，甚至发生心源性休克。慢性心功能不全时机体通过代偿使外周血管收缩、心率加快及血容量增多，动脉血压可维持在正常范围。③静脉系统淤血：左心衰竭可引起肺淤血，导致肺静脉压增高、肺水肿和呼吸困难。右心衰竭可引起体循环静脉淤血和压力升高，出现颈静脉怒张、肝脏肿大和全身水肿。

> **链接**
>
> **阿 - 斯综合征**
>
> 　　心脏本身排血功能减退，心输出量减少引起脑部缺血，发生短暂的意识丧失，称为心源性晕厥，晕厥发作持续数秒时可有四肢抽搐、呼吸暂停、发绀等表现，称为阿 - 斯综合征，发作大多短暂，发作后意识常立即恢复，主要见于急性心脏排血受阻或严重心律失常。

　　2.呼吸系统功能的变化　为左心衰竭的最早表现。

　　（1）劳力性呼吸困难　是指体力活动时出现呼吸困难，休息后消失。其机制：①体力活动时，四肢血流量增加，回心血量增加，肺循环淤血加重；②机体活动时，心脏负荷增加，心率加快，舒张期缩短，左心室充盈减少，肺循环淤血加重；③机体活动时，需氧量增加，机体缺氧进一步加重，刺激呼吸中枢，出现呼吸困难。

　　（2）端坐呼吸　是指患者在安静情况下，感到呼吸困难，卧位时更为明显，须被迫采取端坐位或半坐位以减轻呼吸困难。其机制：①坐位时下半身血液回流减少，减轻肺淤血；②膈位置降低，胸腔容积加大，功能残气量和肺活量增加，使呼吸困难减轻；③端坐位可以减少下肢水肿液的吸收，使血容量减少，减轻肺淤血。

　　（3）夜间阵发性呼吸困难　是指患者夜间入睡后突感气闷而被惊醒，在坐起咳嗽和喘息后逐渐缓解。其机制：①平卧时下半身静脉回流增多，组织水肿液吸收入循环也增多，加重肺淤血；②入睡后迷走神经兴奋性也增高，使支气管收缩，气道阻力加大；③入睡后神经反射敏感性下降，当肺淤血水肿严重到一定的程度时，才能刺激呼吸中枢，使患者感到呼吸困难而惊醒。如患者在咳嗽喘息的同时伴有哮鸣音，则称为心源性哮喘。

　　3.其他器官功能的变化　①肝功能的变化：上、下腔静脉回流受阻，肝淤血肿大，局部有压痛，颈静脉怒张，肝 - 颈静脉回流征阳性。慢性右心衰竭导致心源性肝硬化。②胃肠功能的变化：胃肠道淤血、水肿，患者表现为消化不良、食欲缺乏、恶心、呕吐等。③肾功能的变化：肾小球的滤过率下降，钠、水潴留，常出现少尿、夜尿。

　　4.水、电解质和酸碱平衡紊乱　心力衰竭时，除钠、水潴留外，在进食少、忌盐和应用利尿剂等情况下，患者常常发生低钠血症、低钾血症和代谢性酸中毒。

目标检测

一、名词解释

1.向心性肥大　2.原发性颗粒性固缩肾　3.室壁瘤
4.阿绍夫小体　5.绒毛心　6.心功能不全　7.劳力性呼吸困难
8.端坐呼吸　9.夜间阵发性呼吸困难

二、单项选择题

1.与动脉粥样硬化发病关系最为密切的血浆脂蛋白是
（　　）

A. HDL　　　　B. CM　　　　C. LDL

D. HDL-C　　　E. VLDL

2.动脉粥样硬化症病灶主要在（　　）

A. 细、小动脉壁　　　B. 大、中动脉内膜层

C. 大、中动脉中膜层　D. 冠状动脉内膜层

E. 冠状动脉中膜层

3.血中哪种脂蛋白是动脉粥样硬化的拮抗因素（　　）

A. 乳糜颗粒　　　　B. 高密度脂蛋白

C. 低密度脂蛋白　　D. 极低密度脂蛋白

E. 胆固醇

4.脑动脉粥样硬化时，下列说法错误的是（　　）

A. 好发于大脑表面的动脉

B. 导致脑萎缩，脑回变窄，脑沟变深

C. 可导致记忆力减退，精神失常

D. 常导致脑梗死

E. 可引起脑出血

5. 动脉粥样硬化早期病变中心的泡沫细胞最主要的来源是
（　　）

　　A. 内皮细胞　　　　　　B. 肥大细胞

　　C. 局部组织细胞　　　　D. 血液中的单核细胞

　　E. 中膜平滑肌细胞

6. 下列哪项不是动脉粥样硬化症的继发变化（　　）

　　A. 斑块内出血　　　　　B. 血栓形成

　　C. 钙化　　　　　　　　D. 动脉瘤形成

　　E. 平滑肌瘤样增生

7. 关于心绞痛的描述，错误的是（　　）

　　A. 疼痛多位于胸骨后或心前区

　　B. 疼痛呈发作性压榨感

　　C. 疼痛放射至右肩、右臂

　　D. 疼痛持续时间短暂

　　E. 疼痛常因诱因而激发

8. 冠状动脉粥样硬化最好发的部位是（　　）

　　A. 左冠状动脉前降支　　B. 右冠状动脉主干

　　C. 左冠状动脉主干　　　D. 左冠状动脉旋支

　　E. 冠状动脉后降支

9. 高血压最常见的死亡原因是（　　）

　　A. 心力衰竭　　　　　　B. 肾衰竭

　　C. 脑萎缩　　　　　　　D. 脑出血

　　E. 高血压脑病

10. 风湿性心内膜炎最常侵犯（　　）

　　A. 二尖瓣　　　　　　　B. 三尖瓣

　　C. 主动脉瓣　　　　　　D. 肺动脉瓣

　　E. 静脉瓣

11. 急性感染性心内膜炎最常见的致病菌是（　　）

　　A. 金黄色葡萄球菌　　　B. 肠球菌

　　C. 结核杆菌　　　　　　D. 草绿色链球菌

　　E. 大肠埃希菌

12. 亚急性细菌性心内膜炎最常见的致病菌是（　　）

　　A. 金黄色葡萄球菌　　　B. 肠球菌

　　C. 溶血性链球菌　　　　D. 草绿色链球菌

　　E. 大肠埃希菌

13. 心肌离心性肥大的主要原因是（　　）

　　A. 容量负荷过重　　　　B. 冠脉血流量增加

　　C. 压力负荷过重　　　　D. 心率加快

　　E. 冠脉血流量减少

14. 右心衰竭时不会出现下列哪种表现（　　）

　　A. 皮下水肿　　　　　　B. 颈静脉怒张

　　C. 肝大、压痛　　　　　D. 肺水肿

　　E. 胃肠道淤血

15. 常引起急性心力衰竭的是（　　）

　　A. 高血压　　　　　　　B. 心肌梗死

　　C. 主动脉瓣狭窄　　　　D. 肺动脉瓣闭锁不全

　　E. 二尖瓣病变

16. 心脏能迅速动员的最早代偿方式是（　　）

　　A. 心率加快　　　　　　B. 心脏扩张

　　C. 心肌肥大　　　　　　D. 心肌收缩力加强

　　E. 血容量增加

17. 心力衰竭时，不是心脏外代偿方式的是（　　）

　　A. 缺氧使红细胞增多，Hb 增加

　　B. 细胞线粒体增多，呼吸酶活性增强，组织利用氧能
　　　力增强

　　C. 心肌肥大

　　D. 肾素 - 血管紧张素 - 醛固酮系统活性增强，水钠潴留，
　　　血容量增加

　　E. 交感 - 肾上腺髓质系统兴奋，小血管收缩，维持正
　　　常血压

18. 引起右心室压力负荷过重的是（　　）

　　A. 严重贫血　　　　　　B. 肺动脉高压

　　C. 肺动脉瓣关闭不全　　D. 三尖瓣关闭不全

　　E. 高血压

（闵　静　丁运良）

第16章
呼吸系统疾病

第1节　慢性阻塞性肺疾病、慢性支气管炎和肺气肿

一、慢性阻塞性肺疾病

慢性阻塞性肺疾病（chronic obstructive pulmonary diseases，COPD）简称慢阻肺，是一种常见的、可预防和治疗的慢性气道疾病，其特征是持续存在的气流受限和相应的呼吸系统症状。

慢性阻塞性肺疾病与慢性支气管炎和肺气肿有密切关系。慢性支气管炎和肺气肿患者肺功能检查出现持续气流受限时，可以诊断为慢性阻塞性肺疾病。

（一）病因及发病机制

1. 病因　慢性阻塞性肺疾病可能与下列因素有关。

（1）个体因素　①遗传因素：如 α_1- 抗胰蛋白酶缺乏与慢性阻塞性肺疾病的发生有密切关系。②年龄和性别：年龄是慢性阻塞性肺疾病的危险因素，女性对烟草烟雾的危害更敏感。③其他：如肺生长发育不良、支气管哮喘和气道高反应性、低体重指数等。

（2）环境因素　包括烟草和燃料烟雾、空气污染、职业性粉尘和感染等，其中呼吸道感染是慢性阻塞性肺疾病发病和加剧的重要因素。

2. 发病机制　慢性阻塞性肺疾病的发病机制复杂，吸入烟草烟雾等有害颗粒或气体可通过引起气道氧化应激、炎症反应及蛋白酶 - 抗蛋白酶失衡等多种途径参与慢性阻塞性肺疾病的发病。

（二）病理变化

慢性阻塞性肺疾病的病理改变主要表现为慢性支气管炎和肺气肿的病理变化,特征性改变为气道、肺实质和肺血管的慢性炎症。

1. 气道　中央气道表现为炎症细胞浸润，上皮损伤，黏液分泌腺增大和杯状细胞增多。外周小气道病理改变包括小气道狭窄与管周纤维化导致的气道重塑，终末细支气管和过渡性细支气管丢失。气道壁多种炎症细胞浸润，增多的黏液分泌物阻塞气道管腔，引起固定性气道阻塞及气道壁结构重塑。

2. 肺实质　肺过度膨胀，弹性减退，外观灰白或苍白色，表面可见大小不一的大疱。显微镜下可见肺实质破坏、呼吸性细支气管扩张和破坏，形成以小叶中央型肺气肿为主的改变。

3. 肺血管　血管内膜增厚，平滑肌细胞增生肥大，蛋白聚糖和胶原增多。重度慢性阻塞性肺疾病患者的血管壁弹性纤维增厚，平滑肌增殖，血管壁炎症细胞浸润和肺毛细血管数量减少。慢性阻塞性肺疾病晚期继发肺源性心脏病时，部分患者可见多发性肺细小动脉原位血栓形成。

（三）病理临床联系

慢性阻塞性肺疾病的主要病理生理学改变包括气流受限、气体陷闭和气体交换异常，可伴有黏液高分泌、气道上皮纤毛功能障碍、全身的不良效应等。严重者可合并肺动脉高压、慢性肺源性心脏病

和呼吸衰竭。患者主要表现为慢性咳嗽、咳痰和呼吸困难。咳嗽、咳痰症状通常在疾病早期出现，而后期则以呼吸困难为主要表现。慢性阻塞性肺疾病患者往往同时存在多种全身合并症，并与疾病严重程度相关。

二、慢性支气管炎

慢性支气管炎（chronic bronchitis）是指感染或非感染性因素引起气管、支气管黏膜及其周围组织的慢性非特异性炎症。每年发病持续 3 个月，连续 2 年或 2 年以上，以咳嗽、咳痰为主要症状，或伴有喘息。多见于 40 岁以上人群，易发于冬春季节，常并发肺气肿和慢性肺源性心脏病。

 案例 16-1

患者，男，65 岁。4 天前因感冒出现剧烈咳嗽，咳白色黏痰伴呼吸困难就诊。患者 12 年前开始慢性咳嗽、咳痰，多发于冬春季节，每次发病持续 3～4 个月。查体：神志尚清，精神欠佳，体温 37.4℃，血压 130/85mmHg，心率 120 次 / 分，胸部 X 线检查示双肺纹理增多、紊乱，双肺闻及干、湿啰音，余未见异常。

问题：该患者初步诊断为什么疾病？其病理改变是什么？

（一）病因

慢性支气管炎是多种因素长期综合作用所致，主要的致病因素如下。

1. 感染因素　呼吸道反复感染是引起慢性支气管炎的主要因素，引起感染的常见病毒有腺病毒、鼻病毒及呼吸道合胞病毒等，常见致病菌有肺炎链球菌、流感嗜血杆菌等。

2. 理化因素　①吸烟：吸烟者较不吸烟者发病率明显增高，吸烟时间越长，日吸烟量越大，发病率越高，戒烟可减轻病情；②大气污染：导致支气管黏膜损伤；③气候因素：冷空气刺激呼吸道，引起黏液分泌增多、纤毛摆动排送速度减慢和肺泡巨噬细胞功能降低。

3. 过敏因素　患者对某些物质过敏，如粉尘、烟草及某些药物等。

4. 其他因素　机体抵抗力下降，导致呼吸系统防御功能受损；神经内分泌功能失调，如肾上腺皮质激素分泌减少，导致气管、支气管黏膜萎缩等也影响本病的发生、发展。

（二）病理变化

早期病变常局限于较大的支气管，随病情进展，逐渐累及较小的支气管和细支气管（图 16-1）。

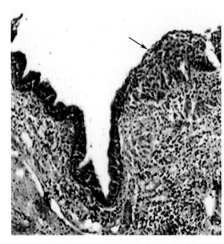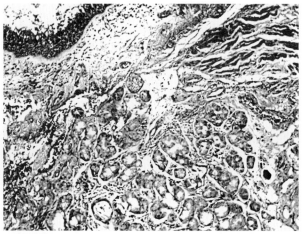

图 16-1　慢性支气管炎（镜下观）

1. 支气管黏膜上皮的损伤与修复　黏膜上皮纤毛粘连、倒伏、脱失，假复层纤毛柱状上皮变性、坏死和脱落。黏膜上皮进行再生修复时，杯状细胞增多，可发生鳞状上皮化生。

2. 腺体增生、肥大、黏液化　杯状细胞增多，黏液腺肥大、增生，浆液腺发生黏液腺化生，黏液分泌亢进，支气管腔内形成黏液栓，导致气道完全或不完全阻塞。后期，黏液腺萎缩，黏膜变薄，黏液分泌减少。

3. 支气管壁的损伤　早期气管、支气管壁充血、水肿，浆细胞及淋巴细胞浸润；管壁平滑肌束断裂、萎缩，喘息型患者平滑肌可增生、肥大；晚期，软骨可发生变性、萎缩、纤维化、钙化甚至骨化。

慢性支气管炎反复发作时，受累细支气管数量逐渐增多，管壁纤维性增厚、管腔狭窄导致纤维性闭锁；管壁周围组织及肺泡发生炎症，导致慢性阻塞性肺气肿。

（三）病理临床联系和结局

1. 病理临床联系　患者的主要症状是咳嗽、咳痰及喘息，为支气管黏膜受炎症及黏液分泌物刺激引起的腺体分泌亢进所致。咳嗽以晨间较重，痰多呈白色黏液泡沫状，黏稠而不易咳出。

急性发作伴有感染时，咳嗽较剧烈，痰量增多，出现黏液脓性或脓性痰，双肺可闻及干、湿啰音。由支气管狭窄、痉挛及黏液、渗出物阻塞管腔而致喘息，可闻及哮鸣音。慢性支气管炎后期，因支气管黏液腺分泌减少、气道狭窄等使痰液不能排出，患者可出现少痰或无痰。

2. 结局　病变轻者，如能积极预防感冒并及时控制感染，保持气道畅通，增强呼吸道防御功能和抗菌能力，则能促进局部病变组织的恢复和愈复。

若病情反复发作，患者可合并多种并发症。①慢性阻塞性肺气肿：支气管炎、细支气管炎和细支气管周围炎使管壁增厚，造成阻塞性通气障碍。②慢性肺源性心脏病：合并慢性阻塞性肺气肿时，肺泡扩张，肺泡壁变薄、断裂，肺大疱形成，肺组织缺氧，引起肺小动脉痉挛，肺循环阻力增加，肺动脉压力增高，导致肺源性心脏病。③支气管扩张症：长期慢性炎症刺激时，支气管壁平滑肌和弹性纤维破坏。吸气时气管被动性扩张，呼气时因管壁弹性降低，不能充分回缩，形成局限或广泛的持久扩张状态。④支气管肺炎：炎症沿气道蔓延至细支气管和肺泡，引起支气管肺炎。

三、肺　气　肿

肺气肿（pulmonary emphysema）是指终末细支气管远端（呼吸性细支气管、肺泡管、肺泡囊和肺泡）的气道壁破坏、弹性减退、余气量增多、过度膨胀、肺容积增大的病理状态，是肺疾病的常见并发症。

 案例 16-2

> 患者，女，70 岁。咳嗽、咳痰 5 天。4 天前因受凉感冒出现咳嗽、咳白色黏痰，1 天前出现胸闷、气促、呼吸困难入院。患者吸烟 34 年。查体：神志清楚，精神欠佳，口唇发绀，桶状胸，体温 37.8℃，心率 124 次 / 分，心律齐，血压 134/81mmHg，双肺叩诊呈过清音，触诊语颤音弱，肝肋下 2cm，听诊呼吸音弱，呼气延长，X 线检查示双肺纹理重。
>
> 问题：该患者初步诊断为什么疾病？请分析患者的典型症状、体征及产生的机制。

（一）病因及发病机制

肺气肿多继发于慢性支气管炎及其他肺阻塞性疾病。

1. 细支气管阻塞性通气障碍　小气道管壁损伤，炎性肿胀、增厚、变硬、狭窄、塌陷，管腔内有炎性渗出物及黏液形成的黏液栓，使气道发生不完全阻塞，并产生"活瓣"作用。吸气时，细支气管由于被动牵拉扩张，空气进入肺泡；呼气时，管壁回缩，因细支气管腔内黏液栓阻塞、管腔缩窄、肺泡间孔闭合，空气不能完全排出，导致吸入气体量大于呼出气体量，末梢肺组织残气量增多、膨胀，肺泡壁断裂，扩张的肺泡融合成囊腔，导致肺气肿。

2. 细支气管壁和肺泡壁弹性下降　细支气管和肺泡发生慢性炎症时，出现中性粒细胞和单核细胞浸润，释放弹性蛋白酶，破坏溶解肺泡间隔的弹性纤维蛋白，细支气管因失去支撑而管壁塌陷，弹性回缩力降低，导致末梢肺组织含气量增多，形成肺气肿。

3. α_1- 抗胰蛋白酶缺乏　导致弹性蛋白酶数量增多、活性增高，过度降解细支气管及肺泡壁的弹性纤维蛋白、IV型胶原和蛋白聚糖，使肺组织结构受到破坏，弹性回缩力下降，加之肺泡壁断裂，肺囊腔形成，进一步加重肺气肿。

（二）类型

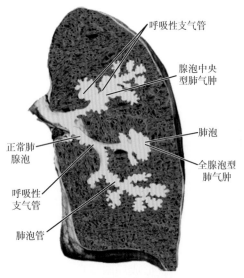

标注（从上到下、从左到右）：呼吸性支气管；腺泡中央型肺气肿；肺泡；正常肺腺泡；全腺泡型肺气肿；呼吸性支气管；肺泡管

图 16-2　肺气肿病变图解

1. 肺泡性肺气肿（alveolar emphysema）　根据累及部位和范围，可分为以下几种（图 16-2）。①腺泡中央型肺气肿：最多见，肺腺泡的中央部分受累，呼吸性细支气管呈囊状扩张，肺泡管、肺泡囊变化不明显；②腺泡周围型肺气肿：呼吸性细支气管基本正常，肺腺泡远端的肺泡管、肺泡囊受累扩张；③全腺泡型肺气肿：肺腺泡的各个部位均受累，包括呼吸性细支气管、肺泡管、肺泡囊及肺泡均呈弥漫性扩张，肺腺泡内布满含气小囊腔。肺泡间隔破坏严重时，气肿囊腔融合成直径超过 1cm 的大囊泡，形成大泡性肺气肿。

2. 间质性肺气肿（interstitial emphysema）　肋骨骨折、胸壁穿透伤或剧烈咳嗽引起肺内压急剧增高等均可导致细支气管或肺泡间隔破裂，使空气进入肺间质形成间质性肺气肿。气体可出现在肺膜下、肺小叶间隔甚至扩散至肺门、纵隔和颈部，形成皮下气肿。

3. 其他类型肺气肿　①不规则型肺气肿：多见于肺组织瘢痕附近，肺泡破裂融合导致局限性肺气肿，肺腺泡不规则受累，部位不确定，也称瘢痕旁肺气肿；②代偿性肺气肿：肺萎缩及肺叶切除后，残余肺组织或肺实变病灶周围肺组织的肺泡代偿性过度充气，一般不伴有气道和肺泡壁的破坏；③老年性肺气肿：由于老年人肺组织出现弥漫性纤维化，弹性回缩力下降，肺残气量增多而导致肺气肿。

（三）病理变化

肉眼观，肺组织体积显著膨大，色苍白，边缘圆钝，柔软而弹性差，表面可见肋骨压痕，指压后压痕不易消退，切面可见扩大的肺泡囊腔，触之捻发音增强。镜下观，肺泡孔扩大，肺泡间隔变窄及断裂，扩张的相邻肺泡融合成较大的囊腔。肺泡壁毛细血管明显减少，肺小动脉内膜呈纤维性增厚。小支气管壁和细支气管壁可见慢性炎症反应（图 16-3）。

（四）病理临床联系和结局

1. 临床病理联系　本病病程进展缓慢。除咳嗽、咳痰等症状外，随着肺气肿程度加重，可出现气促、呼吸困难及胸闷。当合并呼吸道感染时，症状加重，可出现缺氧、酸中毒等症状。典型肺气肿患者，由于肺内残气量明显增多，肺容积增大，肋间隙增宽，膈下降，呈桶状胸，胸廓呼吸运动减弱。

2. 结局　患者可合并多种并发症。①肺源性心脏病：肺气肿时，肺泡间隔毛细血管床受压数量减少，使肺动脉压升高，右心负荷增加。②自发性气胸，见于胸膜下肺大疱破裂。③呼吸衰竭：严重肺气肿，导致肺通气和换气功能障碍，通气血流比例下降，引起缺氧和二氧化碳潴留，发生低氧血症和高碳酸血症。④肺性脑病：由于缺氧、二氧化碳潴留，出现中枢神经精神症状。

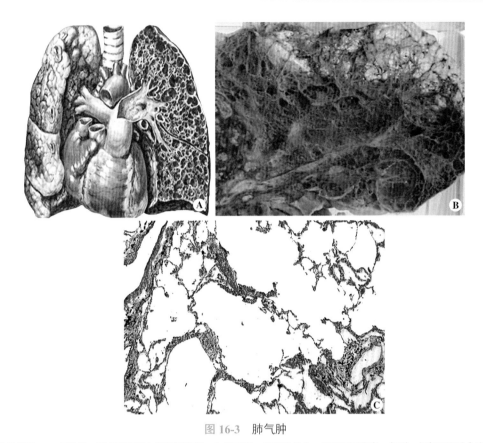

图 16-3　肺气肿

A.肺气肿示意图；B.肉眼观，切面可见扩大的肺泡囊腔；C.镜下观，肺泡孔扩大，肺泡间隔变窄、断裂、相邻肺泡融合成较大囊腔

第 2 节　支气管哮喘和支气管扩张症

一、支气管哮喘

支气管哮喘（bronchial asthma）是多种细胞（如嗜酸性粒细胞、肥大细胞、T 淋巴细胞、中性粒细胞、气道上皮细胞等）参与的以气道可逆性、反复发作、弥漫性痉挛收缩为特征的慢性非特异性炎症性疾病，简称哮喘。这种慢性炎症与气道高反应性相关，通常出现广泛多变的可逆性气流受限，并引起反复发作的喘息、胸闷或咳嗽等症状，常在夜间或清晨发作、加剧，多自行缓解或经治疗缓解；也可产生气道不可逆性缩窄。

1.病因及发病机制

（1）病因　较复杂，来源于环境中的过敏原，如花粉、尘埃、动物毛屑、真菌、某些食品和药品等，主要经呼吸道吸入，诱发哮喘。

（2）发病机制　过敏原进入体内，激活单核细胞、淋巴细胞、肥大细胞及嗜酸性粒细胞等细胞的表面受体，使其合成分泌多种白细胞介素，促进 B 淋巴细胞产生 IgE，促进肥大细胞生成，诱发哮喘。呼吸道感染、寒冷空气、刺激性气体或精神因素也可导致支气管平滑肌痉挛性收缩，引起哮喘发作。

2.病理变化　肉眼观，因残气量增多，肺柔软疏松，过度膨胀，伴有灶性萎缩。镜下观，局部黏膜上皮萎缩、坏死和脱落，黏膜基膜增厚并发生玻璃样变性，黏膜上皮层中杯状细胞增多，黏液腺增生，黏膜下及肌层内可见嗜酸性粒细胞、单核细胞、浆细胞及淋巴细胞浸润。管壁平滑肌肥大，管腔内有黏液栓填塞，黏液栓中可见尖棱状夏科 - 莱登（Charcot-Leyden）结晶及柯什曼螺旋体，前者为嗜酸性粒细胞崩解产物，后者为脱落崩解的上皮细胞与黏液成分构成的螺旋状黏丝。

3.病理临床联系及结局　细支气管痉挛收缩和黏液栓阻塞，导致伴有哮鸣音的呼气性呼吸困难，经休息或治疗可缓解。哮喘反复发作可导致胸廓变形、肺气肿或自发性气胸，继发慢性肺源性心脏病，甚至因窒息或呼吸、循环衰竭而死亡。

二、支气管扩张症

支气管扩张症（bronchiectasis）是指感染、理化、免疫或遗传等原因引起支气管壁肌肉和弹性支撑组织破坏，以小支气管壁的持久性扩张伴纤维性增厚为特征的慢性呼吸道疾病。

1.病因及发病机制　①炎症损伤及支气管阻塞：炎症导致支气管阻塞，分泌物潴留，导致管壁的平滑肌、弹性纤维甚至软骨等支撑结构被破坏。②遗传性或先天性因素：支气管壁发育不良，支气管壁的平滑肌、弹性纤维或软骨薄弱或缺失，管壁弹性下降，导致支气管扩张等。

2.病理变化　肉眼观，病变多位于左肺下叶背部支气管，呈圆柱状或囊状扩张，多单发于一个肺段。扩张细支气管呈圆柱状和囊状，肺呈蜂窝状，腔内见黄绿色黏液脓性或血性渗出物，并继发腐败菌感染而出现恶臭。因支气管黏膜增生肥厚，周围肺组织常发生不同程度的肺萎陷、纤维化和肺气肿，可继发肺脓肿和胸膜炎。镜下观，支气管壁组织破坏，平滑肌、弹性纤维及软骨片断裂、不完整或消失。支气管黏膜上皮修复增生伴鳞状上皮化生，黏膜下血管扩张充血，浆细胞、淋巴细胞及中性粒细胞浸润，支气管周围淋巴组织及纤维组织增生，逐渐导致肺纤维化及瘢痕化（图16-4）。

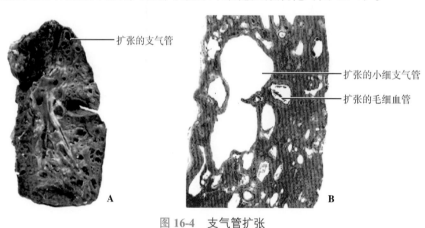

图 16-4　支气管扩张
A.肉眼观；B.镜下观

3.病理临床联系及结局　患者由于支气管慢性炎症及继发的化脓性感染，出现慢性咳嗽、大量脓痰、反复咯血及反复肺部感染，合并支气管壁血管破裂时，可出现痰中带血或咯血，咯血量大时，可致失血性休克或血凝块阻塞气道，因循环衰竭或窒息死亡。患者肺部感染化脓可合并肺脓肿、脓气胸等，导致发热、食欲减退、盗汗、消瘦等全身症状。晚期可合并慢性肺源性心脏病。

第 3 节　慢性肺源性心脏病

慢性肺源性心脏病（chronic cor pulmonale）是指由肺组织、肺血管或胸廓的慢性病变引起肺组织结构和（或）功能异常，导致肺血管阻力增加，肺动脉压力增高，使右心室扩张和（或）肥厚，伴或不伴右心衰竭的心脏病，简称肺心病。我国东北和华北地区发病率较高，冬春寒冷季节多发。

1.病因及发病机制　各种原因导致肺动脉压力增高，是肺心病发病的关键环节。①支气管、肺疾病及肺血管疾病：如慢性阻塞性肺疾病、支气管哮喘、支气管扩张、特发性肺动脉高压、慢性血栓栓塞性肺动脉高压等。②胸廓运动障碍性疾病：如严重胸廓或脊椎畸形及神经肌肉疾病等。③原发性肺泡通气不足、睡眠呼吸暂停综合征等均可产生低氧血症，引起肺血管收缩，导致肺动脉高压。

慢性支气管炎反复发作累及邻近小动脉及缺氧和二氧化碳蓄积使血管痉挛，导致肺血管床减少，再加上血液黏稠度增加和血容量增多等因素，使肺小动脉痉挛收缩，肺循环阻力增大，导致肺动脉高压。长期肺循环阻力增加使右心负荷加重，右心室代偿性肥厚。随着病情发展，可导致右心衰竭。

2. 病理变化

（1）肺脏病理变化　除原发性肺疾病的病理变化外，还有肺内小血管的结构改建，即肌型小动脉中膜肥厚，肺小动脉管壁增厚、变硬，管腔狭窄，腔内血栓形成和机化，肺泡壁毛细血管数量显著减少等。

（2）心脏病理变化　肺动脉压力增高导致右心室压力负荷增大，代偿性肥厚。肉眼观，右心室壁肥厚，右心室心腔扩张占据心尖部，心尖钝圆、肥厚。心脏体积增大，重量增加（图 16-5）。右心室内乳头肌和肉柱显著增粗，肺动脉圆锥显著膨隆。通常以肺动脉瓣下 2cm 处右心室壁肌层厚度超过 5mm（正常 3～4mm）作为诊断肺心病的病理学标准。镜下观，右心室壁心肌细胞肥大，核大深染；也可见心肌由缺氧导致的心肌纤维萎缩、肌浆溶解、横纹消失，间质水肿和纤维化等。

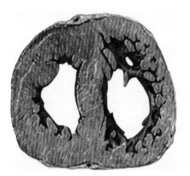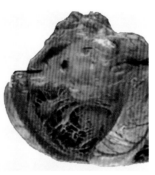

图 16-5　慢性肺源性心脏病（肉眼观）

3. 病理临床联系及结局　患者除原有肺疾病的症状和体征外，还有逐渐加重的呼吸功能不全和右心衰竭的症状和体征，表现为呼吸困难、气急、发绀等。右心衰竭时有心悸、颈静脉怒张、肝脾肿大、下肢水肿等全身淤血的表现。严重者可继发肺性脑病，出现头痛、烦躁不安、抽搐、嗜睡及昏迷等症状。

第 4 节　肺　炎

肺炎（pneumonia）是由各种不同原因引起的肺组织急性渗出性炎症，可由多种病原体、理化因素、过敏因素等引起，是呼吸系统的常见病、多发病。根据病因可分为感染性、理化性及变态反应性肺炎，感染性肺炎又分细菌性、病毒性、支原体性、真菌性和寄生虫性；根据病变性质可分为浆液性、化脓性、纤维素性、干酪性、出血性、机化性或肉芽肿性肺炎等；根据病变范围，又分为小叶性、间质性和大叶性肺炎。

一、细菌性肺炎

（一）大叶性肺炎

大叶性肺炎（lobar pneumonia）是指主要由肺炎链球菌引起的以肺泡内弥漫性纤维蛋白渗出为主的急性炎症。病变起始于肺泡，经肺泡间孔向其他肺泡扩散，致使部分肺段或肺叶发生炎症改变。典型表现为肺实变，通常不累及支气管。以冬春季节高发，多见于既往健康的青壮年男性或有全身及呼吸道慢性疾病的抵抗力下降者。

1. 病因及发病机制　主要由肺炎链球菌感染引起。肺炎链球菌是上呼吸道寄居的正常菌群，当机体免疫功能降低时，细菌侵入呼吸道、肺泡迅速生长繁殖，使肺泡壁毛细血管扩张、通透性增大，浆液及纤维蛋白原大量渗出，引起肺段甚至整个大叶病变。多发生在单侧肺，左肺下叶最多见，其次为右肺下叶，累及胸膜可出现渗出性胸膜炎。

2. 病理变化及病理临床联系　基本病理变化的自然发展过程分为四期（表 16-1）。

表 16-1 大叶性肺炎的病理变化及其病理临床联系

分期	充血水肿期	红色肝样变期	灰色肝样变期	溶解消散期
发生时间	发病后 1～2 天	发病后 3～4 天	发病后 5～6 天	发病后 7 天
肉眼观察	病变肺叶肿胀、重量增加，呈暗红色	病变肺叶肿大，呈暗红色，质实如肝，切面呈灰红颗粒状	同红色肝样变期，但色泽由暗红色转为灰白色	病变肺叶质地变软，色转为灰黄色
镜下观察	肺泡壁充血水肿，肺泡腔内浆液渗出	肺泡壁毛细血管扩张，腔内有大量红细胞和纤维素渗出	肺泡壁毛细血管受压，腔内充满纤维素及中性粒细胞	中性粒细胞变性坏死，纤维素被溶解吸收
临床症状	高热、寒战、咳嗽、咳稀薄样痰	稽留热，呼吸困难，咳铁锈色痰，发绀	同红色肝样变期，但发绀减轻，痰呈黏液脓性	体温下降，症状减轻消退，咳痰增多
X 线检查	呈片状分布的模糊阴影	呈大片致密阴影	呈大片致密阴影	出现不均匀片状阴影

（1）充血水肿期　发病初期，病变肺泡壁毛细血管通透性增高。肉眼观，患侧肺叶肿大、重量增加，呈暗红色，切面能挤出较多泡沫状液体。镜下观，肺泡壁毛细血管扩张、充血，肺泡腔内有大量浆液性渗出物，混有少量红细胞、中性粒细胞及巨噬细胞，并有大量细菌（图 16-6）。

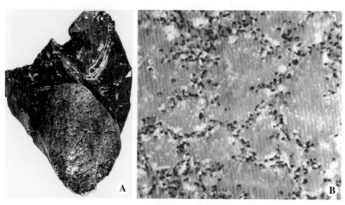

图 16-6 大叶性肺炎充血水肿期
A. 肉眼观；B. 镜下观

此期患者因毒血症出现高热、寒战和外周血白细胞计数增高等表现，咳嗽、咳稀薄样痰。患侧肺听诊可闻及湿啰音。

（2）红色肝样变期　肉眼观，患侧肺叶充血肿胀，呈暗红色，重量增加，质地变实如肝，切面灰红，故称红色肝样变期。病变处胸膜上有渗出物覆盖。镜下观，肺泡壁毛细血管扩张、充血，肺泡腔内充满纤维素和红细胞，有少量中性粒细胞和巨噬细胞。纤维素丝连接成网，穿过肺泡间孔与相邻肺泡中的纤维素网相连（图 16-7）。

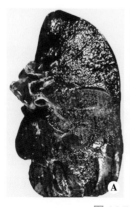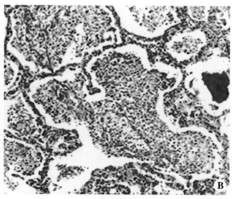

图 16-7 大叶性肺炎红色肝样变期
A. 肉眼观；B. 镜下观

由于渗出物中的大量红细胞被肺泡巨噬细胞吞噬，崩解后形成的含铁血黄素混入痰中，患者咳铁锈色痰。肺实变范围大，肺泡通气和换气功能障碍，动脉血氧分压降低，患者出现发绀或呼吸困难等。胸部X线检查可见大片致密阴影，叩诊实变肺叶呈浊音，触诊语颤增强，胸廓呼吸动度患侧减弱，听诊肺泡呼吸音减弱或消失，可闻及支气管呼吸音。

（3）灰色肝样变期　肉眼观，患侧肺叶仍肿大，呈灰白色，质实如肝，故称灰色肝样变期。镜下观，肺泡腔内纤维素渗出增多，通过相邻肺泡间孔互相连接，纤维素网中有大量中性粒细胞，红细胞几乎消失，肺泡壁毛细血管受压关闭，充血消退（图16-8）。

此期肺泡仍不能充气，由于病变肺组织肺泡壁毛细血管受压，血流量显著减少，痰液逐渐变为黏液脓性。痰中的致病菌被中性粒细胞吞噬杀灭，不易检出致病菌。

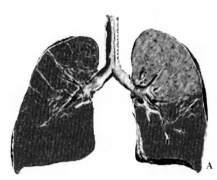
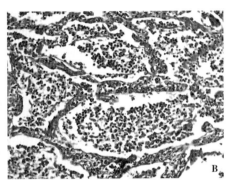

图16-8　大叶性肺炎灰色肝样变期

A. 肉眼观；B. 镜下观

（4）溶解消散期　肉眼观，患侧肺叶体积缩小，质地变软，切面实变病灶消失，渐呈黄色，胸膜渗出物被吸收。镜下观，肺泡腔内大部分中性粒细胞变性、坏死，释放大量蛋白溶解酶，溶解肺泡腔内的纤维素等（图16-9）。

此期患者体温逐渐下降，肺实变症状及体征消失。肺泡内渗出物溶解液化，经气道咳出，部分经淋巴管吸收，坏死细胞碎片经巨噬细胞吞噬而清除，胸膜纤维素性渗出物被溶解吸收或机化，肺组织结构及功能恢复正常。

大叶性肺炎各期病变发展为连续过程，没有绝对界线，同一病变肺叶的不同部位也可呈现不同阶段的病变。由于临床常在早期应用抗生素，大叶性肺炎病变减轻，病程缩短，四个阶段的典型病变已很少见，病变往往呈现为节段性肺炎。

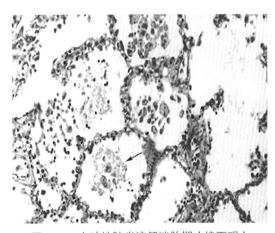

图16-9　大叶性肺炎溶解消散期（镜下观）

肺泡腔内大部分中性粒细胞变性、坏死

3. 结局　预后好，经积极治疗绝大多数患者可以痊愈。肺组织常无坏死，肺泡壁结构未被破坏，愈复后，肺组织可完全恢复其结构和功能。

并发症少见，若细菌毒力较强或治疗不及时、患者抵抗力较低，可发生以下并发症。①肺肉质变：肺组织中性粒细胞渗出过少，释出的蛋白溶解酶不足，不能完全溶解吸收肺泡腔内的纤维素性渗出物，而由肉芽组织取代，也称机化性肺炎（图16-10）。②感染性休克：见于重症患者，由肺炎链球菌或金黄色葡萄球菌感染导致严重的毒血症，是大叶性肺炎最严重的并发症，病死率高。③肺脓肿、脓胸或脓气胸：多见于由金黄色葡萄球菌感

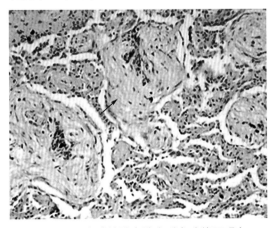

图16-10　大叶性肺炎肺肉质变（镜下观）

染引起的肺炎。病变肺组织坏死、液化，形成脓肿，若累及胸膜，可引起纤维素性化脓性胸膜炎，甚至脓液流入胸腔形成脓胸或脓气胸。④败血症或脓毒败血症：病原菌侵入血流大量繁殖并产生毒素所致，可引起细菌性脑膜炎、细菌性心内膜炎等。⑤胸膜肥厚、粘连：大叶性肺炎时，炎症直接侵犯胸膜导致纤维素性胸膜炎，若纤维素不能被完全溶解吸收而发生机化，则导致胸膜增厚或粘连。

（二）小叶性肺炎

小叶性肺炎（lobular pneumonia）是病原体经支气管入侵播散引起细支气管、终末细支气管及肺泡的急性化脓性炎症，又称为支气管肺炎。临床上出现发热、咳嗽、咳痰、呼吸困难等症状，多见于小儿、年老体弱者。

1. 病因及发病机制　主要由多种细菌混合感染引起，常见的致病菌有葡萄球菌、链球菌、铜绿假单胞菌、流感嗜血杆菌、大肠埃希菌、肺炎克雷伯菌等。

2. 病理变化　主要表现为肺组织内以细支气管为中心的化脓性炎症。肉眼观，双肺表面和切面散在实变病灶，以背侧和下叶多见。病灶大小不等，直径多在 0.5～1.0cm（相当于肺小叶范围），形状不规则，色暗红或灰黄色，病灶中央可见病变细支气管的横断面。重症患者的化脓性病灶互相融合成片，甚至累及全叶，形成融合性支气管肺炎。镜下观，早期病灶内细支气管黏膜充血、水肿，有少量黏液性渗出物附着于管壁。随病情进展，管壁纤毛柱状上皮变性、坏死和脱落，病灶中支气管、细支气管管腔及所属肺泡腔内充满大量中性粒细胞、脓细胞、脱落的肺泡上皮细胞及少量浆液，纤维蛋白很少。病灶周围肺组织充血，可有浆液渗出、肺泡过度扩张，引起代偿性肺气肿（图 16-11）。

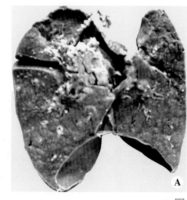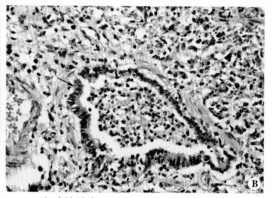

图 16-11　小叶性肺炎

A. 肉眼观；B. 镜下观

3. 病理临床联系及结局　患者咳嗽，咳黏液脓性痰，可有呼吸困难、发绀等表现。X 线检查可见肺内散在分布不规则斑点状或小片状模糊阴影。由于病灶内的细支气管和肺泡含有渗出物，听诊可闻及湿啰音。

经及时有效的治疗，肺内渗出物可完全吸收而痊愈。但婴幼儿、年老体弱者，特别是发生其他严重并发症的患者，预后大多不良。严重者可并发呼吸衰竭、心力衰竭、肺脓肿和脓胸、支气管扩张等。

二、病毒性肺炎

病毒性肺炎（viral pneumonia）是一类多由上呼吸道病毒感染向下蔓延，主要累及肺间质的急性渗出性炎症。症状轻重不等，差别较大，婴幼儿和年老体弱者病情较重。

1. 病因及发病机制　引起肺炎的病毒常见流感病毒、腺病毒、呼吸道合胞病毒、副流感病毒、巨细胞病毒、麻疹病毒、冠状病毒等。

2. 病理变化　主要表现为肺间质的炎症，从支气管、细支气管起病，沿肺间质发展。肉眼观，病变肺组织仅充血水肿而轻度肿大。镜下观，支气管壁、细支气管壁、小叶间隔及肺泡壁等肺间质充血、水肿，淋巴细胞和单核细胞浸润，肺泡壁明显增宽，而肺泡腔内一般无渗出物或仅有少量浆液。渗出物浓缩形成红染的膜状物贴附于肺泡内表面，即透明膜形成。麻疹病毒肺炎，在增生的上皮细胞和多核巨细胞的胞质内或胞核内可检见病毒包涵体。病毒包涵体常呈圆形，嗜酸性染色，约红细胞大小，其周围常有一清晰的透明晕，检见病毒包涵体是病理组织学诊断病毒性肺炎的重要依据（图 16-12）。

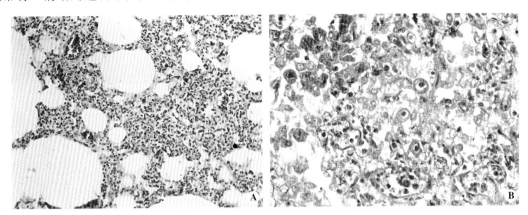

图 16-12　病毒性肺炎（镜下观）

A.肺泡间质增宽，血管充血，淋巴细胞及单核细胞浸润；B.大量巨噬细胞浸润，可见病毒包涵体

3. 病理临床联系及结局　因支气管、细支气管壁受炎症刺激，患者出现咳嗽，早期因肺泡腔内一般无渗出物或仅有少量浆液，表现为干咳。肺部无实变体征，听诊无啰音。患者出现呼吸困难、发绀等症状。重症患者由于肺泡内透明膜形成，缺氧及中毒症状明显，可导致心力衰竭、呼吸衰竭甚至死亡。

三、支原体肺炎

支原体肺炎（mycoplasma pneumonia）是由肺炎支原体引起的呼吸道和肺部的急性间质性炎症。常同时有咽炎、支气管炎，儿童及青年人多见。

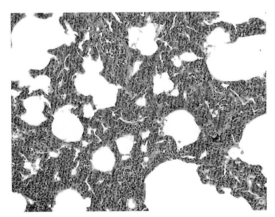

支原体肺炎的病灶常仅累及一个肺叶，下叶多见。病变主要发生于肺间质，呈节段性分布，实变不明显。肉眼观，病灶呈暗红色，切面可有少量红色泡沫状液体溢出，气管或支气管腔内可见黏液性渗出物，胸膜光滑未受累。镜下观，肺泡间隔明显增宽，血管扩张、充血，间质水肿，大量淋巴细胞、浆细胞和单核细胞浸润。肺泡腔内无渗出物或仅有少量混有单核细胞的浆液渗出。小、细支气管壁及其周围组织充血、水肿，淋巴细胞

图 16-13　支原体肺炎（镜下观）

及单核细胞浸润，若合并细菌感染，可见中性粒细胞浸润（图 16-13）。

患者起病较急，多有乏力、发热、头痛、咽喉痛、气促及胸痛等症状，咳嗽常为干性呛咳或刺激性咳，后期伴有咳黏液痰。肺部听诊可闻及干、湿啰音。胸部 X 线检查可见肺部呈节段性纹理增加及网状或斑片状阴影。大多数支原体肺炎预后良好。

大叶性肺炎、小叶性肺炎和间质性肺炎的鉴别要点见表 16-2。

表 16-2　大叶性肺炎、小叶性肺炎和间质性肺炎比较

比较项目	大叶性肺炎	小叶性肺炎	间质性肺炎
病因	肺炎链球菌	多由毒力较弱的细菌感染所致或为某些疾病的并发症	病毒、肺炎支原体
病变性质	主要为肺大叶的急性纤维素渗出性炎	主要为肺小叶急性化脓性炎	主要为以肺间质淋巴细胞、单核细胞浸润为主的渗出性炎

续表

比较项目	大叶性肺炎	小叶性肺炎	间质性肺炎
肉眼观察	肺实变,累及一个肺段或肺叶,呈暗红或灰白色	病灶散在分布,双肺下叶背侧多见,呈暗红或灰黄色	病变常位于一侧肺,呈斑片状
镜下观	肺泡腔内大量纤维素渗出	以细支气管为中心的肺组织大量中性粒细胞渗出	肺泡壁增宽、充血、水肿,淋巴细胞、单核细胞浸润
临床特点	突然寒战、高热、胸痛,咳铁锈色痰	发热、咳嗽,咳黏液脓性痰	发热、乏力、刺激性咳
结局及并发症	大多痊愈,少数并发肺肉质变、感染性休克	多数痊愈,少数并发心力衰竭、呼吸衰竭而死亡	支原体肺炎预后良好,病毒性肺炎预后较差,可并发中毒性脑病

第 5 节　肺尘埃沉着病

肺尘埃沉着病是由长期吸入有害粉尘并沉积于肺引起的以广泛肺纤维化为主要病变的肺疾病,又称尘肺。硅沉着病又称硅肺(矽肺),是指由长期吸入大量游离二氧化硅(SiO_2)粉尘引起的以肺部广泛结节性纤维化为主要病理改变的肺疾病,是肺尘埃沉着病中最常见、进展最快、危害最严重的一种类型。本节主要介绍硅沉着病。

(一)病因及发病机制

长期从事开矿、采石及在石英加工厂、玻璃厂、耐火材料厂、陶瓷厂等工作,长期吸入大量游离 SiO_2 粉尘,空气中硅尘微粒的浓度越高,吸入越多,接触时间越长,微尘颗粒越小,发病率越高。硅尘颗粒越小,致病力越强。

(二)病理变化

本病的基本病变特征是硅结节(siliconic nodule)形成和弥漫性肺纤维组织增生。硅结节呈圆形或椭圆形,境界清楚,直径 2～5mm,灰白色,质硬,触之有砂粒感。硅结节形成分三个阶段:①细胞性结节,由吞噬硅尘微粒的巨噬细胞聚集而成;②纤维性结节,由成纤维细胞、纤维细胞和胶原纤维构成;③玻璃样结节,由纤维性结节发生玻璃样变性而形成(图 16-14)。玻璃样变性从结节中央开始,逐渐向四周发展。镜下观,典型的硅结节呈同心圆样,胶原纤维呈旋涡状排列。结节中心可见内膜增厚的血管。肺内还有不同程度的弥漫性间质纤维化。晚期硅结节与纤维化的肺组织融合成团块状,团块的中央由于缺血、缺氧而发生坏死,形成硅肺性空洞,胸膜由于纤维组织弥漫性增生而广泛增厚。

根据肺内硅结节的数量、直径大小、分布范围和肺纤维化的程度,将硅肺分三期。

1. Ⅰ期硅肺　硅结节主要局限在肺门淋巴结内,肺组织中硅结节数量较少,直径为 1～3mm,主要分布在两肺中、下叶近肺门处。胸部 X 线检查可见肺门阴影增大,密度增大,肺内可见少量的硅结节阴影,胸膜可有硅结节形成。肺的重量、体积和硬度无明显改变。

2. Ⅱ期硅肺　硅结节数量增多,弥散于全肺,仍以中、下肺叶靠近肺门附近比较集中,病变范围不超过全肺 1/3。胸部 X 线检查可见肺门阴影增大、致密,肺内的硅结节阴影密集。肺的重量增加、体积增大、硬度增强。

3. Ⅲ期硅肺　硅结节密集融合成团块。胸部 X 线检查可见在肺内有直径超过 2cm 的巨大结节阴影,胸膜增厚,肺门淋巴结肿大,密度增加,出现蛋壳样钙化,病变范围往往超过全肺的 2/3,肺纤维化明显,可有硅肺性空洞形成。肺的重量明显增加和硬度明显增强。新鲜肺标本可竖立不倒(图 16-15),入水下沉。切开时阻力甚大,并有砂粒感。

(三)病理临床联系及结局

本病临床表现与接触粉尘浓度、硅含量、接尘年限有显著关系,以慢性最常见。早期无症状或症

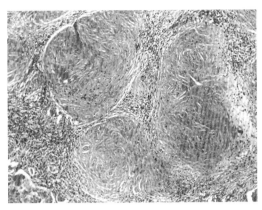

图 16-14　硅肺玻璃样结节（镜下观）

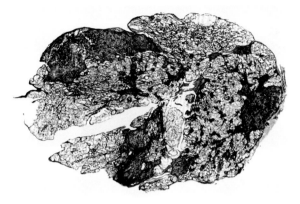

图 16-15　Ⅲ期硅肺（肉眼观）

状不明显，随着病情的进展可出现多种症状。硅肺若治疗不及时，可导致以下并发症。①肺结核病：硅肺易合并结核病，称为硅肺结核病。其机制可能是肺间质弥漫性纤维化，导致血管闭塞、肺组织缺血，以及游离二氧化硅对肺巨噬细胞的毒性作用，降低了肺组织对结核杆菌的防御能力。②慢性肺源性心脏病：肺间质弥漫性纤维化，导致毛细血管床减少。缺氧引起肺小动脉痉挛，导致肺循环阻力增加，导致肺动脉高压和右心室肥大、扩张。③肺气肿和自发性气胸：晚期常并发阻塞性肺气肿和肺大疱，肺大疱破裂可引起自发性气胸。④感染：硅肺患者因为抵抗力低，易继发细菌或病毒感染而死亡。

第 6 节　呼吸系统常见肿瘤

一、鼻　咽　癌

鼻咽癌（nasopharyngeal carcinoma，NPC）是鳞状上皮起源或起源于鳞化的纤毛柱状上皮的恶性上皮性肿瘤，是发生于鼻咽部的常见恶性肿瘤。发病与 EB 病毒感染、环境因素和遗传因素有关。

病变常见于鼻咽顶部，其次为侧壁和咽隐窝。早期表现为局部黏膜粗糙或呈颗粒状，或隆起于黏膜形成小结节，病变继续进展，形成结节型、菜花型、浸润型、溃疡型肿块，以结节型最常见。组织学类型有鳞状细胞癌、腺癌、泡状核细胞癌、未分化癌等。

早期症状多不明显，常被漏诊或误诊。晚期有头痛、鼻塞、鼻出血、涕中带血、耳鸣、听力减退、头痛、复视、颈部肿块等。肿瘤向上蔓延可侵犯并破坏颅底骨，以卵圆孔处被破坏最为多见。早期即可发生淋巴道转移，也可经血行转移到肝、肺、骨等处。

二、喉　　癌

喉癌（carcinoma of larynx）是来源于喉黏膜上皮组织的恶性肿瘤。最常见的为鳞状细胞癌，多见于中老年男性。可能与吸烟、酗酒、长期吸入有害物质及乳头状瘤病毒感染等因素有关。

喉癌以声带癌最常见，其次为声门上癌。肉眼观，肿块呈乳头状、疣状或菜花状隆起，可形成溃疡。组织学类型，95%～98% 是鳞状细胞癌，2% 是腺癌，原位癌较少见。

患者早期常有声音嘶哑，呈进行性加重，咽喉部异物感，吞咽不适，咽下疼痛或伴刺激性咳嗽、痰中带血，严重时有呼吸困难及颈部肿块。喉癌向黏膜下浸润，可侵犯邻近的软组织和甲状软骨，向前侵犯甲状腺，向后累及食管，向下可蔓延到气管。多经淋巴道转移至颈部淋巴结。

三、原发性支气管肺癌

原发性支气管肺癌是指起源于支气管黏膜或腺体的恶性肿瘤，简称肺癌（lung cancer）。肺癌是我国乃至世界范围内发病率和死亡率最高的恶性肿瘤之一。近年来，我国肺癌的发病率和死亡率呈明显上升趋势。吸烟、环境污染、职业暴露、既往慢性肺部疾病（慢性阻塞性肺疾病、肺结核、肺纤维化）

和家族肿瘤疾病史等均是罹患肺癌的危险因素。

（一）病理变化

1.肉眼类型　根据发生部位肺癌可分为中央型、周围型和弥漫型三种类型。

（1）中央型　最多见。癌肿位于肺门部，由主支气管或叶支气管黏膜上皮癌变形成。早期癌细胞浸润管壁，管壁弥漫性增厚，管腔狭窄甚至闭塞；随病情进展，癌细胞累及支气管周围肺组织，并经淋巴道转移至支气管肺门淋巴结，在肺门部融合成环绕癌变支气管的巨大肿块，与正常肺组织界限不清（图6-16A）。

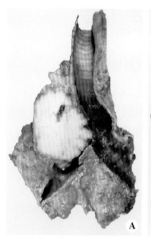
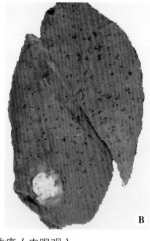

图 16-16　肺癌（肉眼观）
A.中央型肺癌；B.周围型肺癌

（2）周围型　发生于肺段或其远端支气管，在靠近脏胸膜的肺叶周边部形成球形或结节状肿块，无包膜，直径 2 ～ 8cm，与周围正常肺组织界限较清晰，可侵犯胸膜（图 16-16B）。

（3）弥漫型　最少见，癌细胞起源于末梢肺组织，沿肺泡管、肺泡弥漫性浸润生长，侵及部分肺大叶或全肺叶。呈大小不等的结节散布于多个肺叶内，需与肺炎和肺转移癌鉴别。

2.组织学类型

（1）鳞状细胞癌　为肺癌中最常见的类型，多为中央型肺癌。老年男性多见，且多有吸烟史。经纤维支气管镜检查易发现，痰脱落细胞学检查阳性率也最高，且肿块生长缓慢，转移较晚。根据癌细胞分化程度分高分化、中分化和低分化三型。

（2）腺癌　患者多为女性。由于肺腺癌多发于细小支气管上皮，多为周围型肺癌。肿块多位于胸膜下，直径多在 4cm 以上，常累及胸膜。肺腺癌也分为高分化、中分化和低分化三型。肉眼观，肿块呈弥漫性或多结节性生长。镜下观，肺泡管和肺泡异常扩张，内壁被覆单层或多层柱状癌细胞，形成腺样结构。

（3）腺鳞癌　少见，发生于支气管上皮具有多向分化潜能的干细胞，可分化为鳞状细胞癌和腺癌。

（4）小细胞癌　患者多为中老年男性，与吸烟密切相关。小细胞肺癌是一种具有异源性神经内分泌功能的肿瘤，故又称小细胞神经内分泌癌。该型肺癌多为中央型，生长迅速，早期可发生转移，手术切除效果差，对化疗及放疗敏感，恶性程度高，5 年生存率低。镜下观，癌细胞很小，呈圆形或卵圆形，形似淋巴细胞，胞质少，核浓染，形似裸核；也可呈短梭形，形似燕麦，称燕麦细胞癌。癌细胞常弥漫分布，由结缔组织分隔包绕；可环绕小血管形成假菊形团或管状结构（图 16-17）。

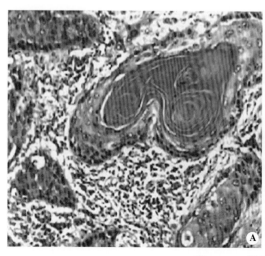
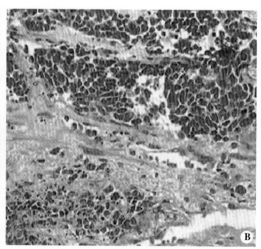

图 16-17　肺癌（镜下观）
A.鳞状细胞癌；B.小细胞癌

（5）大细胞癌　多发于大支气管，癌细胞形成实体癌巢，肿块较大。镜下观，癌细胞体积大，胞质丰富，癌细胞异型性高，核分裂象多见，可见多核癌巨细胞或胞质空亮的透明细胞，又称为大细胞未分化癌。恶性程度高，生长迅速，可早期侵入血管导致广泛转移，生存期多在 1 年以内。

（6）肉瘤样癌　少见，癌细胞分化差，恶性程度极高。根据细胞形态及构成成分，可分为多形性癌、梭形细胞癌、巨细胞癌和癌肉瘤等亚型。

（二）病理临床联系

早期肺癌多无明显症状，临床上多数患者出现症状就诊时已属晚期，晚期肺癌患者整体 5 年生存率不高。患者会因咳嗽、痰中带血、胸痛、气急和咯血而就诊，肺癌患者临床症状及体征与肿块所在部位、大小及转移浸润范围有关。中央型肺癌可表现出相应的呼吸道症状，周围型肺癌早期常无呼吸道症状。随着病情的发展，可出现相应的呼吸道症状或转移相关症状。

早发现、早诊断和早治疗对于提高肺癌的治愈率和患者生存率至关重要。

第 7 节　呼吸功能不全

呼吸功能不全（respiratory insufficiency）是指由外呼吸功能严重障碍导致动脉血氧分压（PaO_2）降低，伴有或不伴有动脉血二氧化碳分压（$PaCO_2$）升高的病理过程。在海平面静息状态下，PaO_2 低于 60mmHg 伴有或不伴 $PaCO_2$ 高于 50mmHg，并伴有一系列生理功能和代谢紊乱的临床综合征称为呼吸衰竭（respiratory failure），其是呼吸功能不全的晚期失代偿阶段。根据血气分析，呼吸功能不全分为低氧血症型（Ⅰ型）和低氧血症伴有高碳酸血症型（Ⅱ型）；根据发病机制不同，分为通气性和换气性呼吸功能不全；根据原发病变部位不同，分为中枢性和外周性呼吸功能不全；根据发病的缓急，分为急性和慢性呼吸功能不全。

一、原因及发生机制

外呼吸包括肺通气和肺换气，前者指肺泡气与外界气体进行交换的过程，后者指肺泡气与血液之间气体进行交换的过程（图 16-18）。

（一）肺通气功能障碍

1. 限制性通气障碍　是指吸气时肺泡扩张受限引起的通气不足（图 16-19）。

（1）呼吸肌功能障碍　①中枢或周围神经系统病变，如脑炎、脊髓炎、脑血管意外等，或应用过量镇静药、麻醉药等；②呼吸肌病变，如肌肉萎缩、重症肌无力、低钾血症等。

（2）胸廓与肺的顺应性下降　见于胸廓畸形、胸膜增厚、肺纤维化、肺泡表面活性物质减少等，胸廓与肺的顺应性下降，使肺泡扩张受限，通气量减少。

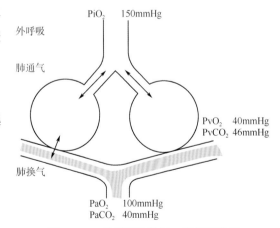

图 16-18　外呼吸肺通气、换气示意图

PiO_2：吸入气氧分压；$PvCO_2$：静脉血二氧化碳分压；
PvO_2：静脉血氧分压

2. 阻塞性通气障碍　是指由气道狭窄或阻塞所致的通气障碍。见于气管痉挛、管壁肿胀或纤维化、管腔被黏液、渗出物、异物等阻塞，如慢性支气管炎、阻塞性肺气肿、支气管哮喘、喉头水肿、急性异物堵塞等。可分为中央性气道阻塞和外周性气道阻塞。

（1）中央性气道阻塞　是指气管分叉处以上的气道阻塞。若阻塞位于胸外，吸气时气道内压明显低于大气压，气管受压，使气道阻力加大，而呼气时气道内压高于大气压，气道阻塞减轻，表现为吸气性呼吸困难。若阻塞位于胸内，吸气时由于胸膜腔内压降低，气道内压高于胸膜腔内压，使阻塞的气道扩张，呼气时胸膜腔内压高于气道内压，压迫气道，使气道狭窄加重，表现为呼气性呼吸困难。

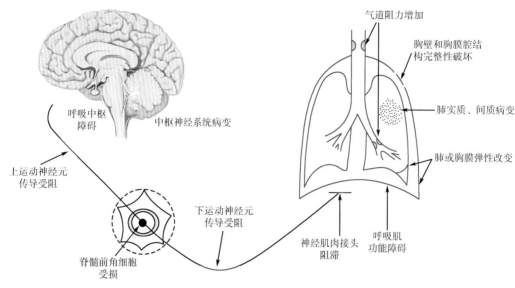

图 16-19　呼吸功能不全的原因示意图

（2）外周性气道阻塞　是指内径小于 2mm 的细支气管阻塞。由于细支气管无软骨，管壁薄，与肺泡紧密相连，其内径可随呼吸运动而发生变化。吸气时随着肺泡的扩张，细支气管受周围组织牵拉，其内径变大，阻塞减轻；呼气时胸膜腔内压高于气道内压，气道受压，阻塞加重，表现为呼气性呼吸困难。

（二）肺换气功能障碍

1. 弥散障碍　指由肺泡膜面积减少、肺泡膜异常增厚或弥散时间缩短引起的气体交换障碍。常见原因如下。①肺泡膜面积减少：正常成人肺泡膜总面积为 80m²。当肺泡膜面积减少一半以上时，则发生换气功能障碍。常见于肺实变、肺不张、肺叶切除等。②肺泡膜厚度增加：常见于肺水肿、肺泡透明膜形成、肺纤维化等时，可因弥散距离增宽而弥散速度减慢。③弥散时间缩短：心输出量增加和肺血流加快时，血液和肺泡接触时间过短，会使气体交换不充分。

2. 肺泡通气血流比例失调　正常人在静息状态下，肺泡每分通气量（VA）约为 4L，每分钟肺血流量（Q）约为 5L，两者的比值（VA/Q）约为 0.8。肺泡通气血流比例失调表现为两种形式。

（1）部分肺泡通气不足　支气管哮喘、慢性支气管炎、阻塞性肺气肿等引起的呼吸道阻塞，以及肺纤维化、肺水肿等引起的限制性通气障碍，可导致肺泡通气严重不均。病变重的部分肺泡通气明显减少，而血流未相应减少，使 VA/Q 显著降低，以致流经这部分肺泡的静脉血未经充分动脉化便掺入动脉血内，类似动静脉短路，故称功能性分流，又称静脉血掺杂。

（2）部分肺泡血流不足　肺动脉栓塞、DIC、肺动脉血管收缩等，都可使肺泡血流减少，VA/Q 显著增大，患部肺泡血流减少而通气相对较多，肺泡通气量不能被充分利用，相当于生理无效腔内气量，称无效腔样通气。

3. 解剖分流增加　生理情况下，肺内也存在解剖分流，即一部分静脉血经支气管静脉和极少的肺内动静脉交通支直接流入肺静脉。支气管扩张症可伴有支气管血管扩张和肺内动静脉短路开放，使解剖分流量增加，静脉血掺杂增多。解剖分流的血液完全未经气体交换过程，故称真性分流。在肺实变和肺不张时，病变肺泡完全失去通气功能，但仍有血流，流经的血液完全未进行气体交换而掺入动脉血，类似解剖分流。

呼吸功能不全的发生机制中，单纯通气不足、弥散障碍、肺内分流增加或无效腔增加的情况较少见，往往是几个因素同时存在或相继发生作用。例如，在急性呼吸窘迫综合征（ARDS）时，既有由肺不张引起的肺内分流，又有由微血栓形成和肺血管收缩引起的无效腔样通气，还有由肺水肿引起的气体弥散功能障碍等。

二、机体代谢和功能变化

（一）机体代谢紊乱

1. 酸碱平衡紊乱

（1）代谢性酸中毒　严重缺氧时无氧代谢加强，乳酸等酸性产物增多，可引起代谢性酸中毒。此时血液电解质主要有以下变化：①血清 K^+ 浓度增高。由于酸中毒，细胞内 K^+ 外移及肾小管排 K^+ 减少，导致高血钾；②血清 Cl^- 浓度增高。代谢性酸中毒时由于 HCO_3^- 降低，肾排 Cl^- 减少，故血清 Cl^- 常增加。

（2）呼吸性酸中毒　Ⅱ型呼吸衰竭时，大量 CO_2 潴留可引起呼吸性酸中毒，此时可发生高血钾和低血氯。造成低血氯的主要原因：高碳酸血症使红细胞中 HCO_3^- 生成增多，HCO_3^- 与细胞外 Cl^- 交换使 Cl^- 转移入细胞，另外，酸中毒时，肾排 Cl^- 增加，均使血清 Cl^- 降低。当呼吸性酸中毒合并代谢性酸中毒时，血 Cl^- 可正常。

（3）呼吸性碱中毒　Ⅰ型呼吸衰竭时，因缺氧引起肺过度通气，可发生呼吸性碱中毒。此时患者可出现血 K^+ 降低，血 Cl^- 增加。

2. 电解质代谢紊乱
酸中毒时，K^+ 向细胞外转移引起高血钾；代谢性酸中毒时，由于 HCO_3^- 减少，肾排 Cl^- 减少，可出现高血氯；碱中毒出现低血钾等。

（二）机体功能变化

1. 呼吸系统
当 PaO_2 低于 60mmHg 时可反射性增强呼吸运动，严重缺氧对呼吸中枢有直接抑制作用，当 PaO_2 低于 30mmHg 时，此作用可大于反射性兴奋作用而使呼吸抑制。$PaCO_2$ 升高可兴奋呼吸中枢，引起呼吸加深加快；但当 $PaCO_2$ 超过 80mmHg 时，则抑制呼吸中枢。中枢性呼吸功能不全时呼吸浅而慢，可出现潮式呼吸、间停呼吸、抽泣样呼吸、叹气样呼吸等呼吸节律紊乱，其中以潮式呼吸最常见。

2. 中枢神经系统
对缺氧最敏感，当 PaO_2 降至 60mmHg 时，可出现智力和视力轻度减退。如 PaO_2 迅速降至 $40 \sim 50mmHg$ 以下，会引起一系列神经精神症状，如头痛、定向与记忆障碍、嗜睡等。$PaCO_2$ 超过 80mmHg 时，可引起头痛、头晕、烦躁不安、言语不清、扑翼样震颤、嗜睡、抽搐及呼吸抑制等，称为二氧化碳麻醉。由呼吸功能不全引起的脑功能障碍称为肺性脑病，其发生机制：①酸中毒和缺氧使脑血管扩张，血管内皮损伤使其通透性增加，导致脑间质水肿。缺氧还影响钠泵功能，使脑细胞水肿。严重时可导致脑疝形成。②酸中毒时，脑脊液的 pH 降低，脑电活动障碍。神经细胞酸中毒一方面可增强脑谷氨酸脱羧酶活性，使 γ- 氨基丁酸生成增多，导致中枢抑制；另一方面可增强磷脂酶活性，使溶酶体水解酶释放，引起神经细胞和组织损伤。

3. 循环系统
PaO_2 降低和 $PaCO_2$ 升高可兴奋心血管运动中枢，使心率加快、心肌收缩力增强、外周血管收缩；呼吸运动增强使静脉回流增加，导致心输出量增加。严重缺氧和 CO_2 潴留可直接抑制心血管中枢和心脏活动，扩张血管，导致血压下降、心肌收缩力下降、心律失常等。呼吸功能不全可累及心脏，主要引起右心肥大与衰竭，并发肺源性心脏病。

4. 肾功能
缺氧和 CO_2 潴留通过兴奋交感神经引起肾血管收缩，使肾血流量减少、肾小球滤过率降低，出现不同程度的肾损害，如尿中出现蛋白质、红细胞、白细胞及管型等。

5. 胃、肠道功能
严重缺氧可使胃壁血管收缩，因而能降低胃黏膜的屏障作用，CO_2 潴留可增强胃壁细胞的碳酸酐酶活性，使胃酸分泌增多，故呼吸功能不全时可出现胃肠黏膜糜烂、坏死、出血及溃疡形成等。

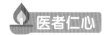
医者仁心

践行医者使命的好医生——邓宏平

　　2020年，面对突如其来的新型冠状病毒肺炎疫情，全国上下众志成城，涌现出了一大批人民的好医生。武汉大学人民医院血管外科主任邓宏平，面对已出现严重呼吸衰竭且危在旦夕的患者韩杰，就地在隔离病房实施紧急手术，凭借丰富的临床经验，成功搭建了体外膜氧合器（ECMO）血管通路，将患者从生死线上拉了回来。回忆起当天"盲穿"大血管，邓宏平说，危重症患者的病情一刻都不能耽误。只要有任何希望，我们都不能放弃，这是一个医者的使命。

目标检测

一、名词解释

1. 慢性阻塞性肺气肿　2. 支气管哮喘　3. 小叶性肺炎
4. 肺肉质变　5. 慢性肺源性心脏病　6. 慢性支气管炎
7. 呼吸功能不全　8. 功能性分流　9. 无效腔样通气
10. 二氧化碳麻醉

二、单项选择题

1. 慢性支气管炎患者咳痰的病变基础是（　　）
　　A. 支气管壁充血、水肿和以淋巴细胞为主的慢性炎症细胞浸润
　　B. 支气管壁瘢痕形成
　　C. 软骨萎缩、钙化或骨化
　　D. 支气管黏膜上皮细胞变性、坏死
　　E. 支气管壁腺体肥大、增生，浆液腺的黏液化

2. 慢性支气管炎黏膜上皮容易发生的化生是（　　）
　　A. 黏液上皮化生　　B. 移行上皮化生
　　C. 肠上皮化生　　D. 杯状上皮化生
　　E. 鳞状上皮化生

3. 下列关于肺源性心脏病的描述，哪项是错误的（　　）
　　A. 肺肌型小动脉壁增厚
　　B. 持续性肺动脉高压是发病基础
　　C. 大循环淤血
　　D. 肺淤血
　　E. 多由慢性阻塞性肺气肿引起

4. 患者，男，72岁。反复咳喘26年，气促、心悸11年，近1周症状加剧，不能平卧。体检：桶状胸，两肺闻及干湿性啰音，心率118次/分，心律不齐，心界向左下扩大。血气分析 PaO_2 50mmHg，$PaCO_2$ 55mmHg。可能诊断是（　　）
　　A. 急性左心衰竭、慢性支气管炎
　　B. 支气管哮喘急性发作
　　C. 心源性哮喘
　　D. 肺心病、呼吸衰竭
　　E. 冠心病合并心力衰竭

5. 大叶性肺炎主要由下列哪种病原微生物感染引起（　　）
　　A. 腺病毒　　B. 肺炎支原体
　　C. 大肠埃希菌　　D. 铜绿假单胞菌
　　E. 肺炎链球菌

6. 下列有关小叶性肺炎的叙述，哪项不正确（　　）
　　A. 严重者形成融合性支气管肺炎
　　B. 可并发肺脓肿和脑脓肿
　　C. 病灶周围肺组织充血
　　D. 两肺散在病灶，以上叶多见
　　E. 细支气管和肺泡的化脓性炎

7. 下列哪项不符合病毒性肺炎的描述（　　）
　　A. 上皮细胞内可见病毒包涵体
　　B. 间质性肺炎
　　C. 以中性粒细胞浸润为主
　　D. 常见病因是流感病毒感染
　　E. 可有透明膜形成

8. 下列关于支原体肺炎的叙述不正确的是（　　）
　　A. 由肺炎支原体引起　　B. 预后较差
　　C. 胸膜光滑　　D. 慢性炎症细胞浸润
　　E. 间质性肺炎

9. 大叶性肺炎时不会发生（　　）
　　A. 肺肉质变　　B. 肺出血性梗死
　　C. 肺脓肿、脓胸　　D. 败血症
　　E. 感染性休克

10. 患者骤起畏寒、高热、胸痛，咳嗽、咳铁锈色痰时，最有可能是（　　）
　　A. 小叶性肺炎　　B. 军团菌肺炎
　　C. 病毒性肺炎　　D. 大叶性肺炎
　　E. 支原体肺炎

11. 影响气道阻力的主要因素是（　　）
　　A. 气道内径　　B. 气道长度
　　C. 气道形态　　D. 气流形式
　　E. 气流速度

12. 功能性分流是指（　　）
　　A. 部分肺泡通气不足
　　B. 部分肺泡血流不足
　　C. 肺泡血流不足而通气正常
　　D. 肺泡通气不足而血流正常
　　E. 动静脉吻合支开放

（石娅莉　郭红丽）

第17章

消化系统疾病

第1节 胃 炎

胃炎（gastritis）是各种病因引起的胃黏膜的炎症，可分为急性胃炎和慢性胃炎。

一、急性胃炎

急性胃炎（acute gastritis）常由理化因素及微生物感染引起，根据病因和病理改变可分为以下几种。

1. 急性刺激性胃炎（acute irritated gastritis） 又称单纯性胃炎，常由暴饮暴食、食用过热或刺激性食物等所致，常与肠炎并存，临床又称急性胃肠炎。病变特点为胃黏膜充血、水肿，有时可见糜烂。

2. 急性腐蚀性胃炎（acute corrosive gastritis） 常由误服强酸、强碱或者其他腐蚀性化学剂所致。患者误食后立即出现胸骨后和上腹部剧烈疼痛、频繁呕吐，甚至出现呕血。病变特点为胃黏膜成片坏死、脱落，表面结痂或脱落形成溃疡，严重者可穿孔。

3. 急性出血性胃炎（acute hemorrhagic gastritis） 常由服用某些药物（如水杨酸类药物）或过量饮酒所致，严重创伤、烧伤、大手术等引起的应激反应也可诱发。临床表现为腹痛、呕吐、呕血和便血。胃黏膜出血合并轻度糜烂，亦可见浅表溃疡形成。

4. 急性感染性胃炎（acute infective gastritis） 可由败血症、脓毒血症所致，也可由胃外伤后细菌直接感染引起。病原菌常为金黄色葡萄球菌、链球菌或大肠埃希菌。

二、慢性胃炎

慢性胃炎（chronic gastritis）是消化系统常见病，是由多种病因引起的胃黏膜慢性非特异性炎症或萎缩病变。常见的原因：①幽门螺杆菌感染，是慢性胃炎的最主要病因；②进食过冷、过热及粗糙、刺激性食物等不良饮食习惯可致胃黏膜损伤。③自身免疫性胃炎，患者体内产生针对胃组织不同组分的自身抗体，造成组织破坏或功能障碍。④其他：如胆汁反流，应用抗血小板药物、非甾体抗炎药（NSAID），摄入过量酒精等。

根据病理改变不同，慢性胃炎可分为以下四种类型。

1. 慢性浅表性胃炎（chronic superficial gastritis） 是最常见的胃黏膜病变。发生在胃的各部，以胃窦部最常见，又称慢性单纯性胃炎。多数患者经治疗后可痊愈，少数转变为慢性萎缩性胃炎。

病理变化：胃黏膜充血、水肿，呈淡红色，表面有灰白色或灰黄色黏液性渗出物，可见点状出血或糜烂。镜下观，黏膜浅层（胃黏膜全层的上 1/3）充血、水肿，淋巴细胞和浆细胞浸润或伴有出血、糜烂，黏膜层固有腺体无变化（图 17-1）。

2. 慢性萎缩性胃炎（chronic atrophic gastritis） 由慢性浅表性胃炎发展而来，也可能与自身免疫有关。病变多见于胃窦。由于黏膜腺体萎缩、壁细胞和主细胞明显减少，患者出现不同程度的

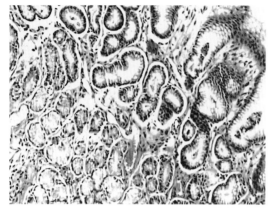

图 17-1　慢性浅表性胃炎（镜下观）

食欲下降、消化不良、消瘦等症状，可伴有上腹部不适或疼痛。

病理变化：正常胃黏膜的橘红色消失，代以灰白色或灰黄色；萎缩区胃黏膜明显变薄，周围的正常胃黏膜隆起，萎缩区胃黏膜与周围正常胃黏膜分界清楚；黏膜层变薄，黏膜下血管清晰可见，表面呈颗粒状，可见出血和糜烂（图 17-2A）。镜下观，黏膜层变薄，腺体萎缩或消失，伴有肠上皮化生，胃黏膜上皮出现了杯状细胞和帕内特细胞；固有层有淋巴细胞和浆细胞浸润，可见淋巴滤泡形成（图 17-2B）。

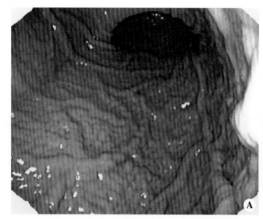
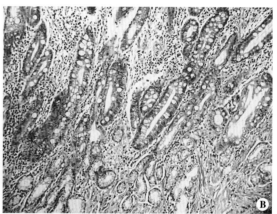

图 17-2　慢性萎缩性胃炎

A. 肉眼观，黏膜颜色灰白，呈灶状分布；B. 镜下观，胃黏膜上皮被肠型上皮替代，出现较多杯状细胞，固有层细胞大量炎症细胞浸润

链接

慢性萎缩性胃炎的分型

A 型与 B 型慢性萎缩性胃炎的比较

比较项目	A 型	B 型
病变好发部位	胃底、胃体部	胃窦部
病因及发病机制	自身免疫性疾病	可能与酗酒、吸烟、滥用药物等有关
胃黏膜分泌	分泌明显增多	分泌减少
与癌变关系	不明显	密切
血清抗内因子自身抗体	有	无
恶性贫血	有	无
维生素 B_{12} 吸收障碍	有	无
血清抗壁细胞自身抗体	有	无

3. 慢性肥厚性胃炎（chronic hypertrophic gastritis）　少见。胃镜可见胃黏膜肥厚，皱襞呈脑回状；黏膜皱襞上有许多疣状小结；隆起的黏膜面可见糜烂。镜下观，腺体增生肥大，腺管延长；黏液分泌细胞数量增多，分泌亢进；炎症细胞浸润不明显。

4. 疣状胃炎（gastritis verrucosa）　病变常见于胃窦部，胃黏膜表面有疣状突起，突起中央常因黏膜上皮变性、坏死和脱落发生凹陷。病变修复时上皮可伴有非典型增生。

第 2 节　消化性溃疡病

案例 17-1

患者，男，45 岁。间歇性上腹痛 8 年，呕咖啡色液体、黑便 6 小时。8 年前开始出现间歇性上腹痛，餐后半小时明显，持续 2～3 小时后缓解。6 小时前突觉恶心，排柏油样便，并呕吐咖啡样液约 200ml。

问题：该患者初步诊断为什么疾病？请分析其临床症状的产生机制。

消化性溃疡病（peptic ulcer disease）是在各种致病因子的作用下，黏膜发生炎症反应，坏死、脱落，形成溃疡性病变。溃疡的黏膜坏死、缺损，穿透黏膜肌层，严重者可达固有肌层或更深。病变可发生于食管、胃或十二指肠，也可发生于胃-空肠吻合口附近或含有胃黏膜的梅克尔憩室内，其中以胃、十二指肠最常见。本病在全世界均常见，可见于任何年龄，以 20～50 岁居多，男性多于女性。

（一）病因及发病机制

消化性溃疡的发病机制主要与胃、十二指肠黏膜的损伤因素和黏膜自身防御、修复因素之间失衡有关。其中，幽门螺杆菌感染是消化性溃疡重要的发病原因，非甾体抗炎药（NSAID）和阿司匹林的广泛应用是消化性溃疡的主要病因之一，而且在上消化道出血中起重要作用。胃酸和（或）胃蛋白酶引起黏膜自身消化亦是导致溃疡形成的损伤因素。其他药物，如糖皮质激素、部分抗肿瘤药物和抗凝药的广泛使用也可诱发消化性溃疡。吸烟、饮食因素、遗传、应激与心理因素、胃十二指肠运动异常等在消化性溃疡的发生中也起一定作用。

> **链接**
>
> ### 胃黏膜屏障
>
> 胃黏膜屏障由黏液层和上皮细胞组成。覆盖于胃黏膜表面的黏液层将胃黏膜与胃腔内的胃酸、胃蛋白酶隔开，防止胃酸发生逆向弥散。胃黏膜上皮细胞还能分泌 HCO_3^-，可中和渗透黏液层的 H^+，防止 H^+ 直接与上皮细胞接触造成损伤。

（二）病理变化

肉眼观，胃溃疡多位于胃小弯近幽门部，尤其是胃窦部，溃疡多为单个，圆形或椭圆形，直径在 2cm 以内。边缘整齐，底部平坦。溃疡可穿过黏膜层、肌层甚至到达浆膜层。由于胃的蠕动，溃疡的贲门侧较深，呈潜掘状，幽门端较浅，溃疡各层呈阶梯状。溃疡周围黏膜皱襞可以溃疡为中心呈放射状排列。十二指肠溃疡常见于十二指肠球部的前壁或后壁，其形态特点与胃溃疡相似，直径在 1cm 以内。镜下观，溃疡底部由内向外分四层：渗出层（炎症细胞和纤维素）、坏死层（细胞坏死崩解物）、肉芽组织层和瘢痕层（图 17-3）。瘢痕底部小动脉因炎症刺激常出现增生性动脉内膜炎，使小动脉管壁增厚，管腔狭窄或有血栓形成，这种变化可引起局部血液循环障碍，影响组织再生而使溃疡难以愈合。溃疡底部的神经纤维常发生变性、断裂及小球状增生，这可能是患者产生疼痛的原因之一。

（三）病理临床联系及结局

1.周期性上腹部疼痛　是溃疡病的主要临床表现。胃溃疡的疼痛常在餐后出现，下次进餐前减轻。可能由于进食后食物刺激，胃酸分泌增多，刺激溃疡处的神经末梢引起疼痛。十二指肠溃疡患者疼痛常在进餐后或夜间出现（空腹疼痛），进食后缓解，可能是因为饥饿或夜间迷走神经兴奋，胃酸和胃蛋白酶分泌增多，溃疡处的神经末梢受到刺激后引起十二指肠平滑肌痉挛，产生疼痛。

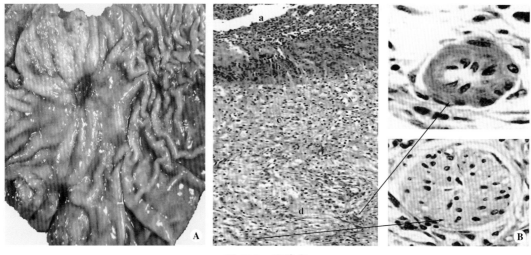

图 17-3　胃溃疡

A. 肉眼观，胃小弯近幽门处溃疡，边缘整齐，黏膜皱襞呈放射状向溃疡集中；B. 镜下观，a 为渗出层，b 为坏死层，c 为肉芽组织层，d 为瘢痕层；右上图示瘢痕底部增生性动脉内膜炎，右下图示神经纤维小球状增生

2.反酸、呕吐、嗳气　胃酸刺激引起幽门括约肌痉挛和胃的逆向蠕动，使酸性胃内容物反流，出现反酸及呕吐。因消化不良，胃内容物排空困难而发酵，引起嗳气及上腹饱胀感。

大多数患者经治疗可痊愈，溃疡底部的渗出物及坏死组织逐渐被吸收，肉芽组织改建成熟，形成瘢痕组织填补缺损，表面黏膜上皮再生，溃疡愈合。少数患者可出现以下并发症：①出血：溃疡底部毛细血管破裂，溃疡面可有少量出血，粪便隐血试验阳性；溃疡底部较大的血管破裂，可致大出血，患者出现呕血及黑便，严重者甚至出现失血性休克（图 17-4）。②穿孔：急性穿孔时，肠内容物流入腹腔，可引起急性弥漫性腹膜炎。若胃或十二指肠与周围组织粘连，发生穿孔后可引起局限性腹膜炎（图 17-5）。③幽门梗阻：由溃疡形成的瘢痕挛缩导致幽门狭窄，或由炎性水肿及幽门括约肌痉挛引起幽门梗阻，出现呕吐。④癌变：不到 1% 胃溃疡可发生癌变，十二指肠溃疡几乎不癌变。

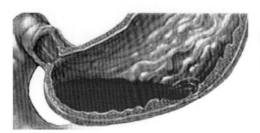

图 17-4　消化性溃疡病出血模式图

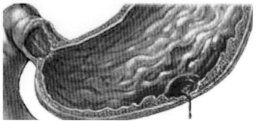

图 17-5　消化性溃疡病穿孔模式图

链接

胃溃疡与溃疡型胃癌的大体形态鉴别诊断

胃溃疡与溃疡型胃癌的大体形态鉴别		
鉴别特点	良性溃疡（溃疡病）	恶性溃疡（溃疡型胃癌）
外形	圆形或椭圆形	皿状或火山口状
大小	直径一般＜ 2cm	直径常＞ 2cm
边缘	整齐，不隆起	不整齐，隆起
底部	较平坦，坏死少	凹凸不平，有坏死、出血
周围黏膜	黏膜皱襞呈放射状排列	黏膜皱襞中断，结节状增厚
深度	较深	较浅

第 3 节　阑　尾　炎

阑尾炎（appendicitis）是由阑尾腔内梗阻、细菌感染等多种因素引起的阑尾炎症性病变。根据病程分为急性和慢性两种。临床表现常开始为脐周或中上腹部疼痛，数小时后疼痛转移至右下腹，伴有发热、恶心、呕吐等。内镜下可见阑尾开口肿胀、发红及脓液流出等。

1. 急性阑尾炎　分三种类型。①急性单纯性阑尾炎：病变主要累及黏膜层及黏膜下层。阑尾轻度肿胀、充血，外观无明显改变。镜下观，局部黏膜上皮坏死、脱落，形成溃疡，黏膜充血、水肿，并伴有大量中性粒细胞浸润。②急性蜂窝织炎性阑尾炎：又称急性化脓性阑尾炎，阑尾明显肿胀，浆膜高度充血，表面有大量的纤维素性渗出物。镜下观，阑尾各层均见大量中性粒细胞浸润，并伴有水肿和纤维素渗出（图17-6）。患者有阑尾周围炎和局限性腹膜炎的表现。③急性坏疽性阑尾炎：阑尾呈暗红色或黑色，常发生穿孔，引起腹膜炎或形成阑尾周围脓肿。

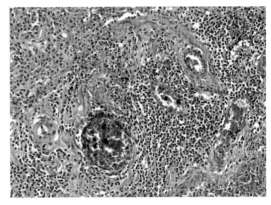

图 17-6　急性蜂窝织炎性阑尾炎（镜下观）

急性阑尾炎经外科治疗，预后良好。少数患者因治疗不及时或自身抵抗力差，出现并发症或转变为慢性阑尾炎。并发症主要有阑尾穿孔、急性腹膜炎和阑尾周围脓肿。

2. 慢性阑尾炎　多由急性阑尾炎转变而来，也可一开始就呈慢性经过。镜下观，阑尾壁各层有大量淋巴细胞和浆细胞浸润，并伴有纤维结缔组织增生。临床上常有右下腹疼痛，当剧烈运动或暴饮暴食时，可伴有急性发作。

第 4 节　病毒性肝炎

病毒性肝炎（viral hepatitis）是由肝炎病毒感染引起的以肝细胞变性、坏死为主要病变的一种传染病，以乙型肝炎最常见。

一、病因及发病机制

肝炎的病因是肝炎病毒（hepatitis virus），主要致病的肝炎病毒有甲型（HAV）、乙型（HBV）、丙型（HCV）、丁型（HDV）和戊型（HEV），此外还有己型肝炎病毒、庚型肝炎病毒和 TT 型肝炎病毒。一般认为乙型肝炎的发病与免疫反应有关。HBV 感染机体后，HBV 不直接杀伤肝细胞，而是通过免疫应答导致肝细胞损伤及炎症坏死，而炎症坏死的持续存在或反复出现是HBV感染者病情迁延，进展为肝纤维化、肝硬化甚至肝癌的重要因素。

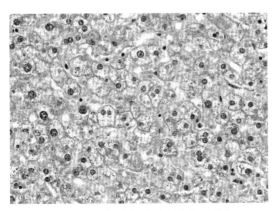

图 17-7　肝细胞气球样变（镜下观）

二、基本病理变化

各型肝炎的病理变化基本相同，以肝细胞的变性、坏死为主，属于变质性炎，伴不同程度的炎症细胞浸润、间质反应性增生及肝细胞再生。

1. 肝细胞变性　①细胞水肿，最常见。镜下观，肝细胞体积变大，细胞质疏松呈网状、半透明，称胞质疏松化。进一步发展，肝细胞肿胀呈球形，细胞质透明，称气球样变（图17-7）。②嗜酸性变，多累及单个或几个肝细胞，散在于肝小叶内。镜下观，肝细胞体积缩小，细胞质浓缩，嗜酸性增强（图 17-8）。③脂肪变性，肝细胞的胞质内出现大小不等的脂滴。

2. 肝细胞坏死 ①溶解坏死，肝细胞高度气球样变进一步发展，胞核固缩、溶解、消失，最后细胞解体。②嗜酸性坏死，嗜酸性变进一步发展，细胞核裂解为碎片状，浓缩的细胞质被细胞膜包裹，形成深红色的圆形小体，称嗜酸性小体（图 17-9）。

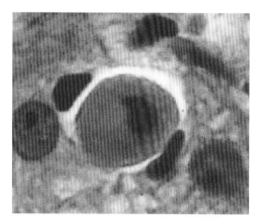

图 17-8 嗜酸性变（镜下观）

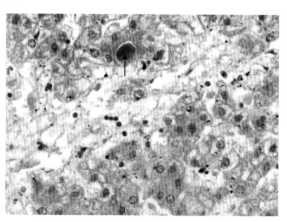

图 17-9 嗜酸性小体（镜下观）

各型肝炎溶解坏死的范围和分布不同，可分类如下：①点状坏死，指单个或数个肝细胞的坏死（图 17-10）；②碎片状坏死，指肝小叶周边界板肝细胞的灶性坏死（图 17-11）；③桥接坏死，指中央静脉与汇管区之间、两个汇管区之间或两个中央静脉之间出现的相互连接的肝细胞坏死带（图 17-12）；④大片坏死，指几乎累及整个肝小叶的大范围肝细胞坏死（图 17-13）。

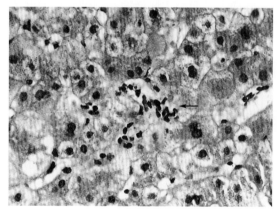

图 17-10 点状坏死（镜下观）

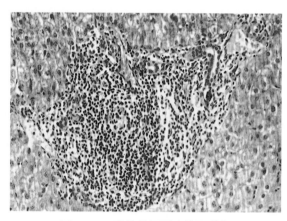

图 17-11 碎片状坏死（镜下观）

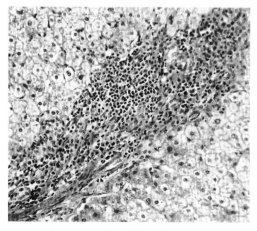

图 17-12 桥接坏死（镜下观）

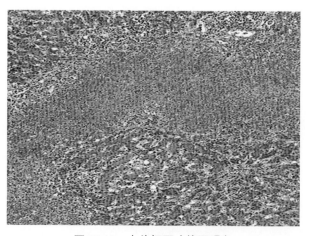

图 17-13 大片坏死（镜下观）

3.炎症细胞浸润　淋巴细胞和单核细胞等散在或灶状浸润于汇管区或肝小叶坏死灶内。

4.间质反应性增生　①库普弗（Kupffer）细胞增生，并可脱入窦内成为游走的吞噬细胞；②间叶细胞及成纤维细胞增生，参与损伤的修复，大量纤维组织增生可发展成肝硬化；③慢性患者在汇管区尚可见小胆管增生。

5.肝细胞再生　坏死的肝细胞由邻近的肝细胞通过分裂增生而修复。再生的肝细胞体积较大，核大、染色较深，有的呈双核。

三、常见的临床病理类型

案例 17-2

患者，男，18 岁。因发热、食欲减退、恶心 2 周，皮肤黄染 1 周就诊。2 周前出现发热，体温 38℃，全身乏力，食欲减退，恶心，右上腹部不适。1 周前皮肤出现黄染，尿色黄。体温 37.5℃，皮肤、巩膜黄染，肝肋下 2cm，质软，叩击痛。实验室检查：尿胆红素（＋），尿胆原（＋）。

问题：该患者初步诊断为什么疾病？肝会出现什么病理变化？

1.急性（普通型）病毒性肝炎　最常见。分为黄疸型和无黄疸型两种。我国以无黄疸型肝炎多见，多为乙型肝炎。黄疸型肝炎的病变略重，病程相对较短，多见于甲、丁、戊型肝炎。

（1）病理变化　广泛的肝细胞变性，以肝细胞水肿为主。坏死较轻，肝小叶内可见点状坏死和嗜酸性小体。由于点状坏死灶内的肝细胞索及网状纤维支架仍然保持完整，该处通过肝细胞再生可完全恢复肝脏的结构和功能。有炎症细胞浸润（图 17-14）。黄疸型者坏死稍重，毛细胆管腔中常有胆汁淤积和胆栓形成。肝脏体积增大，被膜紧张，表面光滑。

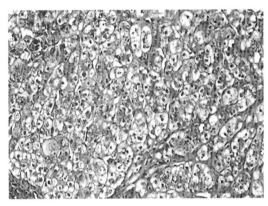

图 17-14　急性病毒性肝炎（镜下观）
肝细胞水肿，胞质疏松、淡染或呈气球样，肝窦变窄、消失

（2）病理临床联系及结局　肝体积增大，被膜紧张，刺激神经末梢，患者出现肝大、肝区疼痛或不适；由于肝细胞坏死，肝细胞内的酶类释放入血，故血清氨基转移酶升高；胆红素代谢障碍，加之毛细胆管阻塞，可出现黄疸。大多数在半年内痊愈，少数转变为慢性病毒性肝炎，极少数可发展为重型病毒性肝炎。

2.慢性（普通型）病毒性肝炎　病程超过半年，绝大多数是乙型肝炎。

（1）病理变化　根据炎症、坏死、纤维化程度分为三型。①轻度慢性肝炎：肝细胞呈点状坏死，偶尔可见轻度的碎片状坏死，汇管区慢性炎症细胞浸润，少量纤维组织增生。界板无破坏，肝小叶结构完整。②中度慢性肝炎：中度的碎片状坏死及桥接坏死，小叶内有纤维间隔形成，但肝小叶结构大部分保存。③重度慢性肝炎：重度的碎片状坏死与大范围的桥接坏死。肝细胞不规则再生，增生的纤维间隔分割肝小叶，形成假小叶。肉眼观，早期肝体积增大，表面光滑，呈颗粒状，质地较硬，可发展为肝硬化。

（2）病理临床联系及结局　①肝大、肝区疼痛，由肝脏体积增大，被膜紧张而引起；②肝功能异常，肝细胞坏死，肝细胞内的酶释放入血，故血清氨基转移酶升高，肝细胞合成白蛋白减少，血清白蛋白与球蛋白比值（A/G）倒置；③黄疸，由于肝细胞的变性、坏死，对胆红素的吸收、转化和排泄能力减弱，血中胆红素增多，出现皮肤、巩膜黄染。慢性病毒性肝炎的转归取决于感染病毒的类型。经适当治疗，大部分患者可恢复健康或病变趋于静止，部分患者发展为肝硬化，极少数可转为重型病毒性肝炎。

3. 重型病毒性肝炎

（1）急性重型病毒性肝炎　是最严重的一型肝炎，临床上较少见，起病急、发展快、病程短，病死率高。临床上称暴发性肝炎。

1）病理变化：肉眼观，肝体积显著缩小，尤以左叶最为明显，质地柔软，表面被膜皱缩。切面呈黄色或红褐色，有的区域呈红黄相间的斑纹状，故又称急性黄色肝萎缩或急性红色肝萎缩（图17-15）。镜下观，肝细胞大片坏死。肝窦明显扩张充血并出血。小叶内及汇管区有淋巴细胞和巨噬细胞为主的炎症细胞浸润。肝细胞无明显再生（图17-16）。

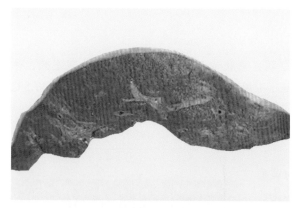

图 17-15　急性黄色肝萎缩（肉眼观）

肝体积显著缩小，切面呈红褐色

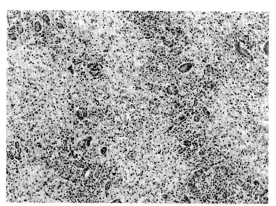

图 17-16　急性重型肝炎（镜下观）

肝细胞大片坏死消失，坏死区有大量炎症细胞浸润

2）病理临床联系及结局　胆红素代谢障碍引起严重的肝细胞性黄疸；凝血因子合成障碍导致出血倾向；肝衰竭，解毒功能障碍，引起肝性脑病；出血和毒血症等导致肾血管强烈收缩，肾脏缺血可引起肾功能不全，导致肝肾综合征；毛细血管内皮细胞损伤激活凝血系统，可引起弥散性血管内凝血。患者大多数在短期内死于肝性脑病、消化道大出血、急性肾功能不全等。少数转为亚急性重型病毒性肝炎。

（2）亚急性重型病毒性肝炎　病程较急性重型肝炎长（数周或数月），多数由急性重型肝炎迁延而来或一开始病变呈亚急性经过，少数患者可能由急性普通型肝炎恶化而来。

肉眼观，肝脏体积缩小，被膜皱缩，呈黄绿色，可见坏死区及结节状再生。镜下观，肝细胞大片坏死，肝细胞结节状再生。小叶内外有明显的炎症细胞浸润。小叶周边部小胆管增生并可有胆汁淤积形成胆栓。此型肝炎如及时治疗，有停止进展和治愈的可能。若病变继续发展，可转变为坏死后肝硬化。

第5节　肝　硬　化

肝硬化（cirrhosis of liver）是在各种病因的作用下，肝细胞变性、坏死，继而发生纤维组织增生和肝细胞结节状再生，此三种病变反复交替出现，导致肝小叶结构破坏和血液循环路径改建，最终导致肝脏弥漫性纤维化、假小叶形成、肝内外血管增殖，使肝脏变硬、变形。

肝硬化根据形态特征分四型：小结节型、大结节型、大小结节混合型及不全分割型。我国临床上常结合病因、病理变化及临床表现，将肝硬化分为门脉性肝硬化、坏死后肝硬化、胆汁性肝硬化、淤血性肝硬化、寄生虫性肝硬化等。其中最常见的是门脉性肝硬化（portal cirrhosis），本节主要介绍门脉性肝硬化、坏死后肝硬化、胆汁性肝硬化。

一、门脉性肝硬化

（一）病因及发病机制

肝硬化的常见病因：乙型肝炎病毒（HBV）和丙型肝炎病毒（HCV）感染，酒精性肝病，非酒精性脂肪性肝病，自身免疫性肝病（如原发性胆汁性肝硬化、自身免疫性肝炎和原发性硬化性胆管炎等），遗传、代谢性疾病，药物或化学毒物，寄生虫感染等。

　　肝细胞变性、坏死，网状纤维支架破坏而塌陷，再生的肝细胞不能沿原支架排列而形成不规则的结节。同时，增生的胶原纤维向肝小叶内伸展，分割肝小叶，并包绕再生的肝细胞团，形成假小叶，导致肝脏结构功能紊乱，质地变硬，形成肝硬化。

（二）病理变化

　　肉眼观，早期肝脏体积正常或稍大，重量增加。晚期体积缩小，重量减轻，质地变硬，表面与切面呈结节状，大小均匀一致，直径多在 0.1 ～ 0.5cm。切面见大量圆形或卵圆形的岛屿状结节，大小与表面结节相似，弥漫地分布于全肝。结节的周围有增生的纤维组织间隔包绕，界限清楚（图 17-17）。

　　镜下观，正常肝小叶被大小不等的肝细胞团（假小叶）取代。假小叶是指由增生的纤维组织将原有的肝小叶结构和再生的肝细胞结节分割包绕成大小不等的圆形或椭圆形肝细胞团（图 17-18），其特点：①肝细胞排列紊乱，有变性、坏死；②中央静脉缺如、偏位或多个；③再生的肝细胞体积大，核大且深染，可见双核细胞；④纤维间隔内有淋巴细胞、浆细胞浸润，小胆管有胆汁淤积现象，可见增生的小胆管。

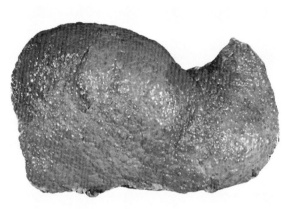

图 17-17　门脉性肝硬化（肉眼观）

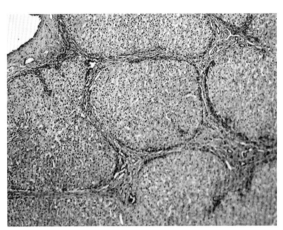

图 17-18　假小叶（镜下观）

（三）病理临床联系

　　早期肝功能处于代偿状态，临床症状较轻，主要表现为全身乏力、食欲减退，肝脾轻度增大，肝功能可无明显异常。晚期可出现门静脉高压症和肝功能不全。

　　1.门静脉高压症　　主要原因：①肝内纤维结缔组织增生使小叶间静脉和终末门微静脉受压，引起门静脉压力增高；②肝内广泛的纤维组织增生，使肝血窦闭塞或狭窄；③假小叶压迫小叶下静脉，使肝窦血液回流受阻；④肝动脉与门静脉之间的吻合支异常开放，压力高的肝动脉血直接流入压力低的门静脉。临床表现如下。

　　（1）脾大　门静脉压力增高，脾静脉回流受阻，引起慢性脾淤血，脾体积增大，引起脾功能亢进，致使红细胞、白细胞和血小板遭到破坏，患者有贫血或出血倾向。

　　（2）腹水　是肝硬化晚期的突出症状，腹水为漏出液。形成原因：①门静脉压力增高，使肠及肠系膜等处毛细血管内流体静压增高，液体漏入腹腔；②肝细胞破坏，肝合成白蛋白能力降低，使血浆胶体渗透压降低；③肝对醛固酮、抗利尿激素等的灭活能力降低，导致水钠潴留；④肝血窦闭塞或狭窄导致肝血窦内压力升高，淋巴液生成增多，经肝被膜漏入腹腔。

　　（3）胃肠道淤血、水肿　门静脉压力增高使胃肠静脉回流受阻，导致胃肠壁淤血、水肿，影响消化、吸收功能，患者出现食欲缺乏、腹胀等症状。

　　（4）侧支循环形成　门静脉压力增高使门静脉血经肝静脉进入下腔静脉的通路受阻，侧支循环形成：①食管下段静脉丛曲张，受粗糙食物摩擦或腹压升高，易发生破裂而引起上消化道大出血；②直肠静脉丛曲张，形成痔核，破裂时引起便血；③腹壁及脐周静脉网曲张，在脐周形成"海蛇头"现象。

2. 肝功能障碍　肝细胞变性、坏死，再生的肝细胞不能完全代偿时，引起肝功能障碍。

（1）血浆白蛋白减少　肝细胞损伤，白蛋白合成障碍，导致血浆白蛋白减少，白蛋白与球蛋白比值降低，甚至倒置。

（2）肝脏对雌激素灭活作用减弱　肝细胞被大量破坏，肝脏对雌激素灭活作用减弱，体内雌激素增多，可出现：①颈、面、胸等处皮肤小动脉及其分支扩张，形成蜘蛛痣，手掌大小鱼际呈潮红色，称为肝掌；②男性乳腺发育，女性化，睾丸萎缩；③女性月经不调等。

（3）出血倾向　肝合成凝血因子减少及脾功能亢进使血小板破坏过多等因素，导致患者皮肤、黏膜或皮下出血。

（4）黄疸　肝细胞变性、坏死，引起肝细胞性黄疸，表现为皮肤、黏膜、巩膜黄染。

（5）肝性脑病　肝硬化晚期，肝脏的解毒功能极弱，肠内含氮的物质不能在肝内解毒，而引起氨中毒，导致肝性脑病，其是肝硬化最严重的后果，也是肝硬化患者死亡的重要原因。

（四）结局

肝硬化是一种慢性进行性疾病，如在早期及时消除病因，积极治疗，病变可停止发展。晚期可引起一系列并发症甚至死亡，主要死因有肝性脑病、食管下段静脉破裂大出血、肝癌及感染等。

 案例 17-3

患者，男，49 岁。间歇性乏力、腹胀 5 年。患者于 5 年前被确诊为慢性乙型肝炎，住院治疗 2 个月后好转，此后病情时好时坏。查体：肝掌、蜘蛛痣，肝未触及，脾肋下 4cm。B 超示肝内回声粗、呈条索状，门静脉主干内径 12mm，脾厚度 60mm。临床诊断为慢性肝炎、肝硬化（失代偿期）、门静脉高压症。

问题：该患者诊断的依据是什么？解释慢性肝炎演变成肝硬化的过程。

二、坏死后肝硬化

坏死后肝硬化（postnecrotic cirrhosis）是在肝细胞发生广泛坏死的基础上形成的肝硬化。形态分类中相当于大结节型或大小结节混合型肝硬化。

坏死后肝硬化与门脉性肝硬化不同，其病变特点：①结节较大，且大小不等，直径多在 1 ~ 3cm，最大的结节直径可达 6cm。肝脏严重变形（图 17-19）；②假小叶（PL）形态迥异、大小不一，假小叶内肝细胞变性、坏死、再生及色素沉着混杂；③假小叶周围纤维间隔较宽，且宽窄不一，其间有大量炎症细胞浸润及小胆管增生（图 17-20）。

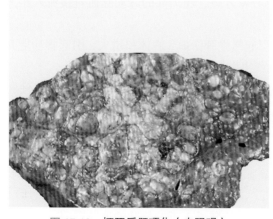

图 17-19　坏死后肝硬化（肉眼观）

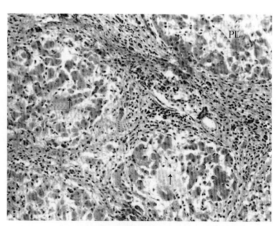

图 17-20　坏死后肝硬化（镜下观）

↑所示为假小叶

门脉性肝硬化和坏死后肝硬化的区别见表 17-1。

表 17-1 门脉性肝硬化和坏死后肝硬化的区别

区别项目	门脉性肝硬化	坏死后肝硬化
病因	病毒性肝炎，酒精性肝炎	多由亚急性重型肝炎转变而来
肉眼观	小结节型，结节大小均匀一致，直径 0.1 ～ 0.5cm，结节周围有灰白色纤维结缔组织包裹	肝脏明显变形，大结节型或大小结节混合型，大者直径可达 6cm
镜下观	假小叶大小一致，纤维间隔较窄，并且宽窄一致	假小叶大小不一，形状不一，纤维间隔较宽，且宽窄不一
临床特点	病程长，晚期出现肝功能障碍相对较轻，癌变率相对较低	病程短，早期出现明显的肝功能障碍，癌变率相对较高

三、胆汁性肝硬化

胆汁性肝硬化（biliary cirrhosis）是由于胆管阻塞，胆汁淤积引起的肝硬化。相当于形态分类中的不全分割型。按病因不同分为原发性和继发性两类，我国以继发性胆汁性肝硬化多见。原发性胆汁性肝硬化可能与自身免疫有关，因患者血中可检测到自身抗体，也可能与遗传、雌性激素有关。继发性胆汁性肝硬化与长期肝内、外胆管阻塞和胆管炎有关，主要原因为结石、肿瘤、先天性胆管闭锁和损伤性狭窄等。

病理变化：肉眼观，早期肝脏体积增大，表面光滑或呈细颗粒状，质地稍硬；晚期肝脏体积缩小，表面和切面均有结节，结节间的纤维间隔变窄，质地变硬，呈绿色或绿褐色。镜下观，毛细胆管扩张淤胆及胆栓形成；小叶内肝细胞肿大，胞质疏松化，核消失呈灶性坏死；坏死区毛细胆管破裂，胆汁外溢形成"胆汁湖"；汇管区炎症细胞浸润；小胆管和纤维组织增生，可形成假小叶，假小叶周围的纤维组织分割包绕不完全。

患者除有肝硬化的表现外，还有明显的黄疸、皮肤瘙痒及皮肤黄色瘤等症状。

第 6 节 酒精性肝病

酒精性肝病（alcoholic liver disease）是指长期大量饮酒引起的以肝细胞脂肪变性等为主要改变的一系列肝脏疾病。初期表现为肝脏脂肪变性（脂肪肝），进而发展为酒精性肝炎和酒精性肝硬化，严重时甚至可出现肝衰竭。

酒精对肝脏损伤作用机制：①乙醇在肝脏中首先转化为乙醛，乙醛再转化为乙酸过程中消耗了辅酶Ⅰ（NAD），影响了肝细胞内线粒体的生物氧化过程，导致脂肪酸在肝脏内堆积，发生脂肪肝；②酒精在代谢过程中产生的自由基对细胞有损伤作用；③乙醛破坏肝细胞的结构，使肝细胞产生新的抗原，引发自身免疫反应。

酒精性肝病包括脂肪肝、酒精性肝炎和酒精性肝硬化三种病变，三者可同时存在，也可先后出现。

1. 脂肪肝（fatty liver） 为最常见的病变，单纯的脂肪肝常无症状。肉眼观，肝体积增大，质地柔软，颜色发黄。镜下观，肝细胞体积增大，胞质内含有脂滴，脂滴几乎填满整个细胞，细胞核被挤到一边。

2. 酒精性肝炎（alcoholic hepatitis） 常表现为肝细胞脂肪变性，肝细胞胞质中出现酒精透明小体，肝细胞灶状坏死伴有中性粒细胞浸润。

3. 酒精性肝硬化（alcoholic cirrhosis） 往往由脂肪肝和酒精性肝炎发展而来，是酒精性肝病中最严重的病变。镜下观，肝细胞变性、坏死，纤维结缔组织增生，肝小叶的正常组织结构和再生的肝细胞被增生的纤维结缔组织分割形成假小叶。

第7节 消化系统常见肿瘤

一、食 管 癌

食管癌（esophageal carcinoma）是食管黏膜上皮或腺体发生的恶性肿瘤，是常见的消化道恶性肿瘤。在我国，90%的食管癌为鳞状细胞癌，少数为腺癌、未分化癌，其典型临床症状为进行性吞咽困难。

1. 病因及发病机制　长期饮酒，过量吸烟，长期食用过热、过硬、粗糙或被黄曲霉毒素污染的食物均与食管癌发病有关。食用含有亚硝酸盐的食物也可诱发食管癌。各种长期不愈的慢性食管炎可能是食管癌的癌前病变。我国食管癌高发区土壤中缺乏钼、锌、铜等微量元素，成年人体内维生素 A、维生素 C 及维生素 B_2 的水平低，可能是引起食管癌的间接原因。在食管癌高发区中，食管癌呈家族聚集的现象。

2. 病理变化　食管癌好发于三个生理性狭窄部，食管中段最多见，其次是下段，上段最少。组织学类型包括鳞状细胞癌、腺癌、腺鳞癌、神经内分泌癌、黏液表皮样癌、癌肉瘤等类型，其中最常见的为鳞状细胞癌，腺癌次之。

（1）早期食管癌　临床无明显症状。病变局限，多为原位癌或黏膜内癌，未侵犯肌层，无淋巴结转移。X线检查示食管黏膜轻度僵硬。肉眼观，癌变处黏膜轻度糜烂或表面呈颗粒状或微小的乳头状。镜下观，为鳞状细胞癌。

（2）中、晚期食管癌（进展期癌）　患者多出现吞咽困难等典型临床症状。根据肉眼形态特点可分为四种类型。①髓质型：最多见，癌组织在食管壁内呈浸润性生长，累及食管全层甚至周围组织，管壁增厚、管腔狭窄。切面癌组织质地较软、似脑髓，色灰白。②蕈伞型：癌组织呈卵圆形扁平肿块，似蘑菇状突向食管腔，表面溃疡较浅，可侵及食管肌层。③溃疡型：表面溃疡较深，深达肌层，底部凹凸不平，边缘隆起，可侵及食管周围组织。④缩窄型：较少见。癌组织内有明显的结缔组织增生并累及食管全周，食管壁呈环形狭窄，质地较硬。狭窄部位以上的食管腔明显扩张（图 17-21）。

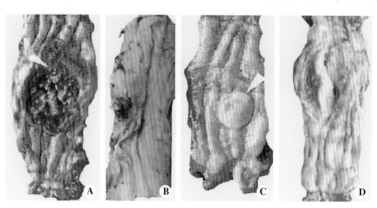

图 17-21　食管癌的肉眼分型
A.溃疡型；B.缩窄型；C.蕈伞型；D.髓质型

3. 病理临床联系　早期食管癌组织无明显浸润，症状不明显，部分患者出现轻微的胸骨后疼痛、烧灼感及哽噎感。中、晚期食管癌使管腔狭窄，患者出现进行性吞咽困难，甚至不能进食，最终导致恶病质，使全身衰竭而死亡。

二、胃 癌

胃癌（carcinoma of stomach）是胃黏膜上皮和腺上皮发生的恶性肿瘤。男性发病多于女性。好发于胃窦部小弯侧。

1. 病因及发病机制　可能与以下因素有关：食用含有亚硝酸盐的食物、熏制的鱼肉类、滑石粉处理过的大米、黄曲霉毒素污染的食物及食物过热，幽门螺杆菌感染、慢性萎缩性胃炎、胃息肉、胃溃疡病伴有异型增生及胃黏膜肠上皮化生等。

2. 病理变化　按病程和病理变化，可分为早期胃癌与中、晚期胃癌。

（1）早期胃癌　是指癌组织浸润仅限于黏膜层或黏膜下层，为原位癌或早期浸润癌，多由胃镜活检时发现，大体分为三种类型。①隆起型：肿瘤从黏膜面明显隆起或呈息肉状，此型较少。②表浅型：肿瘤表面平坦，稍隆起于黏膜表面。③凹陷型：有溃疡形成，溃疡仅限于黏膜下层，此型最多见。镜下观，管状腺癌多见，其次为乳头状腺癌，未分化癌最少见。

（2）中、晚期胃癌（进展期胃癌）　指癌组织浸润超过黏膜下层，累及肌层甚至胃壁全层。癌组织侵袭越深，预后越差，肉眼形态分为三型（图 17-22）。①息肉型或蕈伞型：癌组织向黏膜表面生长，呈息肉状或蕈伞状，突入胃腔内。②溃疡型：癌组织坏死脱落形成溃疡，溃疡一般比较大，直径超过 2cm，边界不清，边缘隆起如火山状，底部凹凸不平。③浸润型：癌组织向胃壁内浸润生长，与周围分界不清，胃黏膜皱襞消失。弥漫性浸润生长伴有大量纤维组织增生时，可导致胃壁普遍增厚、变硬，皱襞消失，胃腔变小，状如皮革，称革囊胃。镜下观，为管状腺癌、乳头状腺癌、黏液腺癌（印戒细胞癌）。

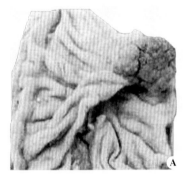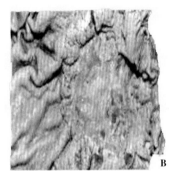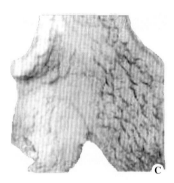

图 17-22　中晚期胃癌肉眼类型
A. 息肉型；B. 溃疡型；C. 浸润型（革囊胃）

3. 扩散

（1）直接蔓延　癌组织向胃壁各层浸润，当穿透胃壁后，可向邻近组织和器官蔓延生长，如肝脏和大网膜等部位。

（2）转移　①淋巴道转移：首先转移到幽门下胃小弯的局部淋巴结，进一步转移至腹主动脉旁、肝门或肠系膜根部淋巴结。晚期可经胸导管转移至左锁骨上淋巴结。②血行转移：晚期，经门静脉转移至肝，再到肺、脑及骨等器官。③种植性转移：癌细胞突破胃浆膜表面可脱落至腹腔，种植于腹腔或盆腔器官上。常在双侧卵巢形成库肯勃（Krukenberg）瘤，又称转移性黏液癌。

4. 病理临床联系　早期患者无明显的临床表现。中、晚期患者常有食欲减退、消化功能降低和持续胃痛等。溃疡型胃癌患者因肿瘤坏死、出血有贫血、呕血和便血等症状。如果癌组织位于贲门或者幽门处，常可引起梗阻。

三、大　肠　癌

大肠癌（carcinoma of large intestine）是大肠黏膜上皮和腺体发生的恶性肿瘤，包括结肠癌和直肠癌。

1. 病因及发病机制　①饮食习惯：高营养而少纤维的饮食与本病发生有关。少纤维的饮食不利于规律排便，延长了肠黏膜与食物中可能含有的致癌物质的接触时间。②遗传因素：大肠癌有家族性聚集现象。③大肠黏膜增生的慢性肠疾病：如慢性溃疡型结肠炎、大肠腺瘤或息肉等疾病。血吸虫引起的大肠病变也被认为是大肠癌的诱因。

　　2.病理变化　直肠最多见，其余依次为乙状结肠、盲肠及升结肠、横结肠、降结肠。肉眼观，分四型（图17-23）。①隆起型：肿瘤呈息肉状或扁平盘状向肠腔突出，可伴有出血、坏死、感染及浅表溃疡。②溃疡型：较深溃疡，呈火山口状，边缘隆起。③浸润型：癌组织向肠壁深层弥漫性浸润，常累及肠管全周，并伴有纤维结缔组织增生，导致狭窄。④胶样型：呈半透明、胶冻状。镜下观，高分化腺癌多见，其次为低分化腺癌、黏液癌，未分化癌、鳞状细胞癌较少见。

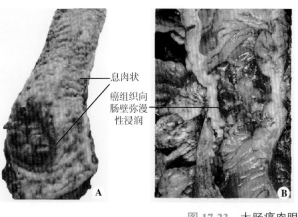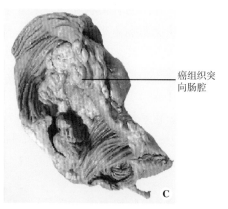

息肉状
癌组织向肠壁弥漫性浸润
癌组织突向肠腔

图 17-23　大肠癌肉眼类型
A.隆起型；B.溃疡型；C.隆起型

　　3.病理临床联系　患者常有贫血、消瘦、大便次数增多、黏液血便、腹痛、腹部肿块或肠梗阻等表现。

四、原发性肝癌

　　原发性肝癌（primary carcinoma of liver）是肝细胞或肝内胆管上皮细胞发生的恶性肿瘤，简称肝癌。发病年龄阶段多在中年以上，男性多于女性。

　　1.病因　病毒性肝炎、肝硬化、肝癌三者之间关系密切。真菌及其毒素、亚硝胺类化合物、寄生虫感染（如慢性血吸虫病）可诱发肝癌，慢性酒精中毒等与肝癌的发生有关。

　　2.病理变化　根据结节的大小和数目，分为早期肝癌和晚期肝癌。

　　（1）早期肝癌　为单个癌结节，其直径在3cm以下；若结节数目为2个，其直径总和不超过3cm，又称为小肝癌。癌结节多呈球形，与周围组织分界较清楚，切面均匀一致，无出血坏死。

　　（2）晚期肝癌　肝体积明显增大，重量显著增加，大体形态可分为三型。①巨块型：巨大肿块，直径超过10cm，多位于肝右叶。肿块中心多有出血坏死，其周围常有多少不等的卫星状小癌结节（图17-24A）。②结节型：多个圆形或椭圆形的结节，大小不等，散在分布，可相互融合成较大的结节（图17-24B）。③弥漫型：无明显结节或结节极小，在肝内弥漫分布。根据组织学类型分为肝细胞癌、胆管细胞癌和混合性肝癌，其中肝细胞癌最常见（图17-24C）。

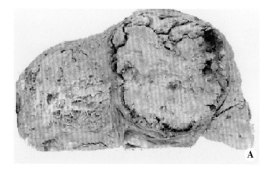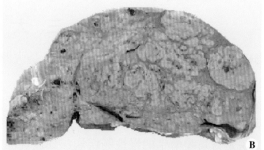

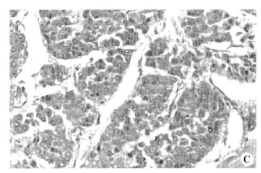

图17-24 原发性肝癌

A.巨块型（肉眼观）；B.结节型（肉眼观）；C.肝细胞癌（镜下观）

3.扩散 ①直接蔓延：肝内直接蔓延，形成多个转移性癌结节。②血行转移：经肝静脉转移至肺、脑、骨等。③淋巴道转移：可经淋巴道转移至肝门、上腹部及腹膜后淋巴结。④种植性转移：癌细胞侵入肝表面脱落，种植在腹腔脏器表面或腹膜，形成种植性转移。

4.病理临床联系 早期肝癌一般无明显的临床表现。晚期患者可出现肝大、肝区疼痛、食欲缺乏、消瘦、乏力、黄疸、腹水等临床表现。晚期肝癌临进展比较快，多数在半年内因肝功能不全、恶病质、肿瘤破裂或侵袭血管导致大出血等而死亡。

五、胰 腺 癌

胰腺癌（carcinoma of pancreas）是发生在胰腺外分泌腺体导管上皮细胞的恶性肿瘤。

胰腺癌可发生于胰腺的头、体、尾部或累及整个胰腺，最常发生于胰头部。肉眼观，胰腺癌肿块大小和形态不一，肿瘤色灰白，质硬，以结节的形式突出于胰腺表面。镜下观，为导管腺癌、囊腺癌、黏液癌、未分化癌、实性癌，鳞状细胞癌和腺鳞癌少见。

胰腺癌早期可直接蔓延至周围邻近的组织器官，如胆管和十二指肠。胰尾癌常蔓延至脾、胃、左侧肾上腺和结肠。可经淋巴道转移至肠系膜上、肝动脉和肝十二指肠韧带淋巴结。胰腺癌晚期经血行转移至肝、肺、骨和肾上腺。患者主要症状为无痛性黄疸。癌组织侵入门静脉导致门静脉高压，可发生腹水；癌组织压迫脾静脉可出现脾静脉回流受阻、脾淤血、脾大。若癌组织侵入胰腺实质，可导致患者出现糖尿病。患者晚期出现贫血、呕血。胰腺癌预后较差。

第8节 肝 性 脑 病

肝性脑病（hepatic encephalopathy）是由严重肝脏疾病导致的一系列神经精神综合征，是肝功能不全的最终临床表现。肝性脑病晚期患者出现昏迷，也称肝昏迷。肝功能不全是指各种病因严重损害肝细胞，使其代谢、分泌、合成、解毒等功能严重障碍，机体可出现黄疸、出血、感染、肾功能障碍及肝性脑病等临床综合征。肝衰竭是指肝功能不全的晚期阶段。

一、原因、分类和分期

1.原因 常见原因是晚期肝硬化、急性重型病毒性肝炎、晚期肝癌、急性肝中毒坏死等。

2.分类 ①根据毒性物质进入体循环的途径，分为内源性和外源性肝炎脑病。内源性肝性脑病是指由于急性严重肝细胞坏死，毒性物质通过肝脏未解毒而进入体循环；外源性肝性脑病是指由侧支循环导致肠道吸收的毒性物质绕过肝脏进入体循环。②根据发生的速度，分为急性、亚急性和慢性肝炎脑病。急性肝性脑病常见于急性重型病毒性肝炎、急性肝中毒坏死等；慢性肝性脑病多见于晚期肝硬化等；亚急性肝性脑病见于亚急性重型病毒性肝炎,其发生速度介于急性肝性脑病和慢性肝性脑病之间。

3.分期 肝性脑病患者神经精神症状从轻到昏迷分四期：①一期（前驱期）：轻微的性格和行为改变，反应迟钝，注意力不易集中，睡眠节律改变；②二期（昏迷前期）：精神错乱，睡眠障碍，行为异常，有明显的扑翼样震颤；③三期（昏睡期）：严重精神错乱，昏睡，可唤醒；④四期（昏迷期），神志完全丧失、呈昏迷状态，不能唤醒。

二、发生机制

1.氨中毒学说 80%左右的肝性脑病患者血氨升高；肝硬化患者高蛋白饮食或摄入较多含氮物质等使血氨升高，可诱发与肝性脑病相似的症状及脑电图改变；用降低血氨的办法可缓解肝性脑病的症状。说明血氨升高与肝性脑病的发生有密切关系。

（1）血氨增高的原因

1）氨的清除不足：①肝功能障碍时，肝内酶系统受损，ATP供应不足，鸟氨酸循环障碍，尿素合成降低，氨清除减少；②肝硬化时，侧支循环形成或门-体分流术后，来自肠道的氨绕过肝脏，直接进入体循环，引起血氨升高。

2）氨的生成过多：①上消化道出血，血液蛋白质在肠道细菌作用下，分解产氨增多；②肝硬化门静脉回流受阻，肠黏膜淤血、水肿，肠蠕动减慢及胆汁分泌减少，使食物消化吸收功能障碍，导致肠道菌群活跃，分解尿素产氨增多；③晚期合并肾功能不全，伴有氮质血症，经尿素肝肠循环弥散到肠道的尿素增多；④肌肉产氨，昏迷前烦躁不安、躁动，使肌肉活动加强，产氨增多；⑤伴碱中毒，氨吸收入血增多，以 NH_4^+ 形式排出减少。

（2）血氨增高引起肝性脑病的发生机制

1）干扰脑细胞的能量代谢：氨影响葡萄糖有氧氧化。① NH_3 与 α-酮戊二酸结合生成谷氨酸，消耗 α-酮戊二酸，使ATP生成减少；②抑制还原型辅酶 I（NADH）的生成，妨碍呼吸链中的电子传递过程，使ATP生成减少；③ NH_3 与谷氨酸结合生成谷氨酰胺，消耗ATP增多（图17-25）。

2）脑内神经递质发生改变：谷氨酸、乙酰胆碱等兴奋性神经递质减少，谷氨酰胺、γ-氨基丁酸等抑制性神经递质增多。其发生机制：① NH_3 抑制丙酮酸脱氢酶活性，使乙酰辅酶A生成减少，导致乙酰胆碱减少；② NH_3 与谷氨酸结合生成谷氨酰胺，消耗了谷氨酸，使谷氨酰胺在脑内浓度增加；③ NH_3 与 α-酮戊二酸结合生成谷氨酸，使 γ-氨基丁酸生成增加；④ NH_3 抑制 γ-氨基丁酸转氨酶，使 γ-氨基丁酸分解减少、导致 γ-氨基丁酸含量增加（图17-25）。

3）氨对神经细胞膜的抑制作用：氨增高可干扰神经细胞膜 Na^+-K^+-ATP 酶活性，造成细胞内缺 K^+，从而影响神经细胞的电位变化和兴奋过程，使神经细胞活动障碍。

2.假性神经递质学说 部分肝性脑病患者血氨增高不明显，有些患者应用降低血氨的方法治疗肝性脑病时，其神经精神症状没有得到改善，可能是由于假性神经递质在脑干网状结构的神经末梢大量储存，突触部位神经冲动的传递发生障碍，进而引起神经系统功能紊乱。

（1）假性神经递质的形成 肝功能障碍时，由于氧化解毒功能低下，或门静脉血经侧支循环绕过肝脏直接进入

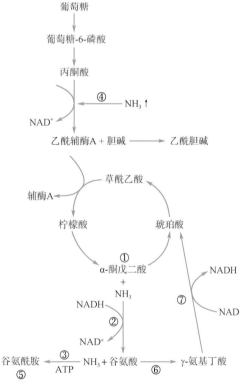

图 17-25 氨对脑能量代谢及神经递质的影响

① NH_3 与 α-酮戊二酸结合生成谷氨酸，消耗 α-酮戊二酸，使ATP生成减少；②抑制还原型辅酶 I（NADH）的生成，NADH 的减少妨碍呼吸链中的电子传递过程，使ATP生成减少；③ NH_3 与谷氨酸结合生成谷氨酰胺，消耗谷氨酸；④ NH_3 抑制丙酮酸脱氢酶活性，使乙酰辅酶A生成减少，导致乙酰胆碱减少；⑤ NH_3 与谷氨酸结合生成谷氨酰胺，消耗了谷氨酸，使谷氨酰胺在脑内浓度增加；⑥ NH_3 与 α-酮戊二酸结合生成谷氨酸，使 γ-氨基丁酸生成增加；⑦ NH_3 抑制 γ-氨基丁酸转氨酶，使 γ-氨基丁酸分解减少、含量增加

体循环，过多的苯乙胺、酪胺随血流入脑，在脑干网状结构神经细胞内的 β- 羟化酶作用下形成羟苯乙醇胺和苯乙醇胺。羟苯乙醇胺和苯乙醇胺的化学结构与正常神经递质（去甲肾上腺素和多巴胺）十分相似，能取代正常的神经递质，但传递信息的生理效应却很弱，仅是正常神经递质的 1% ～ 10%。这类物质称为假性神经递质（图 17-26）。

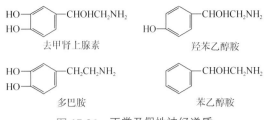

图 17-26　正常及假性神经递质

（2）假性神经递质与肝性脑病　肝功能障碍时，脑干网状结构中的假性神经递质增多，竞争性取代正常神经递质而被神经元摄取、储存和释放。假性神经递质释放后不能产生正常的生理效应，使上行激动系统的神经冲动传递发生障碍，阻碍传至大脑皮质的神经冲动，皮质功能受抑制，患者出现意识障碍乃至昏迷。

3. 血浆氨基酸失衡学说　肝性脑病患者血浆中支链氨基酸减少，芳香族氨基酸增多，导致支链氨基酸与芳香族氨基酸的比值下降到 0.6 ～ 1.2，血浆氨基酸失去正常的平衡；同时，酪氨酸脱羧酶活性增强，抑制酪氨酸羟化酶活性，使酪氨酸脱羧形成酪胺，进而形成羟苯乙醇胺。

三、诱 发 因 素

1. 上消化道出血　是最常见的诱因，以食管静脉丛曲张破裂出血多见。肠内血液经细菌作用产氨增多；失血使血容量减少，肝细胞进一步受损；脑细胞缺氧。

2. 电解质及酸碱平衡紊乱　利尿剂使用不当可引起低血钾，导致代谢性碱中毒，血中 H^+ 浓度下降，使离子状态铵（NH_4^+）转化为游离氨（NH_3）增多，进一步提高血氨。

3. 氮质血症　肝性脑病患者伴有肾功能不全时，血中尿素增加，出现氮质血症，大量尿素可弥散至肠腔，分解产氨增多，血氨升高。

4. 镇痛药、镇静药、麻醉药应用不当　如长期使用可导致药物蓄积，抑制大脑中枢。

5. 感染　可引起发热，使体内蛋白质分解代谢增强，产氨增多；细菌和病毒感染可加重肝脏损害；感染还可使血脑屏障的通透性增高，脑对毒性物质的敏感性增强。

6. 腹腔放液　放腹水过多、过快，会引起腹腔内压骤然降低，门静脉血管扩张，回流至肝脏血流减少，大量放腹水可引起电解质丢失，诱发肝性脑病。

7. 其他因素　外科手术使受损组织蛋白质分解，产氨增多；便秘可造成氨等毒物吸收增多。另外，低血糖、低氧血症等均可诱发肝性脑病。

四、预 防 原 则

1. 消除诱因　防止上消化道大出血；限制蛋白质的摄入，保持大便通畅，控制感染，合理使用利尿剂，避免发生碱中毒；适当放腹水，慎用镇静药和麻醉药等。

2. 降低血氨　口服肠道抗生素，抑制细菌生长，减少肠道产氨；口服乳果糖等调节肠道 pH，增加肠道氨的排出；纠正电解质和酸碱平衡紊乱等。

3. 其他　应用左旋多巴，其入脑后可形成多巴胺，取代假神经递质的作用；预防脑水肿、氮质血症、发热、低血糖、低氧血症等。

🎯 目标检测

一、名词解释

1. 消化性溃疡　2. 早期胃癌　3. 革囊胃　4. 桥接坏死　　5. 嗜酸性小体　6. 碎片状坏死　7. 病毒性肝炎　8. 点状坏死　9. 假小叶　10. 肝硬化　11. 肝性脑病

12. 假性神经递质

二、单项选择题

1. 下列属于癌前病变的胃部疾病是（　　）

A. 慢性浅表性胃炎 　　　B. 慢性萎缩性胃炎

C. 慢性肥厚性胃炎 　　　D. 急性胃炎

E. 疣状胃炎

2. 十二指肠溃疡最好发于（　　）

A. 胃小弯近幽门部 　　　B. 十二指肠球部

C. 胃体部 　　　D. 胃大弯

E. 十二指肠下段

3. 胃溃疡的好发部位是（　　）

A. 贲门部 　　　B. 胃体

C. 胃底部 　　　D. 胃小弯靠近幽门处

E. 幽门部

4. 关于胃溃疡底部组织学观察，下列哪项错误（　　）

A. 充血水肿层 　　　B. 渗出层

C. 坏死层 　　　D. 肉芽组织层

E. 瘢痕层

5. 下列哪种类型阑尾炎最易引起阑尾穿孔（　　）

A. 慢性阑尾炎 　　　B. 急性坏疽性阑尾炎

C. 急性单纯性阑尾炎 　　　D. 急性蜂窝织炎性阑尾炎

E. 慢性阑尾炎急性发作

6. 各型肝炎的基本病理变化均是以（　　）

A. 炎症细胞浸润为主

B. 肝细胞再生为主

C. 肝细胞变性、坏死为主

D. 纤维组织增生为主

E. 库普弗细胞增生为主

7. 关于门脉性肝硬化的描述错误的是（　　）

A. 肝脏体积缩小 　　　B. 重量减轻

C. 质地变硬 　　　D. 结节较大，大小不等

E. 纤维间隔较窄

8. 门脉性肝硬化时，引起脾大的主要原因是（　　）

A. 脾功能亢进 　　　B. 慢性脾淤血

C. 结缔组织增生 　　　D. 单核巨噬细胞增生

E. 以上均不是

9. 门脉性肝硬化时，引起肝掌、蜘蛛痣、男性乳腺发育等表现是由于（　　）

A. 脾大 　　　B. 胃肠道淤血

C. 食管静脉曲张 　　　D. 雌激素含量增多

E. 腹水

10. 中晚期食管癌患者的典型临床表现为（　　）

A. 胸骨后疼痛 　　　B. 呕吐

C. 消瘦 　　　D. 进行性吞咽困难

E. 声音嘶哑

11. 食管癌最多见（　　）

A. 鳞状细胞癌 　　　B. 腺癌

C. 腺棘皮癌 　　　D. 燕麦小细胞癌

E. 燕麦大细胞癌

12. 早期胃癌的诊断标准是（　　）

A. 癌肿直径不超过 2cm

B. 癌肿浸润深达肌层

C. 局部淋巴结无转移

D. 癌组织仅限于黏膜层或黏膜下层

E. 癌肿浸润未超过浆膜层

13. 在肝性脑病的发病机制中，假性神经递质的毒性作用是（　　）

A. 干扰乙酰胆碱的功能

B. 干扰去甲肾上腺素和多巴胺的功能

C. 干扰三羧酸循环

D. 干扰糖酵解

E. 干扰 γ- 氨基丁酸的功能

14. 上消化道出血诱发肝性脑病的主要机制是（　　）

A. 引起失血性休克

B. 经肠道细菌作用而产生氨

C. 脑组织缺血缺氧

D. 血液苯乙胺和酪胺增加

E. 破坏血脑屏障，假性神经递质入脑

（张利蕊　郭红丽）

第 *18* 章
泌尿系统疾病

案例 18-1

患者，男，13 岁。3 天前因眼睑水肿、尿少就诊。3 周前曾有咽喉疼痛。体格检查：精神清楚，眼睑水肿，咽部充血，两侧扁桃体 I 度肿大。体温 37.3℃，脉搏 112 次 / 分，呼吸 28 次 / 分，血压 130/90mmHg。尿常规：尿蛋白（＋＋），红细胞（＋），颗粒管型（＋）。

问题：该患者初步诊断为何种疾病？典型病理改变是什么？

泌尿系统由肾脏、输尿管、膀胱和尿道四部分组成。肾的基本结构是肾单位，由肾小体和与之相连的肾小管组成。肾小体由血管球（又称肾小球）和肾小囊构成，毛细血管内皮细胞、基膜和脏层上皮细胞构成滤过膜（图 18-1、图 18-2）。

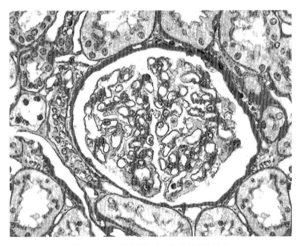

图 18-1　正常肾小球（镜下观）

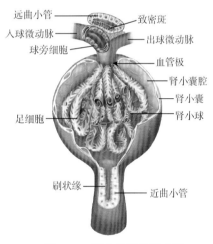

图 18-2　肾小体结构模式图

第 1 节　肾小球肾炎

肾小球肾炎（glomerulonephritis，GN）是各种病因引起的双侧肾脏弥漫性或局灶性肾小球炎性病变，分为原发性肾小球肾炎和继发性肾小球肾炎，简称肾炎。原发性肾小球肾炎是指原发于肾脏的独立性疾病，肾为唯一或主要受累的脏器。继发性肾小球肾炎则是由其他疾病（系统性红斑狼疮、过敏性紫癜、高血压、糖尿病等）引起的肾小球损伤。通常肾炎一般是指原发性肾小球肾炎。

一、病因及发病机制

1.病因　引起肾小球肾炎的抗原有两大类。①内源性抗原：包括肾小球性抗原（肾小球基膜抗原、足细胞、内皮细胞和系膜细胞的细胞膜抗原）和非肾小球性抗原（DNA、核抗原、免疫球蛋白、肿瘤抗原和甲状腺球蛋白）。②外源性抗原：主要为生物性病原体的成分（细菌、病毒、寄生虫、真菌和螺旋体等），以及药物（如青霉胺、金和汞制剂等）、外源性凝集素和异种血清等。

2. 发病机制

（1）原位抗原抗体复合物形成　相应抗体与肾小球固有的或植入的抗原成分在肾小球原位直接发生反应，形成免疫复合物。主要有两种类型。①肾小球基膜抗原：在感染或某些因素作用下，肾小球基膜结构改变而具有了抗原性，刺激机体产生抗自身基膜的抗体；或某些细菌、病毒等物质与肾小球基膜有共同抗原性，刺激机体产生的抗体可与肾小球基膜起交叉反应。②植入性抗原：内源性和外源性非肾小球抗原可与肾小球内的某些成分（毛细血管基膜、系膜等）结合，形成植入性抗原（如肾小球足细胞抗原），产生相应抗体（图 18-3）。

（2）循环抗原抗体复合物沉积　内、外源性抗原刺激机体产生相应抗体，在血液循环中结合形成抗原抗体复合物，随血液流经肾时沉积在肾小球内，引起肾小球损伤。免疫荧光法显示沿基膜或在系膜区出现不连续的颗粒状荧光（图 18-4）。

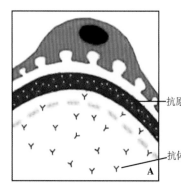
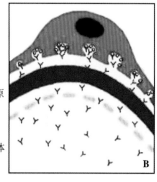

图 18-3　原位抗原抗体复合物形成
A. 肾小球基膜抗原；B. 肾小球足细胞抗原

图 18-4　循环抗原抗体复合物形成

抗原抗体复合物导致肾小球肾炎的机制：抗原抗体复合物形成激活补体系统，产生 C3a 与 C5a。作为炎症介质，C3a 与 C5a 致肥大细胞脱颗粒释放组胺，使血管通透性增高，中性粒细胞渗出。中性粒细胞于肾小球内集聚并崩解释放出溶酶体酶，导致肾小球损伤，同时激活内皮细胞、系膜细胞及上皮细胞，导致细胞增生。

二、病理类型及特点

根据病理类型及特点，原发性肾小球肾炎可分为毛细血管内增生性肾小球肾炎（又称急性弥漫增生性肾小球肾炎）、新月体性肾小球肾炎（又称急进性肾小球肾炎）、膜性肾小球肾炎、微小病变性肾小球病、局灶节段性肾小球硬化、膜增生性肾小球肾炎、系膜增生性肾小球肾炎、IgA 肾病、慢性硬化性肾小球肾炎。本部分重点介绍以下四种类型。

（一）毛细血管内增生性肾小球肾炎

毛细血管内增生性肾小球肾炎多见于 5～14 岁儿童，成人亦可发生，是临床最常见的类型，预后较好。本病的发生与 A 族乙型溶血性链球菌感染引起的变态反应有关。本病为循环抗原抗体复合物沉积在肾小球所致。

1. 病理变化　肉眼观，双侧肾脏轻到中度肿大，被膜紧张，表面充血，有的肾脏表面见散在粟粒大小的出血点，故有大红肾或蚤咬肾之称（图 18-5）。肾脏切面皮质可略增厚。镜下观，肾小球体积增大，肾小球毛细血管内皮细胞和系膜细胞增生，中性粒细胞、单核细胞浸润（图 18-6）。毛细血管腔狭窄或闭塞，肾小球内血量减少。严重者毛细血管壁发生纤维蛋白样坏死和微血栓形成，血管破裂引起出血。部分患者壁层上皮细胞增生明显。肾小管的继发性病变表现为近曲小管上皮细胞发生变性，肾小管管腔内可出现蛋白管型、红细胞或白细胞管型及颗粒管型。肾间质病变表现为充血、水肿，少量的淋巴细胞、中性粒细胞浸润。电镜观，上皮细胞下有驼峰状或小丘状致密物质沉积。免疫荧光检查：

肾小球基膜和系膜区有 IgG 和补体 C3 沉积，呈颗粒状分布。

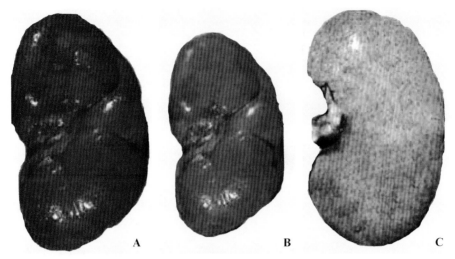

图 18-5 毛细血管增生性肾小球肾炎（肉眼观）

A. 大红肾；B. 正常肾；C. 蚤咬肾

2. 病理临床联系 毛细血管内增生性肾小球肾炎多见于儿童，主要表现为急性肾炎综合征。

（1）尿的变化 肾小球毛细血管损伤，通透性增加，患者出现血尿、蛋白尿、管型尿，血尿为最早出现的症状。由于肾小球内皮细胞肿胀增生，压迫毛细血管致使其管腔狭窄，肾血流减少，肾小球滤过率降低，而肾小管重吸收无明显障碍，导致少尿甚至无尿。

（2）水肿 轻者表现为晨起眼睑水肿，严重时全身性水肿。水肿的原因是肾小球滤过率降低，而肾小管重吸收功能相对正常，引起水钠潴留。变态反应引起的全身毛细血管通透性增高可使水肿加重。

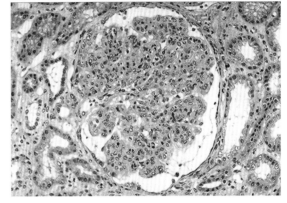

图 18-6 毛细血管内增生性肾小球肾炎（镜下观）

（3）高血压 常有轻度或中度高血压，主要原因与水钠潴留引起的血量增加有关。严重的高血压可导致心力衰竭及高血压脑病。

（二）新月体性肾小球肾炎

新月体性肾小球肾炎（crescentic glomerulonephritis）主要病变特征为多数肾小球壁层上皮细胞增生形成大量新月体。患者起病急、进展快、病情重，又称快速进行性肾小球肾炎。较少见，多见于青壮年。

1. 病理变化 肉眼观，双侧肾脏弥漫性肿大，色苍白，皮质表面可见出血点，切面皮质增厚。镜下观，肾小球内有特征性的新月体形成。新月体主要由增生的壁层上皮细胞和渗出的单核巨噬细胞构成。新月体细胞成分间有较多纤维素。早期新月体以增生的细胞成分为主，称为细胞性新月体。以后纤维成分增多，形成纤维细胞性新月体。最后，新月体逐渐由纤维细胞和胶原纤维取代，成为纤维性新月体，整个肾小球逐渐纤维化及玻璃样变。肾小管上皮细胞变性，肾小管萎缩甚至消失。间质有水肿、炎症细胞浸润（图 18-7）。电镜观，肾小球基膜呈不规则增厚，常有裂孔或缺损。膜内或膜外可见电子密度高的沉积物。免疫荧光检查示肾小球内有颗粒状荧光和线性荧光（图 18-8）。

2. 病理临床联系 临床表现为快速进行性肾炎综合征。

（1）尿的变化 ①血尿：由于肾小球毛细血管纤维蛋白样坏死，基膜缺损，大量红细胞漏出，血尿常较明显。②少尿、无尿、氮质血症：大量新月体形成后，阻塞肾小球囊腔，迅速出现少尿甚至无尿。血浆中含氮代谢产物不能滤过排出，在体内潴留引起氮质血症，短期内即可导致急性肾功能不全。

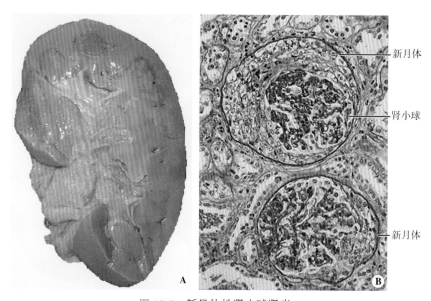

图 18-7　新月体性肾小球肾炎
A. 切面皮质增厚、纹理模糊，皮髓质分界尚清（肉眼观）；B. 镜下观

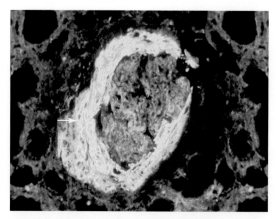

图 18-8　新月体性肾小球肾炎

（2）高血压　大量肾单位发生纤维化和玻璃样变，肾组织缺血，通过肾素 - 血管紧张素 - 醛固酮系统的作用及水钠潴留引起高血压。

弥漫性新月体性肾小球肾炎病变广泛，发展迅速，预后较差，如不及时采取措施，患者往往数周至数月内死于尿毒症。

（三）膜性肾小球肾炎

膜性肾小球肾炎（membranous glomerulonephritis）的主要病变为肾小球毛细血管基膜弥漫性增厚。由于肾小球内炎症不明显，又称膜性肾病。多见于青年和中年，起病缓慢，病程较长，多数由抗体与内源性或植入性的肾小球抗原在原位反应形成抗原抗体复合物引起。

1. 病理变化　肉眼观，早期双肾肿大，颜色苍白，故称为大白肾。镜下观，早期病变轻微，毛细血管基膜发生弥漫性增厚。晚期基膜极度增厚，管腔逐渐由狭窄发展到闭塞，肾小球因缺血而纤维化、玻璃样变。电镜观，基膜的变化呈 4 期：第 I 期基膜表面有小丘状沉积物；第 II 期基膜增生形成钉状突起，插入沉积物之间，状如梳齿；第 III 期沉积物被增生的基膜包围，埋藏于基膜内，部分沉积物溶解可使基膜呈虫蚀状缺损；第 IV 期基膜高度增厚。免疫荧光检查示肾小球基膜外侧有 IgG 和 C3 沉积，呈典型的颗粒状荧光。

2. 病理临床联系　最常见于肾病综合征。主要表现为①大量蛋白尿：由于肾小球基膜严重损伤，通透性显著增高。②低蛋白血症：大量蛋白质由尿中排出，血浆蛋白降低。③高度水肿：低蛋白血症，血浆胶体渗透压降低，血管内液体渗入组织间隙。肾小球血流量减少和肾小球滤过下降，醛固酮和抗利尿激素分泌增多，引起水钠潴留。水肿以眼睑和身体下垂部分最明显，严重者可有胸腔积液和腹水。④高脂血症：与低蛋白血症有关。

（四）慢性硬化性肾小球肾炎

慢性硬化性肾小球肾炎（chronic sclerosing glomerulonephritis）为各种类型的肾小球肾炎发展到晚期的共同结果，相当于慢性肾小球肾炎晚期。多见于成人，预后较差。

1. 病理变化　肉眼观，两侧肾脏对称性缩小，颜色苍白，质地变硬，表面呈弥漫性细颗粒状

（图 18-9），称继发性颗粒性固缩肾。切面皮质明显萎缩变薄，纹理模糊不清，皮质与髓质分界不清，肾盂周围脂肪增多。镜下观，肾小球弥漫性纤维化和玻璃样变，其所属的肾小管萎缩、纤维化，使病变的肾小球相互靠拢，称肾小球集中现象。残留的肾小球体积增大，肾小管扩张，上皮细胞呈高柱状，扩张的肾小管内可见各种管型；肾间质纤维组织增生，并有多数淋巴细胞浸润；肾小动脉发生硬化，管壁增厚，管腔狭窄。

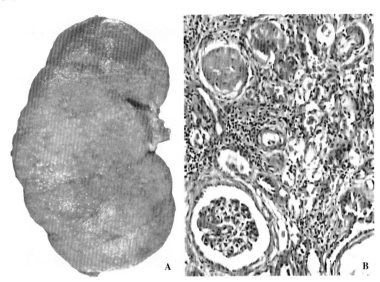

图 18-9　慢性硬化性肾小球肾炎

A. 肉眼观；B. 镜下观

2. 病理临床联系

（1）尿的变化　由于大量肾单位破坏，功能丧失，尿浓缩功能降低，患者出现多尿、夜尿，尿比重降低，固定在 1.010 左右。

（2）肾性高血压　大量肾单位纤维化和肾内动脉硬化，肾组织缺血，肾素分泌增加，血管紧张素增多，导致血压增高。

（3）贫血　由于肾组织破坏，促红细胞生成素分泌减少，加上体内大量代谢产物堆积，抑制骨髓造血，并导致溶血，故患者常有贫血。

（4）氮质血症　残存的肾单位越来越少，患者体内代谢产物大量堆积，造成血中非蛋白氮含量高于正常值，称氮质血症。

部分病变发展缓慢，病程可达数年或数十年之久。病变发展到晚期，预后极差，常由肾功能不全、高血压引起心力衰竭和脑出血等。

四种常见肾小球肾炎病理特点比较见表 18-1。

表 18-1　四种常见肾小球肾炎特点比较

类型	光镜下观	电镜下观	免疫荧光	临床表现	预后
毛细血管内增生性肾小球肾炎	系膜细胞和毛细血管内皮细胞增生	上皮下驼峰样电子致密物沉积	颗粒状荧光	急性肾炎综合征	较好
新月体性肾小球肾炎	壁层上皮细胞增生形成新月体	基膜断裂	线性或颗粒状荧光	快速进行性肾炎综合征	新月体越多，愈后越差
膜性肾小球肾炎	弥漫性基膜增厚	基膜增生，形成钉状突起	颗粒状荧光	肾病综合征	慢性肾功能不全
慢性硬化性肾小球肾炎	肾小球硬化	无特异性表现	无特异性表现	多尿、夜尿、低比重尿	肾功能不全

第2节 尿路感染

尿路感染又称泌尿系感染，是指各种病原体在尿路中生长并繁殖而引起的一组炎症性疾病。可分为上尿路感染（肾盂肾炎）和下尿路感染（尿道炎和膀胱炎）。病原体包括细菌、真菌、支原体、衣原体、病毒等，以革兰氏阴性菌多见，尤以大肠埃希菌最常见。急性感染多为单一细菌感染，慢性感染常为两种或更多细菌的混合感染。常见的感染途径为①上行感染：最常见。致病菌自尿道或膀胱经输尿管或沿输尿管周围的淋巴管上行至肾盂和肾间质，引起相应部位的化脓性炎症，又称逆行感染。②血源性感染：少见。致病菌以金黄色葡萄球菌为主。致病菌由体内某处感染灶侵入血液，随血流到达肾脏，从皮质经髓质蔓延到肾盂引起肾盂肾炎。此时肾盂肾炎常是全身脓毒血症的一部分，两侧肾脏常同时发生病变。

常见的诱因包括尿路阻塞（如妊娠子宫、泌尿道结石、肿瘤的压迫，尿道炎或尿道损伤后的瘢痕收缩）、医源性因素（如膀胱镜检查、导尿术和泌尿道手术）和尿液反流。

一、肾盂肾炎

肾盂肾炎是指由致病病原体感染肾盂和肾实质而引起的炎症性疾病，多由细菌感染引起。可分为急性肾盂肾炎和慢性肾盂肾炎。

（一）急性肾盂肾炎

急性肾盂肾炎（acute pyelonephritis）是由致病菌感染引起的肾盂、肾实质和肾小管的化脓性炎症。

1. 病理变化　肉眼观，呈单侧性或双侧性。血源性感染常呈双侧性。肾脏体积增大、表面充血，有散在、稍隆起的黄白色脓肿，周围有紫红色充血带。切面髓质内可见黄色条纹并向皮质伸展，脓肿形成。肾盂黏膜充血水肿，表面有脓性渗出物，肾盂腔内可有脓液蓄积。镜下观，肾组织呈化脓性炎的改变或脓肿形成。肾盂黏膜充血、水肿，大量中性粒细胞浸润。肾间质有大小不等的脓肿。肾小管腔内充满脓细胞和细菌。早期肾小球多不受影响（图18-10）。

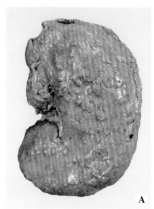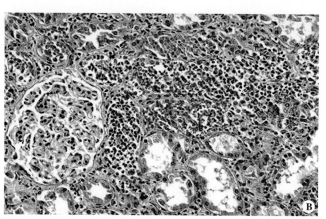

图 18-10　急性肾盂肾炎
A.肉眼观；B.镜下观

2. 病理临床联系　急性肾盂肾炎起病急，症状明显，患者常出现发热、寒战，肾体积增大使肾被膜紧张，炎症累及肾周围组织出现腰部酸痛和肾区叩击痛等。患者可有脓尿、蛋白尿、管型尿、菌尿，由于膀胱和尿道急性炎症的刺激，可出现尿频、尿急、尿痛等膀胱刺激征。

如能及时彻底治疗，大多数患者可痊愈；如治疗不彻底或尿路阻塞未消除，常反复发作，转为慢性。常见并发症有肾盂积脓、肾周围脓肿、急性坏死性肾乳头炎等。

（二）慢性肾盂肾炎

慢性肾盂肾炎（chronic pyelonephritis）的特点是慢性间质性炎症、纤维化和瘢痕形成，常伴有肾盂和肾盏纤维化及变形，多由急性肾盂肾炎演变而来，有的病变一开始即呈慢性经过。

1. 病理变化　肉眼观，肾体积缩小、变硬，出现不规则凹陷性瘢痕并与肾被膜粘连。两肾因病变不同、分布不均匀，可大小不等。切面见肾皮质、髓质界限不清，肾乳头部萎缩。肾盂、肾盏因瘢痕收缩而变形。肾盂黏膜粗糙、增厚。镜下观，肾间质纤维化，淋巴细胞、浆细胞、单核细胞浸润，小血管内膜增厚、管腔狭窄，部分肾小管萎缩、纤维化，有的肾小管扩张，腔内有红染的胶样管型，上皮细胞受压呈扁平状，形似甲状腺滤泡。早期肾小球无明显改变，最终病变为肾小球纤维化和玻璃样变。慢性肾盂肾炎急性发作时，可出现中性粒细胞浸润，并有小脓肿形成（图18-11）。

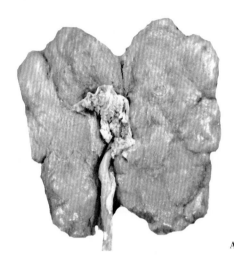
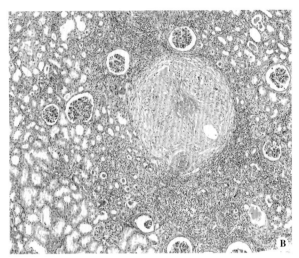

图 18-11　慢性肾盂肾炎
A. 肉眼观；B. 镜下观

2. 病理临床联系　由于肾小管损伤、浓缩功能降低，患者可有多尿和夜尿。远端肾小管受累使钠、钾和重碳酸盐丢失过多，患者可有低钠、低钾和酸中毒。随着肾组织发生纤维化和血管硬化，肾组织缺血，使肾素 - 血管紧张素活性增强而引起高血压。晚期出现慢性肾功能不全表现。如能及时去除诱因，尽早彻底治疗，可控制病变的发展，若病变广泛累及两肾，可导致高血压和慢性肾功能不全等。

二、膀　胱　炎

膀胱炎包括急性膀胱炎和慢性膀胱炎，病变以尿道内口和膀胱三角最为明显。急性膀胱炎发病急骤，膀胱刺激征（尿频、尿急、尿痛）明显，可伴有血尿。肉眼观，膀胱黏膜充血、水肿，有片状出血斑、浅表溃疡等；镜下观，有大量中性粒细胞浸润。慢性膀胱炎表现为反复发作的膀胱刺激征，当炎症累及肌层时，逼尿肌纤维化，膀胱容积可缩小。肉眼观，膀胱黏膜苍白、变薄或者肥厚，有时呈颗粒或者小囊状；镜下观，固有膜内有较多的浆细胞、淋巴细胞浸润，结缔组织增生。

第 3 节　泌尿系统常见肿瘤

一、肾细胞癌

肾细胞癌（renal cell carcinoma）是起源于肾小管上皮细胞的腺癌，又称肾癌。多发生于 40 岁后，男性发病多于女性。

1. 病因　最重要的危险因素是吸烟、肥胖、高血压、接触石棉等。

2. 病理变化　肉眼观，肿瘤多位于肾脏上、下两极，上极更为常见。表现为单个圆形肿物，小者直径 3cm 左右，大者直径可达 15cm。切面呈淡黄色或灰白色，伴灶状出血、坏死、软化或钙化等改变，表现为红、黄灰、白等多种颜色相交错的多彩的特征。肿瘤界限清楚，可有假包膜。肿瘤较大时常伴有出血和囊性变。肿瘤可蔓延到肾盏肾盂和输尿管，并常侵犯肾静脉。静脉内柱状的瘤栓可延伸至下腔静脉甚至右心。镜下观，肿瘤细胞体积较大，呈圆形或多边形，胞质丰富、透明或颗粒状，间质具有丰富的毛细血管和血窦（图 18-12）。

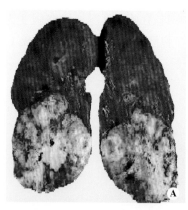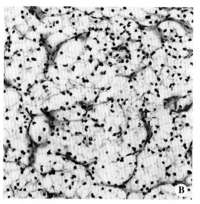

图 18-12　肾细胞癌

A. 肉眼观；B. 镜下观，癌细胞体积大，圆形或多边形，胞质丰富、核小而深染

3. 病理临床联系　早期症状不明显，腰痛、肾区肿块和血尿具有诊断意义。肿瘤可产生异位激素和激素样物质，导致多种副肿瘤综合征，如红细胞增多症、高钙血症、库欣（Cushing）病等。

二、肾母细胞瘤

肾母细胞瘤（nephroblastoma）是起源于后肾胚基细胞的恶性胚胎性肿瘤，又称维尔姆斯（Wilms）瘤，是最常见的儿童肾脏恶性肿瘤。临床表现主要为腹部肿块、腰痛、血尿、高血压，偶见贫血、红细胞增多症等。肿瘤可侵及肾周脂肪组织或肾静脉，出现肺等脏器的转移。

肉眼观，表现为单个实性肿物，体积较大、边界清楚，可有假包膜形成。少数患者为双侧和多灶性。肿瘤质软，切面呈鱼肉状灰白或灰红色，可有灶状出血、坏死或囊性变。镜下观，肾脏呈不同发育阶段的组织学结构，细胞成分包括间叶组织细胞、上皮样细胞和胚基幼稚细胞三种。上皮样细胞体积小，呈圆形、多边形或立方形，可形成小管或小球样结构，并可出现鳞状上皮分化。间叶组织细胞多为纤维性或黏液性，细胞较小，呈梭形或星状，可出现横纹肌软骨或脂肪等分化。胚基幼稚细胞为小圆形或卵圆形原始细胞，胞质少。

三、膀胱上皮性肿瘤

膀胱上皮性肿瘤是起源于膀胱尿路上皮或移行上皮的肿瘤，好发于膀胱侧壁和膀胱三角区近输尿管开口处，最常见组织学类型为移行细胞癌。肉眼观，肿瘤可为单个，也可为多灶性，大小不等，可呈乳头状或息肉状，也可呈扁平斑块状。镜下观，膀胱乳头状瘤异型性小，膀胱癌则根据分化程度分为Ⅰ～Ⅲ级。癌细胞核浓染，部分细胞异型性明显，核分裂较多，可有病理性核分裂。细胞排列紊乱，极性消失（图 18-13）。最常见的症状是无痛性血尿。肿瘤乳头的断裂、肿瘤表面坏死和溃疡均可引起血尿。部分患者因肿瘤侵犯膀胱壁，刺激膀胱黏膜或并发感染，出现膀胱刺激征。肿瘤阻塞输尿管开口时可引起肾盂积水、肾盂肾炎甚至肾盂积脓。

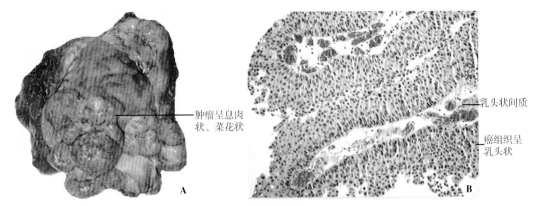

肿瘤呈息肉状、菜花状

乳头状间质

癌组织呈乳头状

图 18-13　膀胱移行细胞癌

A. 肉眼观；B. 镜下观

第 4 节　肾功能不全

肾功能不全（renal insufficiency）是指各种原因引起肾功能严重障碍时，出现水、电解质和酸碱平衡紊乱，代谢产物及毒物在体内潴留，伴有肾脏内分泌功能障碍的病理过程。

肾功能不全可分为急性肾功能不全和慢性肾功能不全。肾衰竭、尿毒症是肾功能不全比较严重的阶段。

一、急性肾功能不全

急性肾功能不全（acute renal insufficiency）是指因各种原因导致肾功能在短时间内（数天至数周）急剧下降，机体内环境严重紊乱的病理过程。主要表现为少尿或无尿、氮质血症、高钾血症和代谢性酸中毒。

（一）原因及分类

1. 肾前性　常见于失血、失液、心力衰竭等引起的休克早期。由肾血液灌流量急剧减少引起肾小球滤过率下降。此时肾脏无器质性病变，肾功能恢复，又称功能性急性肾功能不全。

2. 肾性　由肾脏的器质性病变引起器质性急性肾功能不全。常见于：①肾小球损伤，如急性肾小球肾炎、狼疮性肾炎等；②急性肾小管坏死，如持续性肾缺血及肾毒物等。

3. 肾后性　表现为从肾盂到尿道口的尿路急性梗阻。梗阻导致肾盂积水，肾小囊内压增高致肾小球滤过率下降，因而发生氮质血症和代谢性酸中毒。

（二）发生机制

急性肾功能不全发生的关键是肾小球滤过率降低。肾缺血、肾毒物引起的急性肾功能不全的发生机制见图 18-14。

1. 肾血流灌注减少

（1）肾灌注压下降　肾灌注压受全身血压影响很大，当全身血压降低到 50 ～ 70mmHg 时，肾血流自身调节障碍，肾灌注压明显下降。

（2）肾血管收缩　①肾素 - 血管紧张素 - 醛固酮系统活性增高：有效循环血量降低，交感神经兴奋直接刺激可引起肾素分泌增加，并继发血管紧张素增加，使肾

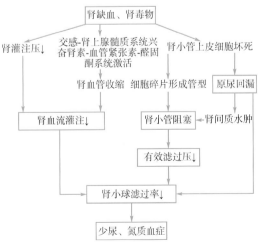

图 18-14　急性肾功能不全发生机制

血管收缩，导致肾小球滤过率下降。②体内儿茶酚胺增加：肾缺血或肾毒物中毒时，机体因受到强烈刺激，交感 - 肾上腺髓质系统兴奋，使肾血管收缩。

2. 肾小管阻塞　因肾缺血、肾毒物、异型输血、挤压综合征等，肾小管内有坏死脱落的上皮细胞碎片、肌红蛋白、血红蛋白形成的管型，引起肾小管阻塞，导致少尿。同时，阻塞上段的肾小管扩张，管腔内压升高，使肾小球滤过压降低，导致肾小球滤过率下降。

3. 肾小管的原尿回漏　肾小管坏死后，原尿可经坏死部位向肾间质回漏。原尿在间质中积聚，引起肾间质水肿，肾间质压升高，压迫肾小管和肾小管周围的毛细血管，不仅阻碍原尿在肾小管通过，还使肾小球滤过率降低，进一步加重肾损害。

（三）临床分期及功能代谢变化

根据患者尿量减少与否分为少尿型和非少尿型急性肾功能不全。少尿型较为多见。

1. 少尿型急性肾功能不全　根据临床过程，可分少尿期、多尿期和恢复期三期。

（1）少尿期　尿量减少，为病程中最危险阶段，少尿期持续时间越长，预后越差。

1）尿的变化：①尿量迅速减少，出现少尿（成人 24 小时尿量少于 400ml）、无尿（成人 24 小时尿量少于 100ml）；②尿比重低：固定在 1.010 ～ 1.012，多由于肾小管坏死，对水的重吸收功能及原尿的浓缩功能障碍；③尿钠含量高，与肾小管上皮细胞受损有关；④尿蛋白和尿沉渣检查示尿蛋白增加，尿中可见红细胞、白细胞及各种管型。

2）水中毒：由于少尿和无尿，水排出减少；体内分解代谢增强，内生水生成增加；摄入或输入液体过多。

3）高钾血症：是少尿期患者死亡的主要原因。机制：①尿量减少，钾的排出减少；②钾的来源增多，如输入库存血、摄入含钾的食物和药物等；③细胞内钾转移细胞外，见于组织损伤、酸中毒、细胞分解代谢增强时。

4）代谢性酸中毒：由于肾小球滤过率显著降低，体内酸性产物蓄积。

5）氮质血症：是指血中尿素、尿酸、肌酐等非蛋白含氮物质的含量超过正常范围。发生原因主要与肾小球滤过率降低，不能从肾脏排出有关。

（2）多尿期　是指尿量逐渐增多至超过正常量的时期。尿量超过 400ml/24h 常提示肾功能开始恢复。其机制：①肾小球滤过功能逐渐恢复；②肾间质水肿消退，肾小管阻塞解除；③新生肾小管上皮细胞功能不完善，重吸收水钠功能低下；④少尿期潴留在血中的尿素等代谢产物经肾小球代偿性大量滤出，从而增高了原尿的渗透压，引起渗透性利尿。应该注意的是此期每天排出大量水和电解质，如不及时补充纠正，可发生脱水、电解质紊乱。

（3）恢复期　患者的尿量和血中非蛋白氮含量都已基本恢复正常，代谢废物的潴留和水、电解质及酸碱平衡紊乱得到纠正，相应症状消失。但肾小管功能需要经数月甚至更长时间才能完全恢复正常。

2. 非少尿型急性肾功能不全　患者无少尿表现。患者每日平均尿量约 1000ml，尿渗透压、尿比重较低，尿钠含量明显高于正常，尿沉渣镜检中细胞和管型较少。由于不能充分排出代谢废物，患者出现氮质血症、代谢性酸中毒、高钾血症等。临床症状较轻，病程短，并发症少，病死率低，预后较好。但由于尿量不少，本型急性肾功能不全容易漏诊。

二、慢性肾功能不全

慢性肾功能不全（chronic renal insufficiency）是指各种进展性肾病导致肾小球和肾小管不断破坏，健存的肾单位不能充分排出代谢废物以维持内环境恒定，导致代谢产物潴留，水、电解质及酸碱平衡紊乱和肾内分泌功能障碍的病理过程。

链接

透　析

透析是指利用小分子经过半透膜扩散到水（或缓冲液）的原理，将小分子与生物大分子分开的一种分离纯化技术。运用此种技术可使体液内的成分（溶质或水分）通过半透膜排出体外，如透析器借人工肾透析液和半透膜进行物质交换，使血液中的代谢废物和过多的电解质向透析液移动，透析液中的钙离子、碱基等向血液中移动，从而清除患者血液中的代谢废物和毒物，调节水、电解质及酸碱平衡。

（一）原因及发生机制

慢性肾小球肾炎是慢性肾功能不全最常见的原因，慢性肾盂肾炎、高血压性肾小动脉硬化症、系统性红斑狼疮是常见的原因。此外，肾动脉狭窄、多囊肾、肾结核及结石、肿瘤、尿道狭窄所致慢性尿路阻塞，全身性代谢性疾病如糖尿病、痛风等也可导致慢性肾功能不全。

1. 健存肾单位学说　慢性肾脏疾病时，很多肾单位不断遭受破坏而丧失功能，残存的部分肾单位轻度受损或仍正常，称为健存肾单位。这些健存肾单位常发生代偿性肥大，增强其功能代偿。随着疾病的进展，健存肾单位逐渐减少，肾功能进行性减退。

2. 矫枉失衡学说　是指机体出现某些代偿反应的同时，又对其他系统产生损害性作用，为了适应肾小球滤过率降低导致血中某些物质的含量升高，机体代偿性出现另一物质的增加。例如，肾小球滤过率降低（血磷升高），机体通过甲状旁腺激素分泌增多，减少肾小球滤液中磷的重吸收，增加磷的排出，使血磷趋于正常。但甲状旁腺激素分泌增多又引起溶骨过程增强，导致肾性骨营养不良，即矫枉失衡。

此外，还有肾小球过度滤过学说、肾小管间质损伤学说、尿毒症毒素学说、脂质代谢紊乱学说等。

（二）发展过程

1. 肾功能代偿期（肾储备功能降低期）　部分肾单位受损，但由于健存肾单位尚能代偿已受损肾单位的功能，机体内环境仍维持相对稳定，无氮质血症，临床基本无症状。内生肌酐清除率（尿中肌酐浓度 × 每分钟尿量 / 血浆肌酐含量，与肾小球滤过率的变化呈平行关系）在正常值的 30% 以上，血液生化指标无异常。

2. 肾功能不全早期　肾储备代偿能力进一步降低，有轻度或中度氮质血症，出现临床症状，可有多尿或夜尿增多、乏力、头痛等表现。内生肌酐清除率降至正常的 25% ～ 30%。

3. 肾功能不全中期（肾衰竭期）　进入失代偿期，肾功能显著恶化，有较严重的氮质血症，内环境明显紊乱。患者出现疲乏、恶心、呕吐、腹泻、多尿，有轻度或中度代谢性酸中毒、水钠潴留、低钠血症、严重贫血等。内生肌酐清除率降至正常的 20% ～ 25%。

4. 肾功能不全晚期（尿毒症期）　进入晚期，出现严重的氮质血症，中毒症状明显加重，表现出严重的水、电解质和酸碱平衡紊乱，各器官出现功能障碍。内生肌酐清除率降至正常的 20% 以下。

（三）机体功能和代谢变化

1. 尿的变化

（1）夜尿　正常人白天尿量占总尿量的 2/3，夜间尿量只占 1/3。慢性肾功能不全表现为夜间排尿增多，接近甚至超过白天。

（2）多尿　24 小时尿量超过 2000ml。其机制为健存肾单位代偿性过度过滤，滤过原尿量显著增加，且原尿流速快，通过肾小管时未能被及时重吸收。

（3）少尿　慢性肾功能不全后期，当肾单位极度减少时，成人每日尿量少于 400ml。

（4）尿的渗透压变化　早期患者浓缩功能障碍，出现低渗尿，尿比重最高为1.020。随病情进展，浓缩和稀释功能均丧失，终尿的渗透压接近血浆渗透压，尿比重固定在1.008～1.012，称等渗尿。

（5）尿液成分改变　因肾小球滤过膜通透性增加，肾小管上皮受损，对滤过蛋白重吸收减少，出现蛋白尿，甚至出现血尿（尿中混有红细胞）、脓尿（尿沉渣有大量变性白细胞）。

2. 氮质血症　是指血中的尿素氮、非蛋白氮或肌酐水平超出正常范围。肌酐不仅从肾小球滤过，还从肾小管排泌，血中肌酐升高较晚。

3. 水、电解质及酸碱平衡紊乱

（1）钾代谢障碍　血钾可较长时间处于正常水平。晚期患者尿量过少，肾小管不能充分泌钾，导致高钾血症。多尿又可导致钾排出增加，引起低钾血症。

（2）钠代谢障碍　如钠摄入量适当，可无水肿及低钠。如过分限制钠盐，由于肾小管对钠的重吸收能力已降低，尿排钠大于摄入量。如摄钠过多，肾小球滤过率很低，排钠不足，水钠潴留，引起水肿。

（3）钙磷代谢紊乱　因肾小球滤过率降低，血磷升高，继发甲状旁腺功能亢进，出现血钙降低。其机制：①钙磷乘积为一常数，血磷高、血钙低；②维生素 D_3 先在肝羟化，后在肾羟化，形成有活性的维生素 D_3，肾实质破坏使维生素 D_3 羟化障碍，影响肠道对钙的吸收；③血磷高，肠道分泌磷酸根增多，和钙结合形成磷酸钙，妨碍钙吸收，同时伴代谢性酸中毒，骨盐溶解缓冲 H^+。以上诸因素综合引起肾性骨营养不良。

（4）代谢性酸中毒　由于肾小管泌 H^+ 减少，HCO_3^- 重吸收减少，血浆中的非挥发酸不能从尿中排出。

4. 肾性高血压　发生机制：①钠、水潴留，使血浆和细胞外液增多，血浆增多，心输出量增加，血压升高。②血浆肾素浓度增高，某些肾疾病患者血浆肾素浓度持续升高，血管紧张素 Ⅱ 形成增多，致血管收缩，血压升高。③肾分泌降压物质减少，当肾实质破坏时，肾髓质产生的前列腺素 A_2 和前列腺素 E_2 等舒血管物质减少，导致血压升高。

5. 肾性贫血和出血

（1）肾性贫血　发生机制：①促红细胞生成素减少，使骨髓干细胞形成红细胞被抑制；②血液中毒性物质潴留，如甲基胍抑制红细胞生成引起溶血和出血。

（2）出血　血小板功能障碍。其机制：①血小板第 Ⅲ 因子释放受抑制，因而凝血酶原激活物生成减少；②血小板黏附、聚集功能减弱。

三、尿　毒　症

尿毒症（uremia）是体内代谢产生的废物和过多的水分不能被排出体外所引起的代谢失常综合征，是肾功能不全的最严重阶段。除水、电解质和酸碱平衡紊乱及内分泌失调外，还因代谢终产物或毒性物质在体内堆积，出现一系列自身中毒症状。

（一）原因及发生机制

尿毒症主要与代谢产物及内源性毒性物质在体内蓄积有关。尿毒症患者体内有百余种代谢产物或毒性物质的含量高于正常值，其中有一些被认为与尿毒症的特异性症状有关，称为尿毒症毒素。常见尿毒症毒素如下。

1. 胍类　主要是甲基胍和胍基琥珀酸，是体内精氨酸的代谢产物。由于肾排泄障碍，精氨酸通过另一途径生成胍类化合物。

2. 尿素　血中尿素水平持续升高会引起厌食、恶心、呕吐、糖耐量降低和出血倾向。

3. 甲状旁腺激素　患者有甲状旁腺功能亢进，甲状旁腺激素可能是尿毒症的主要毒物。

此外，还有胺类、酚类、中分子物质等对机体也有一定毒性作用。

（二）机体功能及代谢变化

1. 神经系统　①中枢神经系统：早期常有疲劳、乏力、头痛、头晕、表情淡漠、理解力和记忆力减退，严重时出现烦躁不安、肌肉颤动、抽搐，最后发生嗜睡、昏迷，称为尿毒症脑病。②周围神经病变患者常有下肢麻木、刺痛及灼痛，随后出现肢体运动无力、腱反射减弱，最终引起运动障碍。

2. 消化系统　表现为厌食、恶心、呕吐、腹泻、口腔溃疡及消化道出血。

3. 心血管系统　患者可发生心室肥大、心力衰竭、心律失常，晚期出现尿毒症心包炎。

4. 呼吸系统　患者呼吸加深加快，严重时呼吸中枢抑制出现潮式呼吸或深大呼吸。患者呼出气体有氨味，是尿素经唾液酶分解所致。

5. 皮肤　患者因贫血和黑色素沉着，皮肤苍白或呈黄褐色并出现皮肤瘙痒。尿素随汗液排出，在汗腺开口处形成的细小白色结晶，称尿素霜。

6. 免疫系统　患者常因免疫功能低下并发严重感染。

7. 代谢　①糖代谢，约半数以上患者伴糖耐量降低。②蛋白质代谢，因毒性物质作用使蛋白质合成减少，分解加强，以及患者摄入不足而出现负氮平衡和低蛋白血症。③脂质代谢，血浆三酰甘油含量增加，出现高脂血症。

（三）防治原则

积极采取预防措施，早期合理准确补充血容量，严格控制液体的进入量，控制氮质血症，处理高钾血症，纠正酸中毒。晚期应尽快透析治疗（血液透析或腹膜透析）等。饮食可采取两低（低蛋白、低磷）、两高（高热量、高必需氨基酸）、两适当（适当的矿物质、适当的微量元素）方式。必要时采取肾移植。

🎯 目标检测

一、名称解释

1. 肾小球肾炎　2. 肾盂肾炎　3. 毛细血管内增生性肾小球肾炎　4. 新月体性肾小球肾炎　5. 氮质血症　6. 上行感染　7. 急性肾功能不全　8. 慢性肾功能不全　9. 尿毒症

二、单项选择题

1. 肾小球肾炎的主要发病机制是（　　）
   - A. 感染直接损伤　　　　B. 过敏反应
   - C. 体液免疫反应　　　　D. 自身免疫反应
   - E. 细胞免疫反应

2. 肾小球肾炎的病变特点不包括（　　）
   - A. 肾小球内中性粒细胞浸润
   - B. 间质血管扩张、充血
   - C. 肾间质内脓肿形成
   - D. 肾间质内炎症细胞浸润
   - E. 肾小管上皮细胞变性

3. 光镜下见肾小球毛细血管壁呈均匀增厚而无明显炎症反应，首先应考虑的疾病是（　　）
   - A. 急性弥漫增生性肾小球肾炎
   - B. 膜性肾小球肾炎
   - C. 新月体性肾小球肾炎
   - D. 慢性肾小球肾炎
   - E. 肾盂肾炎

4. 慢性肾小球肾炎晚期肾小球的最主要变化是（　　）
   - A. 肾小球入球动脉透明变性
   - B. 肾小球囊壁层上皮细胞增生
   - C. 肾小球纤维化、玻璃样变性
   - D. 肾小球周围纤维化
   - E. 肾小球基膜增厚

5. 肾盂肾炎的最常见感染途径是（　　）
   - A. 多途径感染　　　　B. 血源性感染
   - C. 上行感染　　　　　D. 外伤性感染
   - E. 医源性感染

6. 慢性肾盂肾炎的主要病变特点是（　　）
   - A. 肾穿刺活体组织检查发现肾小球内抗原抗体复合物沉积
   - B. 肉眼表现为颗粒性固缩肾
   - C. 均由急性肾盂肾炎转变而来
   - D. 肾小血管常有纤维蛋白样坏死
   - E. 肾脏有凹陷性瘢痕，肾盂、肾盏变形

7. 以肾小球壁层上皮细胞增生为主的疾病是（　　）
   - A. 急性弥漫增生性肾小球肾炎
   - B. 慢性肾小球肾炎

C.新月体性肾小球肾炎

D.慢性肾盂肾炎

E.膜性肾小球肾炎

8.肾细胞癌的最好发部位是（　　）

　A.肾门　　　　　　　　B.肾下极

　C.肾中部　　　　　　　D.肾上极

　E.随机发生

9.膀胱癌的最常见组织学类型是（　　）

　　A.鳞状细胞癌　　　　B.腺癌

　　C.移行细胞癌　　　　D.混合型

　　E.未分化癌

10.肾功能不全时可出现（　　）

　　A.水、电解质代谢紊乱

　　B.酸碱平衡紊乱

　　C.内分泌功能失调

　　D.造血功能障碍

　　E.以上都可出现

11.发生急性肾功能不全的关键是（　　）

A.肾小管的重吸收增加

B.肾小球滤过率降低

C.肾间质损伤

D.肾素分泌增加

E.肾小球损伤

12.急性肾功能不全少尿期患者死亡的主要原因是（　　）

　　A.高钾血症　　　　　B.水中毒

　　C.代谢性酸中毒　　　D.氮质血症

　　E.低血钙、高血磷

13.引起慢性肾功能不全的最常见原因是（　　）

　　A.慢性肾小球肾炎　　B.慢性肾盂肾炎

　　C.肾结核　　　　　　D.红斑狼疮

　　E.肾细胞癌

14.慢性肾功能不全不会出现哪种电解质代谢紊乱（　　）

　　A.血钠过低　　　　　B.血磷升高

　　C.血钙升高　　　　　D.血钾升高

　　E.血钾降低

（周　晓　闫　静）

第19章 内分泌系统疾病

内分泌系统（endocrine system）包括内分泌腺、内分泌组织（胰岛）和分散于某些器官组织中的内分泌细胞。内分泌系统疾病是指多种原因引起的内分泌系统病理改变，表现为功能亢进、减退或功能异常。

第1节 甲状腺疾病

一、甲状腺炎

甲状腺炎是指以炎症为主要表现的一组甲状腺疾病，可分为急性、亚急性和慢性三种类型。急性甲状腺炎是由细菌感染引起的化脓性炎症，临床较少见。本节主要介绍亚急性甲状腺炎和慢性甲状腺炎。

1. 亚急性甲状腺炎（subacute thyroiditis） 是一种与病毒感染有关的巨细胞性或肉芽肿性炎，又称肉芽肿性甲状腺炎或巨细胞性甲状腺炎。好发于30～50岁的女性，患者常有上呼吸道感染，起病急，有发热、甲状腺肿大、压痛伴轻度甲状腺功能减退等表现。

病理变化：肉眼观，甲状腺呈不均匀结节状，轻、中度肿胀，质实，橡皮样，与周围组织有粘连，切面呈灰白色或淡黄色。镜下观，病灶处滤泡上皮变性、坏死，有的脱落至腔内，滤泡破坏，角质外溢，其周围出现大量中性粒细胞及嗜酸性粒细胞、淋巴细胞和浆细胞浸润，最显著的病变是胶质外溢引起的异物巨细胞反应，引起类似结核结节的肉芽肿反应，但无干酪样坏死，故又称假结核性甲状腺炎。病变可发生纤维化，导致甲状腺功能低下。

2. 慢性甲状腺炎（chronic thyroiditis） 最常见，可分为桥本甲状腺炎和木样甲状腺炎两类。

（1）桥本甲状腺炎（Hashimoto thyroiditis） 是一种自身免疫性甲状腺疾病，又称慢性淋巴细胞性甲状腺炎、桥本病。表现为甲状腺无痛性肿大，伴功能低下，少数患者可出现功能亢进。多见于中年妇女。

病理变化：肉眼观，甲状腺弥漫性对称性增大，呈结节状，质地较硬，有完整包膜，无粘连。镜下观，甲状腺实质广泛破坏、萎缩，大量淋巴细胞和浆细胞浸润及淋巴滤泡形成，晚期纤维组织增生（图19-1）。临床上常有甲状腺增大、功能降低、呼吸困难及声音嘶哑等表现。

（2）木样甲状腺炎（Riedel thyroiditis） 是一种以甲状腺纤维硬化性病变为主要特征的甲状腺炎，又称慢性纤维性甲状腺炎(chronic fibrous thyroiditis)。病因不明，临床早期症状不明显，功能正常，晚期甲状腺功能低下，增生的纤维瘢痕组织压迫可产生声音嘶哑、呼吸及吞咽困难等。病变累及一侧甲状腺或甲状腺的一部分，呈结节状，质硬似木样，与周围组织粘连。镜下观，甲状腺滤泡萎缩、消失，大量纤维组织增生，玻璃样变，

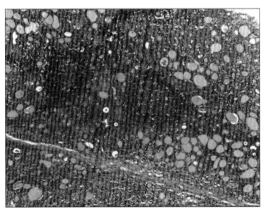

图 19-1 桥本甲状腺炎（镜下观）
甲状腺实质广泛破坏、萎缩，大量淋巴细胞浸润及淋巴滤泡形成

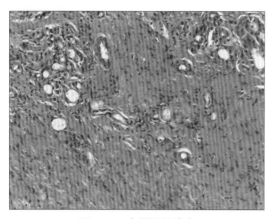

图 19-2　木样甲状腺炎
甲状腺滤泡萎缩、消失，大量纤维组织增生，玻璃样变

有少量淋巴细胞浸润（图 19-2）。

二、单纯性甲状腺肿

单纯性甲状腺肿（simple goiter）又称非毒性甲状腺肿（nontoxic goiter），是由缺碘引起甲状腺素分泌不足、促甲状腺素分泌增多、甲状腺滤泡上皮增生、滤泡内胶质增多而导致的甲状腺肿大。一般不伴有甲状腺功能亢进。

1. 病因及发病机制　缺碘是引起本病的主要原因。水中含大量的钙和氟，可影响肠道对碘的吸收；某些食物（卷心菜、木薯、菜花等）、药物（硫脲类药物、磺胺类药物等）可抑制碘离子转运、浓集或碘离子有机化。缺碘使甲状腺素合成减少，通过反馈刺激垂体合成促甲状腺素增多，使甲状腺滤泡上皮增生，摄碘增强。如果长期缺碘，甲状腺球蛋白没有碘化，不能被上皮细胞吸收利用，则滤泡内充满胶质，引起甲状腺体积增大。

2. 病理变化　病变发展过程可分三期。①增生期：甲状腺对称性增大，表面光滑，滤泡上皮增生，呈立方或低柱状，胶质含量少；②胶质贮积期：甲状腺弥漫性显著增大，重量可达 200～300g，表面光滑，切面呈淡褐或棕褐色半透明胶冻状，滤泡高度扩张，腔内有大量胶质贮积，滤泡上皮变扁平，可有小滤泡和假乳头形成；③结节期：又称结节性甲状腺肿，甲状腺呈结节状增生，结节大小不一，境界清楚，多无完整包膜，切面可见出血、坏死、囊性变、钙化和纤维化。镜下观，滤泡大小不一，腔内胶质贮积，部分滤泡上皮呈柱状或乳头样增生。间质纤维组织增生，间隔包绕形成大小不一的结节。

3. 病理临床联系　患者主要表现为甲状腺增大，若压迫邻近器官和喉返神经等，可引起呼吸困难和声音嘶哑等。

三、毒性弥漫性甲状腺肿

毒性弥漫性甲状腺肿（diffuse toxic goiter）是指一种伴甲状腺激素分泌增多的器官特异性自身免疫性疾病，又称格雷夫斯（Graves）病。毒性弥漫性甲状腺肿是引起甲状腺功能亢进症（简称甲亢）最常见的病因和类型。临床表现为甲状腺增大、功能亢进，基础代谢率升高和神经兴奋性升高，可出现易激动、手震颤、脉速、易饿、多食、多汗、消瘦、眼球突出等表现。患者 T_3、T_4 水平增高，吸碘率高。

1. 病因及发病机制　毒性弥漫性甲状腺肿是一种自身免疫性疾病，可能有多种抗甲状腺的自身抗体，具有类似促甲状腺素的作用，如促甲状腺免疫球蛋白和甲状腺生长免疫球蛋白，前者通过激活腺苷酸环化酶和磷脂酰肌醇通路引起甲状腺素分泌过多，后者则刺激甲状腺滤泡上皮增生，两者共同作用引起毒性弥漫性甲状腺肿。还可能是血中存在与甲状腺素受体结合的抗体，具有类似甲状腺素的作用。此外，本病也与遗传、精神创伤因素有关。

2. 病理变化　肉眼观，甲状腺弥漫性对称性增大，体积可达正常的 2～4 倍，表面光滑，质较软，切面灰红，分叶状，含胶质少，如肌肉状。镜下观，滤泡增生，大小不等，滤泡上皮增生呈高柱状，有的呈乳头样增生。滤泡腔内胶质稀薄，靠近上皮处胶质出现许多大小不一的吸收空泡。间质血管增生、充血并有淋巴细胞浸润和淋巴组织增生（图 19-3）。

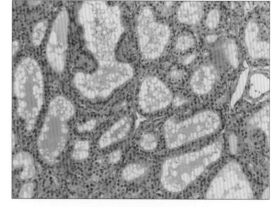

图 19-3　毒性弥漫性甲状腺肿（镜下观）
滤泡上皮增生呈高柱状，大小不等，可见吸收空泡，间质血管增生

四、甲状腺肿瘤

1. 甲状腺腺瘤(thyroid adenoma) 是一种常见的甲状腺滤泡上皮来源的良性肿瘤,中青年女性多见。肿瘤多为单发,圆形或类圆形,包膜完整,常压迫周围组织,直径 3 ～ 5cm,切面为暗红或棕黄色,可发生出血、囊性变、钙化及纤维化。甲状腺腺瘤的组织学分型包括单纯型腺瘤、胶样型腺瘤、胎儿型腺瘤、胚胎型腺瘤、嗜酸细胞型腺瘤及非典型腺瘤等。

甲状腺腺瘤与结节性甲状腺肿的区别见表 19-1。

表 19-1　甲状腺腺瘤与结节性甲状腺肿的区别

比较项目	甲状腺腺瘤	结节性甲状腺肿
包膜	完整	不完整
滤泡	大小一致	滤泡大小不一,较正常大
结节数量	多为单个	多个结节
周围甲状腺组织	周围甲状腺组织较正常	周围甲状腺组织与结节内相似
边缘甲状腺组织	有挤压现象,滤泡萎缩变小	无挤压现象

2. 甲状腺癌（thyroid carcinoma） 是一种常见的甲状腺滤泡上皮、滤泡旁细胞来源的恶性肿瘤,以 40 ～ 50 岁多见,男女之比约 2 ∶ 3。各种类型的甲状腺癌生长存在很大差异,有的生长缓慢似腺瘤,有的原发瘤很小而转移瘤较大。多数患者甲状腺功能正常,仅少数患者甲状腺功能低下或亢进。组织学类型包括以下几种。

（1）乳头状癌 最常见,占甲状腺癌的 40%～60%,青少年女性多见。肉眼观,肿瘤一般呈圆形,直径 2～3cm,无包膜,切面灰白,质地较硬,部分有囊腔,囊内有乳头形成。镜下观,乳头上皮可为单层或多层,癌细胞分化程度不一,乳头分支多,间质内常见同心圆状的钙化小体,即砂粒体（图 19-4）。肿瘤生长慢,恶性度较低,预后较好,但局部淋巴结转移较早。

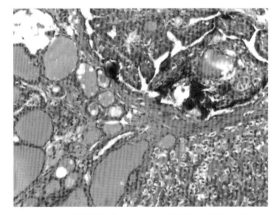

图 19-4　甲状腺乳头状癌伴砂粒体（镜下观）
乳头上皮单层或多层排列,间质内常见砂粒体

（2）滤泡性癌 约占甲状腺癌的 20%,多见于 40 岁以上的女性。肉眼观,呈结节状,包膜不完整,境界较清楚,切面灰白,质软。镜下观,可见不同分化程度的滤泡,分化好的腺癌很难与腺瘤区别,分化差的呈实性巢状,瘤细胞异型性明显,滤泡少而不完整。早期易出现血行转移,预后较差（图 19-5）。

（3）髓样癌 是来源于滤泡旁细胞（C 细胞）的恶性肿瘤,占甲状腺癌的 5%～10%,属于胺前体摄取和脱羧（APUD）系统肿瘤。40～60 岁为高发年龄。部分为家族性常染色体显性遗传。肉眼观,肿瘤多呈圆形,单发或多发,可有假包膜,切面呈灰白或黄褐色,质实而软。镜下观,瘤细胞多呈实体巢状排列,间质可有淀粉样物质沉着（图 19-6）。90% 的肿瘤分泌降钙素,可引发严重的腹泻和低钙血症。此型多由淋巴道转移,也可经血行转移到肝、肺、肾上腺和骨髓等处。

（4）未分化癌 较少见,约占甲状腺癌的 5%。此型多发生于 50 岁以上人群,女性多见。肿瘤生长快,恶性度极高。肉眼观,肿瘤较大,形状不规则,无包膜,切面灰白色,常有出血、坏死。镜下观,瘤细胞大小不一,形态各异,染色深浅不均,核分裂象多见。早期就可发生浸润和转移,预后差。

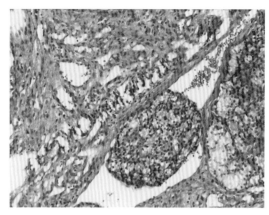

图 19-5　甲状腺滤泡性癌侵犯血管（镜下观）

可见不同分化程度的滤泡并侵犯血管

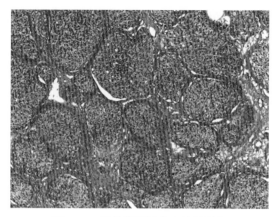

图 19-6　甲状腺髓样癌（镜下观）

瘤细胞呈实体巢状排列，间质可有淀粉样物质沉着

第2节　糖　尿　病

糖尿病（diabetes mellitus，DM）是一组由胰岛素分泌缺陷和（或）其生物学作用异常引起的、以高血糖为特征的代谢性疾病。糖尿病可分为原发性和继发性两种类型。继发性糖尿病是由胰腺疾病（如炎症、肿瘤）、手术或某些内分泌疾病引起胰岛破坏，导致内分泌功能不足所致。此型少见，但发病率呈逐渐上升趋势，多见于中老年。本节主要介绍原发性糖尿病，分为 1 型糖尿病（胰岛素依赖型糖尿病）和 2 型糖尿病（非胰岛素依赖型糖尿病）。

1. 病因及发病机制　糖尿病病因和发病机制极其复杂，尚未完全清楚。1 型糖尿病多见于青少年，起病急，病情重，发展快，是一种自身免疫性疾病，是在遗传易感因素的基础上发生的胰岛 β 细胞衰竭和破坏，多由病毒感染促发；2 型糖尿病多见于成年人，起病缓慢，发展较慢，常有明显家族史，常见的环境影响因素有人口老龄化、摄食过多、营养过剩、化学毒物、体力活动不足等。血中胰岛素正常、增多或降低，不易出现酮症，一般不依赖胰岛素治疗。

2. 病理变化

（1）胰岛病变　① 1 型糖尿病：早期胰岛以淋巴细胞浸润为主，后期胰岛变小，数目减少，纤维组织增生、玻璃样变，胰岛 β 细胞出现颗粒脱失、空泡变性、坏死；② 2 型糖尿病：早期病变不明显，后期胰岛 β 细胞可减少，胰岛间质发生淀粉样变性。

（2）血管病变　可累及全身血管，随病程发展而不断加重。①毛细血管和细小动脉内皮细胞增生，基膜明显增厚，玻璃样变性、变硬，导致血压升高；②大血管病变，主要引起心、脑动脉粥样硬化。

（3）神经病变　周围神经因血管的病变发生缺血性损伤，出现肢体疼痛麻木、感觉丧失等。脑神经元也可发生广泛变性。

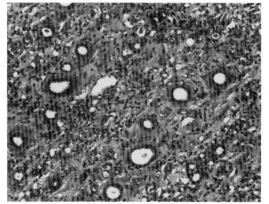

图 19-7　糖尿病肾脏病变（镜下观）

肾小管萎缩，肾间质纤维化

（4）肾脏病变：肾小球、肾动脉硬化，肾盂肾炎和肾乳头坏死，肾小管萎缩，肾间质纤维化、淀粉样变性等（图 19-7）。

（5）视网膜病变：微小动脉瘤形成，小静脉扩张，继而渗出、水肿、出血。纤维组织增生，出现新生毛细血管等，易引起视力障碍或失明等。

3. 病理临床联系　糖尿病的主要临床表现为"三多一少"，即多饮、多食、多尿、体重减轻。由于胰岛素分泌相对或绝对不足或组织对胰岛素敏感性降低，葡萄糖的利用及糖原的合成障碍，糖异生加强，血糖升高，当超过肾阈时出现糖尿，进而形成渗透性利尿而致多尿；多尿造成高渗性脱水，患者口渴，出现多饮；机体不能充分利用血糖，ATP 生成减少，刺激食欲，引起多食；脂肪和蛋白质分解代谢加强，甚至出现酮血症、酮尿症及负氮平衡，使患者体重减轻，逐渐消瘦。久病可使一些组织或器官发生形态结构改变和功能障碍，并发酮症酸中毒、肢体坏疽、多发性神经炎、失明和肾衰竭等。

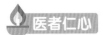**医者仁心**

人工全合成结晶牛胰岛素

　　1958 年 8 月，中国科学院上海生物化学研究所的会议室里，在所长王应睐的主持下，九位科学家讨论提出了"用人工方法合成一个蛋白质"的设想，开始了我国人工全合成结晶牛胰岛素的研制工作。经过 6 年多艰辛研究，1965 年 9 月 17 日，人工全合成结晶牛胰岛素在我国首次实现，这也是世界上第一个全合成的蛋白质。这项工作的完成，被认为是 20 世纪 60 年代多肽和蛋白质合成领域最重要的成就，极大地提高了我国的科学声誉，对蛋白质和多肽合成方面的研究起到了积极的推动作用。

目标检测

一、名词解释

1. 毒性弥漫性甲状腺肿　2. 糖尿病

二、单项选择题

1. 关于慢性淋巴细胞性甲状腺炎的描述，错误的是（　　）

　A. 是一种自身免疫性疾病

　B. 又称为桥本甲状腺炎

　C. 肉眼可见甲状腺弥漫性对称性增大

　D. 镜下可见大量中性粒细胞浸润

　E. 临床上常有甲状腺功能降低

2. 下列有关毒性弥漫性甲状腺肿病变的描述，错误的是（　　）

　A. 间质血管丰富，显著充血

　B. 滤泡腔内胶质浓厚

　C. 甲状腺滤泡增生，以小滤泡为主

　D. 滤泡上皮呈立方或高柱状，并常增生，向滤泡腔内形成乳头状突起

　E. 间质淋巴细胞浸润及淋巴滤泡形成

3. 关于结节性甲状腺肿，下列叙述错误的是（　　）

　A. 结节具有完整包膜

　B. 滤泡上皮有乳头状增生者癌变率高

　C. 结节大小、数目不等

　D. 结节内常有出血、坏死、纤维化

　E. 部分滤泡增生

4. 下列哪项不是甲状腺乳头状癌的特点（　　）

　A. 癌细胞核呈透明或毛玻璃状

　B. 癌细胞排列成不规则的乳头状

　C. 恶性程度高

　D. 间质中有砂粒体

　E. 局部淋巴结转移早

5. 下列哪项不是甲状腺髓样癌的特点（　　）

　A. 起源于 C 细胞

　B. 分泌大量降钙素

　C. 部分为家族性常染色体显性遗传

　D. 肿瘤多呈圆形，质硬

　E. 间质内有淀粉样物质沉积

6. 患者，女，59 岁。近期出现多饮、多食、多尿、体重减轻的现象，最可能的诊断是（　　）

　A. 甲状腺功能亢进症　　B. 甲状腺功能减退症

　C. 糖尿病　　　　　　　D. 恶性肿瘤

　E. 更年期综合征

7. 患者，女，57 岁。体检发现一边界清楚的甲状腺肿块，直径约 3cm，伴钙化。手术切除后病理诊断为甲状腺腺瘤，下列描述不恰当的是（　　）

　A. 属于良性肿瘤　　　　B. 有完整包膜

　C. 多呈圆形　　　　　　D. 老年女性多见

　E. 可发生出血、囊性变、钙化及纤维化

（郭红丽）

第 20 章
中枢神经系统疾病

第 1 节 中枢神经系统变性疾病

中枢神经系统变性疾病是指神经系统中某些特定的神经元逐渐萎缩和丢失，导致相应结构发生病变的一组疾病。其共同病变特点是选择性地累及 1～2 个功能系统的神经元。常见的变性疾病包括阿尔茨海默病（Alzheimer disease，AD）、帕金森病（Parkinson disease，PD）、累及小脑和脊髓的共济失调性毛细血管扩张症（临床表现为共济失调等）、累及运动神经元的肌萎缩性脊髓侧索硬化及脊髓性肌萎缩（临床表现为肌无力等）。本节介绍阿尔茨海默病和帕金森病。

（一）阿尔茨海默病

阿尔茨海默病是一种病因未明的原发退行性大脑疾病。临床表现以记忆障碍、失语、失用、失认、视空间能力损害、抽象思维和计算力损害、人格和行为改变等为特征，是老年期最常见的痴呆类型，也是老年人失能和死亡的主要原因。

1. 病因及发病机制　可能与遗传因素、受教育程度、金属离子损伤及继发性递质改变等有关。金属离子（铝、锌、铜等）可能与阿尔茨海默病的发生有关，患者乙酰胆碱的合成、释放和摄取功能损害，其基底核神经元的大量缺失导致其投射到新皮质、海马及杏仁核等区域的乙酰胆碱能纤维减少。

2. 病理变化　肉眼观，大脑皮质有不同程度萎缩，脑沟增宽，尤以额叶、颞叶和顶叶最显著。切面可见脑室扩张。镜下观，老年斑、神经原纤维缠结、颗粒空泡变性和平野（Hirano）小体形成等。

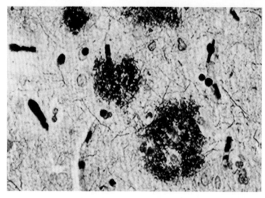

图 20-1　阿尔茨海默病（镜下观，老年斑）

（1）老年斑（senile plaque）　为细胞外结构，呈圆球形，直径为 20～200μm，可见于海马、杏仁核和新皮质，也称神经斑（图 20-1）。其本质为退变的神经突起围绕中心的淀粉样物质，HE 染色呈嗜伊红染色的团块状，中心周围有空晕环绕，外围有不规则嗜银颗粒或丝状物质。银染显示，斑块中心有唯一均匀的嗜银团，免疫组织化学染色显示淀粉样中心含 β 淀粉样蛋白。电镜下观，老年斑是由多个异常扩张弯曲的变性轴突终末及淀粉样细丝构成的。

（2）神经原纤维缠结　为细胞内病变，神经原纤维增粗扭曲形成缠结。HE 染色中往往较模糊，呈淡蓝染的细丝状结构，银染可清晰显示。电镜证实缠结由 7～10nm 双螺旋缠绕的微丝构成。多见于皮质神经元，特别是内嗅区皮质、海马、杏仁核、基底前脑和中缝核的锥体细胞。

（3）颗粒空泡变性　神经元胞质中出现小空泡，内含嗜银颗粒，多见于海马的锥体细胞。

（4）平野（Hirano）小体　为神经元胞质内位于树突近端的棒状嗜酸性包涵体，生化分析证实大多为肌动蛋白，多见于海马的锥体细胞。电镜下可见交错的丝状物形成的嗜锇酸晶格状结构。

（二）帕金森病

帕金森病是一种以纹状体黑质损害为主的缓慢进展性中枢神经系统变性疾病，又称震颤麻痹（paralysis agitans）。临床表现有锥体外系症状和体征，如静止性震颤、肌强直、面部僵化、姿势和步态异常。部分患者（20%～40%）在病程中出现认知功能损害、神经精神症状和痴呆表现。

1.病因及发病机制　目前多数学者认为本病与环境因素、遗传因素和神经系统老化交互作用有关。基底节尤其是黑质变性，使多巴胺的合成减少，多巴胺（抑制性神经递质）与乙酰胆碱（兴奋性神经递质）的平衡失调，乙酰胆碱的兴奋作用相对增强，引起神经功能紊乱。

2.病理变化　肉眼观，黑质和蓝斑脱色。镜下观，神经黑色素细胞丧失，残留的神经元中有特征性的路易体（Lewy body）形成。路易体位于胞质内，呈圆形，中心嗜酸性着色，折光性强，边缘着色浅。电镜下观，路易体由细丝构成，中心细丝致密，周围则较松散。

第 2 节　中枢神经系统肿瘤

中枢神经系统肿瘤包括起源于脑、脊髓或脑脊膜的原发性和转移性肿瘤。中枢神经系统原发性肿瘤包括胶质瘤、脑神经、神经鞘肿瘤、脑膜肿瘤等，中枢神经系统转移性肿瘤以来源于肺部的原发性或继发性肿瘤多见。

（一）胶质瘤

胶质瘤（glioma）是发生于神经外胚层的肿瘤，起源于神经间质细胞。包括星形细胞瘤、少突胶质细胞肿瘤和室管膜肿瘤。

1.星形细胞瘤　约占成人胶质瘤的80%，常见于30～60岁人群，临床表现为癫痫、头痛和受累区域的神经损害等。弥漫性星形细胞瘤可进展为间变性胶质瘤，并最终转变为胶质母细胞瘤，预后差。

肉眼观，弥漫性星形细胞瘤和间变性星形细胞瘤境界不清、灰白色。质地因瘤内胶质纤维多少而异，可呈实性或胶冻状外观，易出血、坏死和囊性变，形成大小不等的囊腔。胶质母细胞瘤可呈灰白实性，常伴有出血、坏死及囊性变。镜下观，呈浸润性生长。肿瘤细胞之间是纤细的神经纤维网，其含有细胞骨架成分胶质纤维酸性蛋白（glial fibrillary acidic protein，GFAP）。间变性星形细胞瘤细胞密度明显增加，核多形性更加明显，可见核分裂。胶质母细胞瘤出血坏死明显，肿瘤细胞可围绕坏死灶周围呈假栅栏状排列，毛细血管呈明显巢团状增生，血管内皮细胞明显增生、肿大，高度增生的血管丛呈球状，称肾小球样小体。

2.少突胶质细胞肿瘤　包括少突胶质细胞瘤和间变性少突胶质细胞瘤。常见于30～50岁人群。病变多累及大脑半球，额叶或颞叶。

肉眼观，肿瘤呈浸润性生长，多呈球形，灰红色，质软，凝胶状。出血、囊性变和钙化较为常见。镜下观，肿瘤呈弥漫浸润性生长，瘤细胞密度中等。瘤细胞分化良好，呈圆形，大小一致，形态单一。核圆形居中，核周胞质透亮，形成核周空晕，有蜂窝状结构特点。瘤细胞弥散排列。血管呈丛状结构，可形成典型的致密鸡爪样分支毛细血管网。肿块内可伴有不同程度的钙化和砂粒体形成。若瘤细胞分化差，异型性明显，核分裂增多，则称间变性少突胶质细胞瘤。

3.室管膜肿瘤　室管膜瘤是一组好发于儿童和中青年人、生长较缓慢的室管膜起源的肿瘤。多位于脑室系统和脊髓中央管。临床表现为脑积水和颅内压增高、局灶性神经功能障碍和癫痫等。间变性室管膜瘤是一种呈侵袭性生长的低度恶性室管膜起源的肿瘤。

肉眼观，瘤体一般境界清楚，呈球形或分叶状，切面灰白或灰红色，可见出血、囊性变和钙化。镜下观，由肿瘤性室管膜细胞构成，细胞密度中等。瘤细胞形态较一致，多呈梭形或胡萝卜形，胞质丰富，核呈圆形或椭圆形。瘤细胞围绕空腔呈腺管状排列形成室管膜菊形团，或围绕血管排列形成假菊形团。当瘤组织中瘤细胞体积增大、密度增加、核异型性明显，核分裂活跃，伴有假栅栏状坏死时，可诊断为间变性室管膜瘤。

（二）髓母细胞瘤

髓母细胞瘤是一种主要见于儿童的常见恶性胚胎性神经上皮肿瘤。仅见于小脑和脑干背侧，多呈快速浸润性生长和通过脑脊液播散。临床病程一般较短，主要表现为头痛、呕吐等颅内压增高症状及共济失调等小脑受损症状。肿瘤易经脑脊液播散到马尾部。髓母细胞瘤恶性度高，预后差。

肉眼观，肿瘤呈灰红色鱼肉状，质脆，境界清楚，可有出血和坏死。镜下观，肿瘤细胞由原始的未分化细胞构成，细胞体积小，呈圆形、椭圆形，境界不清楚，核深染，胞质少，大多数细胞几乎呈裸核状态，核分裂多见。瘤细胞排列紧密，常形成菊形团结构，即肿瘤细胞围绕纤细的嗜酸性纤维中心呈放射状排列，这对髓母细胞的诊断具有重要的意义。间质除含血管外，纤维成分较少，若纤维较多，则称为促结缔组织增生型髓母细胞瘤。

（三）脑膜瘤

脑膜瘤是一组起源于蛛网膜层脑膜上皮细胞的中枢神经系统常见肿瘤。发生率仅次于星形细胞瘤。好发于中老年人，女性多于男性。颅内脑膜瘤大部分发生于大脑凸面，常与大脑镰相关，常为单发。主要临床表现为头痛、癫痫、视力障碍、肢体运动障碍等。预后较好。

肉眼观，肿瘤大小与其发生部位有关，与硬膜广泛附着，呈膨胀性生长，球形或分叶状，压迫脑组织，界限清楚，包膜完整。切面呈灰白色，质韧，很少见坏死，切面可见砂粒体。镜下观，脑膜瘤的组织学类型很多，肿瘤细胞呈大小不等同心圆状或旋涡状排列，其中央的血管壁常有透明变性，可钙化形成砂粒体，此为脑膜细胞型或合体细胞型；瘤细胞呈长梭形，致密交织束状结构，其间可见网状纤维或胶原纤维，为纤维型；兼具以上两种组织学特点的为过渡型或混合型。少数脑膜瘤细胞异型性增大、生长活跃，可出现坏死，甚至出现颅外转移，主要累及肺及淋巴结，称为恶性脑膜瘤或间变性脑膜瘤。

目标检测

一、名词解释
1. 阿尔茨海默病　2. 帕金森病

二、单项选择题
1. 阿尔茨海默病病理学特征，错误的是（　　　）
　A. 脑血管病变　　　　　B. 神经原纤维缠结
　C. 神经元丢失　　　　　D. 老年斑
　E. 颗粒空泡变性
2. 以下属于阿尔茨海默病病理特征的是（　　　）
　A. 大脑皮质萎缩
　B. 小脑脑沟增宽
　C. 老年斑和神经原纤维缠结
　D. 脑室扩大
　E. 神经元气球样肿胀
3. 帕金森病是由于（　　　）
　A. 大脑萎缩
　B. 小脑萎缩
　C. 纹状体黑质多巴胺系统损害
　D. 锥体系统病变
　E. 脊髓病变

4. 帕金森病的镜下特点是（　　　）
　A. 黑质和蓝斑脱色素
　B. 神经黑色素细胞丧失
　C. 纹状体黑质多巴胺系统损害
　D. 神经元内有路易体形成
　E. 脊髓病变
5. 以下除哪项之外都是胶质瘤（　　　）
　A. 星形细胞瘤
　B. 少突胶质细胞瘤
　C. 室管膜瘤
　D. 间变性少突胶质细胞瘤
　E. 多形性髓母细胞瘤
6. 下列关于脑膜瘤病理学特征的描述错误的是（　　　）
　A. 出现脑膜细胞型和合体细胞型
　B. 瘤细胞呈大小不等同心圆状或旋涡状排列
　C. 血管常发生透明变性
　D. 砂粒体形成
　E. 伴有软骨、骨化生

（丁运良）

第 **21** 章
生殖系统疾病和乳腺疾病

第 1 节　女性生殖系统疾病

一、子宫颈疾病

（一）慢性子宫颈炎

慢性子宫颈炎（chronic cervicitis）是子宫颈的慢性炎症，经产妇较多见。

1. 病因及发病机制　病原微生物主要有链球菌、大肠埃希菌、葡萄球菌、淋病奈瑟菌（淋球菌）、单纯疱疹病毒、人乳头状瘤病毒等。其诱因：①分娩、流产、机械损伤；②阴道内酸性环境改变，激素紊乱；③产褥期或经期不注意卫生等。

2. 基本病理变化　子宫颈黏膜充血水肿，间质内有淋巴细胞、单核巨噬细胞、浆细胞等浸润，可有淋巴滤泡形成，常伴有腺上皮增生、脱落和鳞状上皮化生（图 21-1）。慢性子宫颈炎分为以下几种类型。

（1）子宫颈糜烂　是指子宫颈阴道部覆盖的鳞状上皮坏死脱落，形成浅表的黏膜缺损，称子宫颈真性糜烂，临床较少见。常见的子宫颈糜烂多为假性糜烂，是在青春期随着子宫和子宫颈的发育，子宫颈管内膜的柱状上皮外移进入阴道部，由于被覆的单层柱状上皮很薄，上皮下血管容易暴露而呈红色，边界清楚，故常被认为是子宫颈糜烂。进入阴道部的柱状上皮受到致炎因子的损

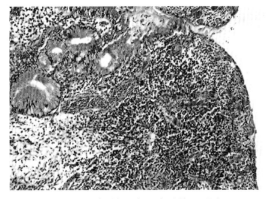

图 21-1　慢性子宫颈炎（镜下观）
密集的淋巴细胞浸润，新血管形成，扩张血管积聚大量白细胞

伤，柱状上皮下的储备细胞增生，并发生鳞状上皮化生，取代原有的柱状上皮而愈合，称为腺上皮的鳞状上皮化生，亦称糜烂愈复。肉眼观，子宫颈黏膜充血水肿呈颗粒状；镜下观，子宫颈间质内淋巴细胞、单核细胞及浆细胞浸润，伴不同程度的子宫颈腺上皮增生及鳞状上皮化生（图 21-2）。

（2）子宫颈息肉　是指由于慢性炎症刺激，子宫颈黏膜上皮、腺体和固有层纤维结缔组织呈局限性增生，形成向表面突起、带有细蒂的小肿物。肉眼观，肿物单发或多发，呈粉红色或粉白色，有蒂，直径数毫米至数厘米不等；镜下观，肿物由腺体、结缔组织构成，充血、水肿，有慢性炎症细胞浸润，表面被覆单层柱状上皮或鳞状上皮（图 21-2）。

（3）子宫颈肥大　由于炎症长期刺激，子宫颈结缔组织和腺体明显增生致子宫颈肥大。结缔组织增生明显，子宫颈变硬。

（4）子宫颈腺囊肿　子宫颈慢性炎症时，腺体分泌亢进。子宫颈管腺体的开口被化生的鳞状上皮覆盖和阻塞，或腺管被周围增生的结缔组织或瘢痕压迫，变窄甚至阻塞，腺体分泌物引流受阻、黏液潴留，腺体逐渐扩大成囊状，形成子宫颈囊肿。

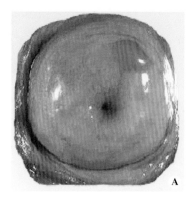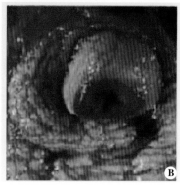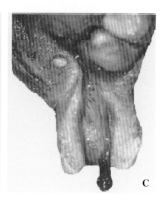

图 21-2　正常子宫颈、子宫颈糜烂、子宫颈息肉比较（肉眼观）

A.正常子宫颈表面光滑；B.子宫颈糜烂的外口充血、红色；C.子宫颈息肉（带蒂肿物）

（二）子宫颈上皮非典型增生、上皮内瘤变和原位癌

1.子宫颈上皮非典型增生　是指子宫颈上皮细胞出现异常增生，增生的细胞具有一定程度的异型性，尚不能诊断为癌，但具有恶变的潜能。镜下观，细胞大小形态不一，核大深染，核质比增大，细胞极性紊乱。根据上皮细胞异型程度分为三级：Ⅰ级，异型性细胞局限于上皮的下 1/3；Ⅱ级，异型性细胞累及上皮的下 1/3 ～ 2/3；Ⅲ级，异型性细胞超过上皮全层的 2/3，但尚未累及上皮全层。

2.子宫颈原位癌　是指异型增生的细胞从基底层开始，逐渐向表层发展，累及子宫颈黏膜上皮全层，但尚未突破基膜。原位癌的癌细胞通过子宫颈腺口蔓延至子宫颈腺体内，取代部分或全部腺上皮，但未突破腺体基膜，称原位癌累及腺体，仍属于原位癌范畴。

子宫颈上皮内瘤变（cervical intraepithelial neoplasia，CIN）是指子宫颈上皮从轻度异型增生到中度、重度乃至原位癌的上皮内连续变化的演变过程，是一组与子宫颈浸润癌密切相关的癌前病变的统称。鳞状上皮内病变（squamous intraepithelial lesion，SIL）分为低级别鳞状上皮内病变（LSIL，相当于 CIN Ⅰ）和高级别鳞状上皮内病变（HSIL，相当于 CIN Ⅱ和 CIN Ⅲ）。

（三）子宫颈鳞状细胞癌

子宫颈鳞状细胞癌（squamous carcinoma of cervix）是女性生殖系统最常见的恶性肿瘤，发病年龄多为 40 ～ 60 岁。其病因和发病机制与早婚、多产、性生活过早、性生活紊乱、子宫颈裂伤、包皮垢刺激、吸烟及人乳头状瘤病毒（HPV）16、18、31、33 型感染等因素有关。近 20 年来经性传播感染 HPV 已成为子宫颈癌的主要致病因素之一。

 案例 21-1

患者，女，56 岁。已婚，绝经 4 年，阴道不规则出血 3 个月入院。阴道镜检查：子宫颈病变处黏膜潮红、颗粒状，质脆，触之出血，子宫、双侧附件及阴道壁未见异常。

问题：该患者初步诊断为什么病？典型的病理变化是什么？

1.病理变化　子宫颈癌中 80% ～ 95% 是鳞状细胞癌，10% ～ 20% 是腺癌，其他类型癌少见。①原位癌（图 21-3A）；②早期浸润癌：少数癌细胞突破基膜并浸润到基膜下方的间质内，浸润深度不超过基膜下 5mm，无血管浸润和淋巴道转移者一般肉眼不能判断，只有在显微镜下才能确诊，预后良好（图 21-3B）；③浸润癌：癌细胞向间质内浸润性生长，深度超过基膜下 5mm，并伴有临床症状。肉眼观，内生浸润型、溃疡型或外生乳头型、菜花型（图 21-3C）。镜下观，按癌细胞分化程度分为高、中、低分化三级（图 21-3D）。

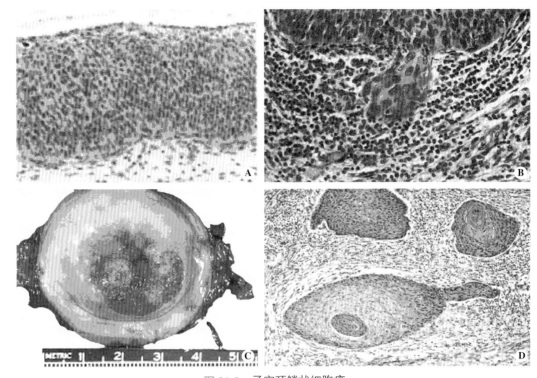

图 21-3　子宫颈鳞状细胞癌

A.原位癌镜下观；B.早期浸润癌镜下观；C.浸润癌肉眼观；D.浸润癌镜下观

2.扩散及转移　主要扩散途径如下。①直接蔓延：癌细胞向上浸润破坏整个子宫颈段、阴道穹，晚期向前浸润膀胱，向后浸润直肠；②淋巴道转移：癌细胞首先转移至子宫颈旁淋巴结，依次转移至闭孔、髂内、髂外、髂总、深腹股沟及骶前淋巴结，晚期可转移至锁骨上淋巴结；③血行转移：晚期可通过血行转移至肺、骨和肝。

3.病理临床联系　早期无自觉症状，癌细胞破坏血管，患者出现不规则阴道出血和接触性出血，阴道排液增多。晚期癌组织破溃、坏死，继发感染，有大量恶臭白带。病灶累及膀胱及直肠时，可出现尿频、尿急、尿路阻塞、肛门坠胀、膀胱子宫瘘或子宫直肠瘘。患者常出现恶病质。

二、子宫体疾病

（一）子宫内膜增生症

子宫内膜增生症（endometrial hyperplasia）是由内源性或外源性雌激素增高引起的子宫内膜腺体或间质增生。多见于青春期和围绝经期妇女，是一种从良性到恶性前增生性病变。

1.病因及发病机制　长期的雌激素刺激是本病的主要病因。内源性因素如无排卵性月经、卵巢肿瘤、多囊卵巢综合征等；外源性因素如无孕酮拮抗的雌激素治疗等。

2.病理变化　肉眼观，子宫内膜呈弥漫性或灶性增厚，其厚度常超过 5mm，表面光滑或有小息肉形成，质地柔软似天鹅绒，质地较硬，不脆。镜下观，根据细胞特征分为以下几种。

（1）单纯性增生　以往称轻度增生或囊性增生，表现为局部或弥漫性的腺体增多、密集，腺体结构不规则，有的腺腔扩张呈囊状，腺上皮一般呈单层或增生呈假复层（图 21-4 ）。

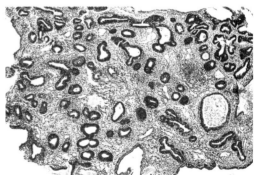

图 21-4　子宫内膜单纯性增生

腺体密集、扩张、不规则，细胞无异型性

（2）复杂性增生　曾称腺瘤型增生，腺体明显增生、拥挤，可以"背靠背"，腺体结构复杂，轮廓不规则，腺腔内乳头状结构（图21-5）间质明显减少，腺上皮细胞无异型性。

（3）非典型增生　腺体增多、拥挤，轮廓不规则，间质减少，腺上皮细胞增生，排列紊乱，可向腺腔内呈乳头状或向间质内出芽样生长伴有上皮细胞异型性，细胞极性紊乱，可见多少不等的核分裂（图21-6）。

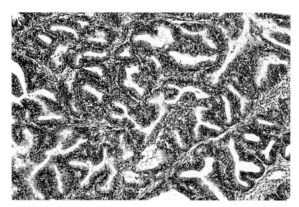

图 21-5　子宫内膜复杂性增生（镜下观）

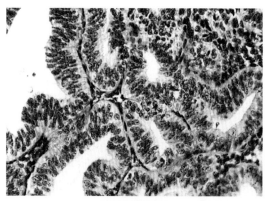

图 21-6　子宫内膜非典型增生（镜下观）

腺体密集，腺体之间几乎完全没有间质，腺上皮层次增多伴上皮细胞异型性

3. 病理临床联系　主要临床表现为功能性子宫出血，即月经不规则、经期延长、月经量过多或绝经后出血等。出血多或时间长者常伴贫血。

（二）子宫内膜异位症

子宫内膜异位症（endometriosis）是指子宫内膜组织（腺体和间质）出现在子宫腔被覆内膜以外的部位，生长、浸润，反复出血，继而引发疼痛、不孕及结节或包块等，是育龄妇女的多发病、常见病。

1. 病因及发病机制　子宫内膜异位症的发生与性激素、免疫、炎症、遗传等因素有关，但其发病机制尚不明确。以经血逆流种植为主导理论，逆流至盆腔的子宫内膜需经黏附、侵袭、血管性形成等过程得以种植、生长，发生病变。

2. 分类及病理变化

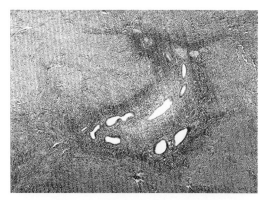

图 21-7　子宫内膜异位症（镜下观）

肌层中有多少不等的子宫内膜腺体和间质

（1）子宫内子宫内膜异位症　①弥漫型：子宫内膜弥散于子宫肌层，子宫对称性增大，称子宫腺肌病（图21-7）。②局灶型：子宫内膜在子宫肌层内比较局限，子宫不规则增大，呈结节状，称子宫腺肌瘤。切面可见小出血灶，呈暗红色或巧克力色，周围肌纤维呈旋涡状排列。镜下观，子宫肌层内出现子宫内膜腺体和间质，附近的肌纤维增生。临床表现为子宫增大、变硬，子宫肌壁收缩受限，可产生痛经及月经失调等症状。

（2）子宫外子宫内膜异位症　子宫内膜组织异位于子宫以外的组织、器官，以卵巢最多见。局部形成囊腔，内含咖啡色血性液体，状似巧克力，故又称巧克力囊肿。检查子宫不大，在局部可扪及固定的包块，当月经来潮时包块增大并有疼痛。

（三）子宫平滑肌瘤及平滑肌肉瘤

子宫平滑肌瘤（leiomyoma of uterus）是由子宫平滑肌细胞形成的良性肿瘤，多见于 30 ～ 50 岁妇女，是女性生殖器官最常见的良性肿瘤。多数肌瘤在绝经后可逐渐萎缩。其发病可能与雌激素的过度刺激有关。

病理变化：肉眼观，多数位于子宫肌层，部分位于浆膜下或黏膜下。单发或多发，多者可达数十个，称多发性子宫肌瘤。瘤体大小不等，小者仅镜下可见，大者直径可达数十厘米。肌瘤多呈结节状，界限清，无包膜。切面灰白色、编织状、质硬韧，肌瘤可发生黏液变性、出血及坏死等继发性改变。镜下观，梭形瘤细胞成束排列，呈纵横交错的编织状。

多数患者无临床症状，患者表现为月经量过多，肿块压迫膀胱造成尿频，压迫神经引起疼痛。子宫平滑肌瘤极少恶变，如肿瘤组织出现坏死，边界不清，细胞异型，核分裂多，应考虑为平滑肌肉瘤。

（四）子宫内膜腺癌

子宫内膜腺癌（endometrial adenocarcinoma）是由子宫内膜上皮细胞发生的恶性肿瘤。多发于绝经期后，与过量雌激素长期刺激有关。临床表现为白带增多和阴道不规则出血。晚期肿瘤侵犯盆腔神经时，患者可有下腹部和腰骶部疼痛。

肿瘤多位于子宫底及后壁，呈弥漫型或局限型。肉眼观，弥漫型癌组织呈灰白色，质松脆，易坏死脱落，并向肌层浸润，致子宫呈不同程度的增大；局限型肿瘤主要向宫腔内生长，可侵及子宫肌层。镜下观，腺癌为主，腺体数量增多、大小不等，形态不规则，排列失常。根据癌组织的分化程度，分为高、中、低三级。约 20% 的子宫内膜腺癌伴有鳞状上皮化生。

三、妊娠滋养细胞疾病

妊娠滋养细胞疾病（gestational trophoblastic disease，GTD）是指以胚胎滋养细胞异常为病变特点的疾病，包括葡萄胎及滋养细胞肿瘤。

（一）葡萄胎

葡萄胎（hydatidiform mole）是以妊娠后胎盘绒毛滋养层细胞不同程度增生，间质高度水肿为特征的一种良性疾病，有大小不一的水泡，水泡间借蒂相连成串状，形似葡萄，又称水泡状胎块。其发病与染色体异常有关。

1. 病理变化　肉眼观，病变局限于宫腔内，不侵入肌层，胎盘绒毛高度水肿，形成直径在数毫米至 2cm、大小不等、透明或半透明、壁薄含清亮液体的成串的囊泡，有蒂相连，状似葡萄，故称葡萄胎。镜下观有三个特点：①滋养细胞增生；②绒毛间质高度水肿，中央池形成；③间质内无血管。胎盘绒毛膜的滋养层细胞增生是葡萄胎的最重要特征（图 21-8）。

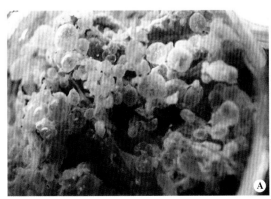
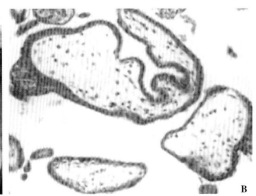

图 21-8　葡萄胎

A. 肉眼观；B. 镜下观

2. 病理临床联系及结局　患者多于妊娠的第 11 ～ 25 周出现症状，由于胎盘绒毛高度水肿，水泡状胎块充满宫腔，导致子宫明显增大，程度超过正常妊娠月份子宫大小，质地变软。因胚胎早期死亡，听不到胎心音，也无胎动。血清、尿中人绒毛膜促性腺激素（HCG）浓度通常显著高于正常妊娠相应月份值，是协助临床诊断的重要指标。经彻底清宫后，大多数患者可痊愈。完全性葡萄胎约 15% 可发展为侵蚀性葡萄胎，2% ～ 3% 可发展为绒毛膜癌。

（二）侵蚀性葡萄胎

侵蚀性葡萄胎（invasive mole）是指葡萄胎组织侵入子宫肌层局部甚至子宫外，其生物学行为似恶性肿瘤，故又称恶性葡萄胎。侵蚀性葡萄胎是介于葡萄胎和绒毛膜上皮癌之间的交界性肿瘤。肉眼观，子宫肌壁内可见侵入的大小不等的水泡状胎块（图 21-9），穿透子宫引起出血。镜下观，子宫肌壁内见滋养层细胞浸润、增生，细胞异型性显著，绒毛间质水肿。大多数侵蚀性葡萄胎对化疗敏感，治疗效果较好。

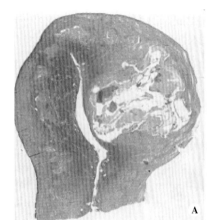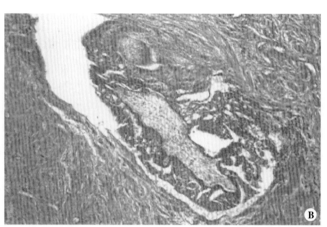

图 21-9　侵蚀性葡萄胎（镜下观）

（三）绒毛膜癌

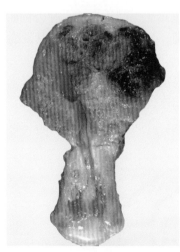

图 21-10　绒毛膜上皮癌（肉眼观）
癌组织位于子宫底部，呈暗紫红色结节状，可见出血坏死

绒毛膜癌（choriocarcinoma）是一种滋养层细胞混合增生的高度侵袭性恶性肿瘤，简称绒癌。约半数绒癌发生于水泡状胎块后，20 岁以下和 40 岁以上女性为高危人群，发病机制与年龄密切相关，提示发生自非正常的受精卵。

1. 病理变化　肉眼观，肿瘤呈出血坏死性改变，单个或多个，质地软而脆，暗红色或紫蓝色，可突入宫腔，呈息肉状，表面有溃烂，也可侵透子宫浆膜引起腹腔内出血（图 21-10）。镜下观，肿块由高度增生的细胞滋养层细胞及合体滋养层细胞构成，细胞异型性显著，常见核分裂，呈团片状或巢状排列，不形成绒毛或水泡状结构。肿瘤自身无间质血管，靠侵袭宿主血管获取营养，病灶周围常有大片出血、坏死（图 21-11）。

2. 病理临床联系　绒癌侵袭破坏血管的能力很强，极易通过血行转移，最常转移至肺，其次为脑、胃肠道、肝、阴道、外阴及骨等。临床表现为不规则阴道出血，血或尿中 HCG 浓度显著升高。不同部位的转移灶均出现局部出血表现。

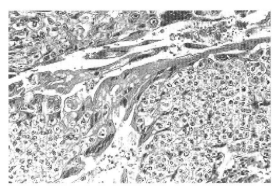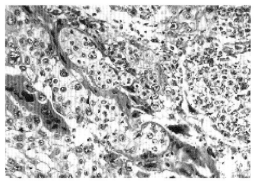

图 21-11　绒毛膜上皮癌（镜下观）

细胞滋养层细胞及合体滋养层细胞高度增生，异型性显著，呈团片状排列，不含血管及间质，大片出血、坏死

四、常见卵巢肿瘤

（一）卵巢上皮性肿瘤

卵巢上皮性肿瘤来源于覆盖在卵巢表面的腹膜间皮细胞，由胚胎时期覆盖在生殖嵴表面的体腔上皮转化而来。可分为良性、交界性（低度恶性）及恶性肿瘤。

1. 浆液性肿瘤（serous tumor）　是最常见的一种卵巢肿瘤，其肿瘤细胞类似输卵管上皮细胞。依上皮细胞的分化程度及排列的结构分为以下几种。

（1）浆液性囊腺瘤　肉眼观，肿瘤大小不一，大者可重达数十千克，表面光滑，为单房或多房囊性，囊内充满清亮的浆液。良性瘤的囊内壁光滑，壁较薄，囊内壁或囊表面可有多少不等的乳头，称为浆液性乳头状囊腺瘤。镜下观，囊壁被覆单层立方上皮或矮柱状上皮，乳头状结构较宽，上皮为单层，细胞形态较一致，无异型性，在乳头间质内常可见圆形钙化小体，称砂粒体。

（2）交界浆液性囊腺瘤　镜下观，瘤细胞增生，上皮细胞增加至 2～3 层，乳头明显增多且结构复杂，细胞出现轻度到中度异型性，核分裂增多，无间质浸润。

（3）浆液性囊腺癌　肉眼观，囊腔内乳头多而脆，呈实性，实性区呈灰白色、细颗粒状，并有出血、坏死。镜下观，有明显的间质浸润，可见血管内有癌栓，细胞异型性明显，核分裂多见。

2. 黏液性肿瘤（mucinous tumor）　多数肿瘤体积较大，多房，囊内含黏液，很少有乳头，约 80% 为良性，交界性与恶性各占 10%。

（1）黏液性囊腺瘤　肉眼观，表面光滑，由单房或多房的囊腔构成，囊腔内充满黏稠液体，内壁光滑。镜下观，囊壁被覆单层高柱状上皮，与子宫颈和小肠的上皮细胞相似，核位于基底部，胞质内充满黏液。

（2）交界黏液性囊腺瘤　镜下观，上皮有较多丛状矮乳头生长，细胞层次增多，不超过三层，有轻度到中度细胞异型性，核分裂增多，无间质及被膜浸润。

（3）黏液性囊腺癌　肉眼观，囊内壁出现较多乳头，或出现实性结节，或有出血、坏死等。上皮细胞有明显异型性，细胞层次增多，超过三层，形成复杂的腺体及乳头结构，可呈生芽状或搭桥样，并有明显间质浸润。肿瘤组织可穿破囊壁，使黏液上皮种植在腹膜上继续生长，并分泌黏液形成胶冻样肿块，称腹膜假黏液瘤。

3. 子宫内膜样肿瘤（endometrioid tumor）　较少见，肿瘤细胞与子宫内膜上皮相似，绝大多数为恶性，即子宫内膜样癌，良性及交界性少见。肉眼观，肿瘤为实性，小部分为囊性。囊内充满血性或褐色液体，囊壁可见绒毛状或乳头状增生。镜下观，肿瘤细胞与子宫内膜腺癌相似。高分化肿瘤以腺管结构为主，少部分区域可有乳头囊腺结构，但乳头短、粗而稀，上皮仍为宫内膜型，30%～50% 伴有鳞状上皮分化。

（二）卵巢生殖细胞肿瘤

1. 畸胎瘤（teratoma） 是由多胚层组织和未分化细胞杂乱聚集成的畸形胎块，具有向体细胞分化的潜能，大多含有 2 ～ 3 个胚层的组织成分。好发于 20 ～ 30 岁女性。

（1）成熟畸胎瘤（mature teratoma） 也称成熟囊性畸胎瘤，是卵巢最常见的生殖细胞肿瘤之一。肉眼观，肿瘤多为单个的大囊，囊内充满皮脂样物，囊壁常有一个或数个结节状突起，结节附着有毛发，切面可见皮肤、软骨、骨、脂肪等结构，约 1/3 可见牙齿。镜下观，肿瘤由两个胚层或三个胚层来源的分化成熟的组织或器官样结构构成。最常见的是皮肤组织及其附属器、脂肪组织及平滑肌。约 1% 可发生恶性变，多为鳞状细胞癌。

（2）未成熟畸胎瘤（immature teratoma） 肿瘤组织中主要为未成熟组织。大部分发生于 25 岁以下年轻女性、青少年和儿童。肉眼观，肿块较大，呈实性分叶状，有大小不等的囊腔，常有出血坏死。镜下观，肿瘤由两个胚层或三个胚层来源的分化成熟和未成熟的成分组成。可见未成熟的神经组织，形成菊形团神经管样或弥漫成片的神经上皮，还可见未成熟骨或软骨组织、胚胎性间叶组织等。所含未成熟组织越多，其恶性程度越高，越易发生盆腹腔种植转移，预后不良。

2. 卵巢无性细胞瘤（dysgerminoma of ovary） 是来源于多潜能、未分化的生殖细胞的恶性肿瘤。肉眼观，肿瘤一般体积较大，多为实性球形，表面结节状，切面质软、均质、色灰黄、鱼肉样。镜下观，肿块由来源于原始生殖细胞的瘤细胞组成，瘤细胞形态一致，体积大，多为圆形，细胞膜清晰，境界清楚，胞质丰富，核大而圆，有明显的核仁，核分裂多见。瘤细胞团被薄层间质分隔成小叶状，间质中常伴有淋巴细胞浸润。无性细胞瘤对放疗和化疗较敏感，少数患者肿瘤组织中可合并滋养层细胞成分或内胚窦瘤分化。

（三）卵巢性索间质肿瘤

卵巢性索间质肿瘤（ovarian sex cord stromal tumor）来源于原始性腺中的性索及间质组织，临床上患者往往出现内分泌功能改变。多数类型为良性或潜在低度恶性，生长较慢，预后较好。

1. 颗粒细胞瘤（granular cell tumor） 大部分发生于绝经期前后，是伴有雌激素分泌的功能性肿瘤。可发生局部扩散，但极少转移，手术切除多年后可复发，为低度恶性肿瘤。

肉眼观，肿瘤体积较大，常为实性，呈黄褐色或浅黄色，偶见小囊，常见出血。镜下观，肿瘤细胞大小较一致，体积较小，圆形或椭圆形，细胞质较少，细胞核核膜可见皱褶或核沟，呈咖啡豆样外观。瘤细胞可以排列成滤泡型、弥漫型，呈岛状、梁状及腺样等。

2. 卵泡膜细胞瘤（thecoma） 为瘤细胞与卵泡膜细胞及其黄素化细胞相似的性索间质肿瘤，是良性功能性肿瘤，瘤细胞可产生雌激素，导致大多数患者出现雌激素增多的体征，表现为月经不调和乳腺增大，多发生于绝经后的妇女。肉眼观，卵泡膜细胞瘤多呈实性，因瘤细胞富含脂质，切面呈黄色。镜下观，瘤细胞为成束的短梭形细胞，核呈卵圆形，细胞质含脂质，染色后呈空泡状，可被玻璃样变的胶原纤维分割成巢状。瘤细胞黄素化时，与黄体细胞相似，细胞大而圆，核圆、居中，称黄素化的卵泡膜细胞瘤。

3. 卵巢支持 - 间质细胞瘤（ovarian Sertoli-Leydig cell tumor） 是一种由不同比例的支持细胞和类似睾丸间质细胞的瘤细胞构成的肿瘤，较少见。瘤细胞可分泌雄激素，导致男性化体征。肉眼观，肿瘤常单侧发生，呈实性结节状或分叶状，切面黄色或灰白色。镜下观，肿瘤性支持细胞排列成腺管样，高分化的支持 - 间质细胞瘤结构与胎儿睾丸的曲细精管相似，细胞为柱状。腺管状结构之间为纤维间质及数量不等的间质细胞，间质细胞体积大，细胞质丰富，嗜酸性，核圆形或卵圆形，核仁清晰。中分化及低分化者，主要由未成熟的支持细胞组成，排列成条索状、小梁状或弥漫呈肉瘤形。

第 2 节　男性生殖系统疾病

一、前列腺结节状增生

前列腺结节状增生（nodular hyperplasia of the prostate）是指性激素平衡失调等原因引起的前列腺腺体和间质结节状增生、肿大，又称前列腺增生症。多见于老年男性。

1.病理变化　肉眼观，前列腺呈结节状增大，如核桃或鸡蛋大，表面光滑，颜色和质地与增生的成分有关，增生多发生于前列腺的内区、移行区和尿道周围区。镜下观，肿块由纤维组织、平滑肌和腺体组成，腔内常含有淀粉小体（图 21-12），可见鳞状上皮化生和小灶性梗死。间质和腺体周围可见灶性淋巴细胞浸润。

2.病理临床联系　由于前列腺增生常压迫尿道前列腺部而产生尿道梗阻症状和体征，患者可有排尿困难、尿流变细、滴尿、尿频和夜尿增多，继而可导致尿液潴留、膀胱扩张，并进一步诱发尿路感染、肾盂积水甚至肾衰竭。

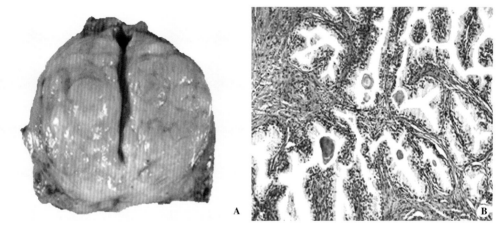

图 21-12　前列腺结节状增生

A.肉眼观；B.镜下观，以腺体增生为主，平滑肌轻度增生，腺体呈囊性扩张，腔内含有淀粉小体或钙化小结

二、前 列 腺 癌

前列腺癌（carcinoma of prostate）是源自前列腺上皮的恶性肿瘤，好发于 50 岁以上中老年人。

1.病理变化　肉眼观，约 75% 的前列腺癌发生在前列腺的外周区，呈结节状，质地硬韧，与周围前列腺分界不清，切面呈颗粒状，浅黄色，偶见出血坏死。镜下观，多数为分化较好的腺癌，肿块内腺泡结构紊乱，大小、形状不一，排列紧密，间质稀少，腺体由正常的二层上皮变为单层细胞，外层基底细胞层消失。腺上皮细胞有不同程度异型性，细胞核体积增大，呈空泡状，含一个或多个大的核仁，可见脉管、神经侵犯（图 21-13）。

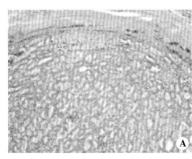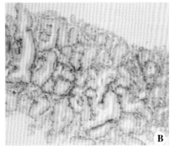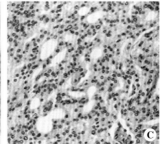

图 21-13　前列腺癌（镜下观）

A.高分化；B.中分化；C.低分化

2.病理临床联系　起病隐匿，生长较缓慢，早期前列腺癌可无任何症状，晚期症状明显者主要表现为局部尿道受压所引起的排尿困难、血尿、局部疼痛等症状。经肛诊检查可直接扪及。早期可浸润包膜，晚期可侵犯邻近组织，如精囊、膀胱、尿道等，较少侵犯直肠。血行转移也很常见，主要转移到骨、肺、肾上腺等。

三、阴茎鳞状细胞癌

阴茎鳞状细胞癌是阴茎鳞状上皮细胞分化的恶性上皮性肿瘤，可能与包皮过长、包茎、慢性炎症、阴茎硬化性苔藓和人乳头状瘤病毒（HPV）感染有关。早期一般无痛感，常以腹股沟淋巴结转移为首发症状，可伴有出血。发病与感染 HPV 有一定关系，部分患者由黏膜白斑、尖锐湿疣等恶变而来。早期即可发生双侧腹股沟淋巴结转移，可转移到髂外及腹膜后淋巴结。血行转移及远处转移较少。

病理变化：阴茎鳞状细胞癌常发生于阴茎龟头、包皮内侧面或冠状沟，可单发或多发。肉眼观，龟头可见外生性或扁平的溃疡型肿物，呈小结节、小溃疡、丘疹、疣状或乳头状等，包皮过长或包茎的患者可出现隐匿的肿物。镜下观，分化好的鳞状细胞癌可见角化珠及细胞间桥。

四、睾丸精原细胞瘤

睾丸精原细胞瘤（testicular seminoma）是起源于睾丸原始生殖细胞的恶性肿瘤，由形态一致的肿瘤细胞构成。多发生于30～50岁男性，隐睾发生精原细胞瘤的概率较正常睾丸高几十倍。低度恶性，对放疗高度敏感，主要沿淋巴道转移，多转移到髂部和主动脉旁淋巴结，远处转移较少。

病理变化：肉眼观，睾丸呈弥漫性肿大，表面光滑或粗糙，切面可见肿瘤与正常组织分界明显，但无包膜，肿瘤呈黄白色，均质状，较软，可见灶状坏死。镜下观，瘤细胞的形态与原始生殖细胞相似，类同女性卵巢无性细胞瘤，体积较大，圆形或多边形，细胞膜清晰，胞质透亮，含有不等量糖原，核大、圆形、居中，核仁明显。瘤细胞排列成巢状，有纤细的纤维组织间隔。间质中常有淋巴细胞浸润，可形成淋巴滤泡。

第3节　乳腺疾病

一、乳腺增生性病变

乳腺增生病（breast hyperplasia disease）是以乳腺实质和间质不同程度增生为表现的病变，是常见的乳腺非炎症非肿瘤性疾病。30～40岁女性高发，绝经期妇女发病率下降。本病的发生与卵巢内分泌失调、黄体素水平低下、雌激素水平升高刺激乳腺实质和间质增生有关。根据乳腺增生的病理形态特点分为以下三型。

1.乳腺组织增生　为早期病变。临床表现为乳腺周期性疼痛。病变部位可触及弥漫性颗粒。肉眼观无明显变化。镜下观，乳腺小叶大小不等、形态不规则，末梢导管呈牙状增生，导管轻度扩张，腺泡增多，小叶间质纤维组织中度增生。

2.乳腺腺病　以乳腺小叶腺泡、末梢导管、结缔组织均发生不同程度增生为特征，乳腺小叶结构基本保存。切面呈灰白色，无包膜。依其组织学变化不同可分为三型。

（1）小叶增生型　以乳腺腺上皮增生为主，间质几乎不增生，小叶数目增多，小叶内及小叶周围可有数量不等的淋巴细胞浸润（图21-14）。

（2）纤维腺病型　早期小叶结构基本保存，小叶间质纤维组织增生、较致密，小叶内腺管因而彼此离散；导管上皮可明显增生，有微囊形成，有时呈现形成纤维腺瘤或腺纤维瘤的趋势。

（3）硬化性腺病型　多发生于育龄和围绝经期妇女。肉眼观，病灶呈多结节状、较小，灰白色，质地较韧，无包膜，与周围乳腺界限不清。镜下观，可见圆形或卵圆形的小叶结构，小叶体积增大，小叶内导管和纤维组织呈不同程度增生。导管腺泡因纤维组织增生而受压、萎缩、扭曲变形，管腔消失，成为细胞条索，间距变宽（图 21-15）。

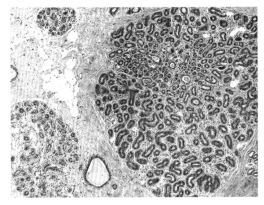

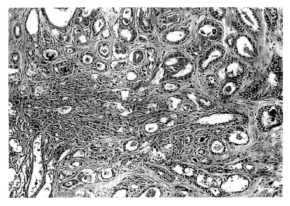

图 21-14　小叶增生型乳腺腺病（镜下观）　　　图 21-15　乳腺硬化性腺病（镜下观）

3.乳腺囊性增生症　以小叶末梢导管和腺泡高度扩张成囊肿为特征。囊肿多少不等、大小不一。肉眼观，可见多个散在分布的小囊肿形成。镜下观，乳腺腺泡上皮增生使细胞层次增多，并形成乳头突入囊内，乳头顶部相互吻合，构成筛网状结构。囊肿伴有上皮增生，尤其是异型增生时，可演化为乳腺癌，应视为癌前病变。

二、乳 腺 肿 瘤

（一）乳腺纤维腺瘤

乳腺纤维腺瘤（breast fibroadenoma）是发生于乳腺终末导管小叶单元，由增生性上皮和间叶两种成分构成的乳腺良性肿瘤，常发生于育龄女性。

乳腺纤维腺瘤的发病与雌激素水平升高有关。肿瘤好发部位为乳腺的外上象限，常为单发，亦可多发。肉眼观，肿瘤呈圆形或卵圆形结节状，表面光滑，边界清楚，有完整且薄的包膜，质地硬韧，切面灰白色，可见细小裂隙。镜下观，肿瘤实质由增生的腺上皮细胞和纤维间质构成。腺上皮细胞排列成圆形、卵圆形的腺管，或被间质内增生的纤维组织压迫，腺管伸长、弯曲、变形而呈裂隙状，间质纤维组织增生，可疏松或致密，甚至发生玻璃样变。晚期小叶间质纤维化，腺泡萎缩。

乳腺纤维腺瘤的主要临床表现为乳房肿块，肿块可活动，边界清楚，需与乳腺硬癌鉴别，手术易切除干净，不易复发。

（二）乳腺癌

乳腺癌（breast carcinoma）是起源于乳腺终末导管小叶上皮的恶性肿瘤，常发生于乳腺外上象限。乳腺癌是女性最常见的恶性肿瘤之一。临床以乳腺肿块为主要临床表现，侵袭性高，病程进展相对缓慢。

🧰 案例 21-2

患者，女，51 岁。3 天前洗澡时无意中发现左侧乳房无痛性肿块。查体：左右乳房不对称，左侧乳房较对侧抬高，乳头下陷，外上象限皮肤呈橘皮征。左侧乳房可触及约 3cm×4cm 大小肿块，质地硬，边界不清，活动度差，左腋下触及约 1cm×1cm 大小淋巴结 3 个，质稍硬、活动度差。

问题：该患者初步诊断为什么疾病？左侧腋窝淋巴结肿大的原因可能是什么？

1.病因及发病机制　可能与雌激素长期作用有关，遗传因素、环境因素、饮食营养及长时间大剂量接触放射线亦与乳腺癌的发生关系密切。

2.病理变化及分类 多见于单侧，常发生于乳腺外上象限，其次为乳腺中央区和其他象限。根据其基本结构分为导管癌、小叶癌及特殊类型癌三种类型。根据是否浸润分为非浸润性癌（原位癌）及浸润性癌。

（1）非浸润性癌 ①导管内原位癌：发生于中、小导管，导管明显扩张，癌细胞局限于导管内，管壁基膜完整。②小叶原位癌：小叶的终末导管及腺泡，主要累及小叶，未穿破基膜，小叶结构存在。

（2）浸润性癌 是指癌细胞穿破乳腺导管或腺泡的基膜而侵入间质者，占乳腺癌的85%以上。

1）浸润性导管癌：由乳腺导管内癌发展而来，癌细胞突破了乳腺导管壁基膜侵入间质。肉眼观，肿瘤界限不清，质硬，切面灰白或灰黄色，有硬粒感，无包膜。位于乳头下的癌肿，可使乳头下陷，肿块与表面皮肤粘连，导致皮肤出现不规则浅表凹陷，呈橘皮样改变。镜下观，癌细胞呈腺样、巢状、条索状、岛屿状或实性大片状分布；癌细胞大小形态各异，多形性常较明显，核分裂多见。间质多少不等，常有大量胶原纤维形成，可伴有淋巴细胞浸润（图21-16）。

2）浸润性小叶癌：是指小叶原位癌的癌细胞突破了基膜向间质浸润性生长。肉眼观，肿瘤往往边界不清，切面呈橡皮样，色灰白柔韧。镜下观，呈单个或单行条束状排列，有时癌细胞条束呈靶环样围绕残存导管，呈向心性排列。癌细胞小，核呈圆形、卵圆形，大小及染色较一致，核异型性不明显（图21-17）。

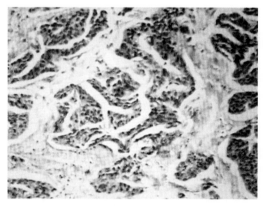

图 21-16 乳腺浸润性导管癌（镜下观）
癌组织呈条索状或岛屿状分布，在间质内浸润生长

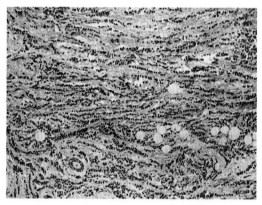

图 21-17 乳腺浸润性小叶癌（镜下观）
癌细胞呈单个或单行条束状浸润于纤维间质中，中央可见残存的小叶内导管

（3）特殊类型癌 种类较多，组织构型较特殊，如经典髓样癌、黏液癌、微乳头状癌、小管癌、佩吉特病和乳腺炎症样癌等。

3.扩散及转移 乳腺癌的扩散有直接蔓延、淋巴道转移及血行转移三种方式。

（1）直接蔓延 乳腺癌细胞可直接浸润乳腺实质、乳头、皮肤、筋膜、胸肌甚至胸壁等。

（2）淋巴道转移 是最常见的转移途径，首先转移至同侧腋窝淋巴结，晚期常转移到锁骨上、下淋巴结，晚期可至纵隔淋巴结。

（3）血行转移 晚期乳腺癌细胞沿血行转移至肺、骨、肝、肾上腺和脑等器官。浸润性小叶癌的扩散和转移有特殊性，常转移至脑脊液、浆膜表面、卵巢、子宫和骨髓等。

4.病理临床联系 乳房无痛性肿块是大多数乳腺癌患者的首发症状，肿块固定，检查时不易推动。位于乳头下的癌肿，累及大导管又伴有大量纤维组织增生时，癌周增生的纤维组织收缩，可使乳头下陷。如癌细胞通过淋巴管转移，可阻塞真皮内淋巴管，导致皮肤水肿，毛囊汗腺处的皮肤因受皮肤附件牵引而相对下陷，呈橘皮样改变。晚期，乳腺癌可形成巨大肿块，如癌组织穿破皮肤可形成溃疡，合并出血和感染。

目标检测

一、名词解释

1. 子宫颈上皮内瘤变　2. 葡萄胎　3. 子宫颈息肉　4. 前列腺结节状增生　5. 畸胎瘤

二、单项选择题

1. 女性生殖器官最常见的良性肿瘤是（　　）
   - A. 子宫平滑肌瘤
   - B. 卵巢畸胎瘤
   - C. 卵巢浆液性囊腺瘤
   - D. 葡萄胎
   - E. 卵巢黏液性囊腺瘤

2. 慢性子宫颈炎的肉眼形态可呈红色糜烂状，其病变本质是（　　）
   - A. 黏膜缺损
   - B. 柱状上皮替代鳞状上皮
   - C. 鳞形上皮层脱落消失
   - D. 表面出血
   - E. 腺上皮鳞状上皮化生

3. 与葡萄胎相比，恶性葡萄胎的特征是（　　）
   - A. 出血坏死明显
   - B. 有侵袭行为
   - C. 可见绒毛水肿
   - D. 绒毛间质血管消失
   - E. 滋养细胞增生

4. 乳腺癌的好发部位是乳腺的（　　）
   - A. 外上象限
   - B. 内下象限
   - C. 内上象限
   - D. 乳头部
   - E. 外下象限

5. 畸胎瘤来源于（　　）
   - A. 胎儿畸形变
   - B. 内胚层组织
   - C. 外胚层组织
   - D. 间叶组织
   - E. 多个胚层的组织成分

6. 严重不典型增生累及子宫颈黏膜上皮全层时诊断为（　　）
   - A. 重度不典型增生
   - B. 早期浸润癌
   - C. 原位癌
   - D. 不典型增生伴癌变
   - E. 癌前病变

7. 下列关于乳腺癌的描述哪项是错误的（　　）
   - A. 与雌激素分泌紊乱有关
   - B. 多发生在乳腺外上象限
   - C. 常有乳头凹陷
   - D. 呈浸润型生长
   - E. 早期即发生血行转移

8. 与子宫颈癌发生有关的人类病毒是（　　）
   - A. 人乳头状瘤病毒
   - B. 疱疹病毒
   - C. 人类免疫缺陷病毒
   - D. 柯萨奇病毒
   - E. EB 病毒

9. 绒毛膜上皮细胞癌与葡萄胎和恶性葡萄胎的最大区别在于（　　）
   - A. 滋养细胞增生
   - B. 血、尿 HCG 阳性
   - C. 有浸润性
   - D. 远处转移灶
   - E. 发生于妊娠妇女

10. 乳腺癌的起源部位主要是（　　）
    - A. 导管
    - B. 乳头
    - C. 导管、小叶
    - D. 真皮汗腺
    - E. 腺泡

11. 子宫外内膜异位症最常见于（　　）
    - A. 子宫韧带
    - B. 子宫直肠陷窝
    - C. 卵巢
    - D. 子宫肌壁
    - E. 外阴

12. 乳腺橘皮样外观最常见于（　　）
    - A. 小叶原位癌
    - B. 典型髓样癌
    - C. 管内原位癌
    - D. 浸润性导管癌
    - E. 浸润性小叶癌

13. 关于乳腺纤维腺瘤的叙述，下列哪项是错误的（　　）
    - A. 与雌激素过多有关
    - B. 有腺上皮细胞增生
    - C. 乳腺小叶常被破坏
    - D. 需与乳腺硬癌鉴别
    - E. 晚期小叶间质纤维化，腺泡萎缩

（周　　晓）

第22章

感染性疾病

感染性疾病简称感染病，是指由各种病原体如病毒、朊粒、细菌、真菌、螺旋体、衣原体、立克次体和寄生虫等通过不同方式侵入人体，导致健康受到损害的疾病，包括传染病和非传染性感染病。传染病是指具有传染性，能通过一定的传播途径进行播散，在一定条件下可造成流行的感染病。传染源、传播途径（如呼吸道传播、消化道传播、泌尿生殖道传播、血液传播、接触传播、母婴传播、虫媒传播等）和易感人群是传染病发生的三个基本环节。其基本病理变化属于炎症。

第1节 结 核 病

一、概 述

结核病（tuberculosis）是由结核菌复合群引起的一种慢性传染病，以肺结核最为常见，亦可发生于其他器官。病理上属于慢性肉芽肿性炎症，典型病变为结核结节或伴有不同程度的干酪样坏死。

（一）病因及发病机制

1.病原体 结核病的病原菌为结核菌复合群，包括结核分枝杆菌、牛分枝杆菌、非洲分枝杆菌和田鼠分枝杆菌，人肺结核的致病菌90%为结核分枝杆菌（简称结核杆菌，tubercle bacillus）。结核杆菌无侵袭性酶，不产生内、外毒素，其致病性可能与细菌在组织细胞内大量繁殖引起的炎症、菌体成分和代谢物质的毒性及机体对菌体成分产生的免疫损伤有关。致病物质与荚膜、脂质和蛋白质有关（图22-1）。

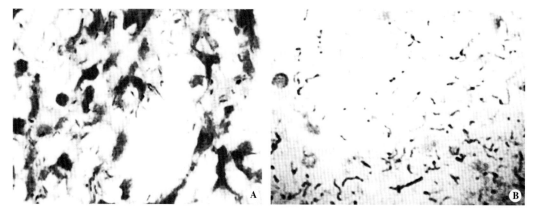

图 22-1　结核病灶中的结核杆菌（镜下观）

A.抗酸染色；B.银染

2.发病机制 机体感染后是否发病取决于：①感染的菌量及其毒力；②机体的免疫力；③结核杆菌所致的变态反应。结核病的免疫反应和变态反应（IV型）同时发生或相伴出现。结核病的基本病变与机体免疫状态的关系见表22-1。

表 22-1 结核病基本病变与机体免疫状态的关系

基本病变	机体状态		结核杆菌		病理特征
	免疫力	变态反应	菌量	毒力	
渗出为主	低	较强	多	强	浆液性或浆液纤维素性
增生为主	较强	较弱	少	较低	结核结节
坏死为主	低	强	多	强	干酪样坏死

（二）基本病理变化

1.渗出为主的病变 早期或机体抵抗力低、菌量多、毒力强时，病变组织发生渗出为主的病变。病变好发于肺、浆膜、滑膜和脑膜等处，表现为浆液性或浆液纤维素性炎。渗出物可完全吸收或转变为增生为主的病变，变态反应较强时，转变为坏死为主的病变。

2.增生为主的病变 当人体免疫力较强、菌量少、毒力较低或变态反应较弱时，病变组织发生增生为主的病变，形成具有一定诊断特征的结核结节。单个结核结节不易看到，三四个结节融合起来较为典型。肉眼观，结节境界分明，约粟粒大小，呈灰白色或浅黄色。镜下观，典型结核结节中央常见干酪样坏死，周围绕以呈放射状排列的类上皮细胞和一些朗汉斯巨细胞、成纤维细胞、淋巴细胞（图 22-2）。

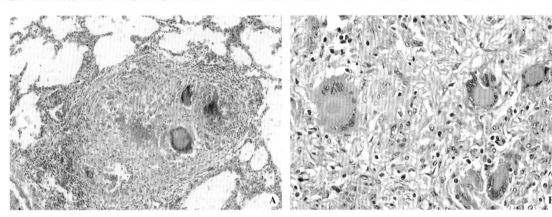

图 22-2 结核结节（镜下观）
A.典型结核结节；B.朗汉斯巨细胞

3.坏死为主的病变 当机体抵抗力低、菌量多、毒力强尤其是变态反应较强时，病变组织发生干酪样坏死，呈浅黄色，均匀细腻，质地松脆似奶酪样。镜下观，细胞坏死、崩解，呈一片红染无结构的颗粒状物质（图 22-3）。坏死组织可长时间保持凝固状态，也可发生液化；一旦液化，结核杆菌可大量繁殖，成为结核杆菌播散、结核病恶化原因之一。

上述三种病变往往同时存在，而以其中一种病变为主，并在一定条件下可以相互转化。

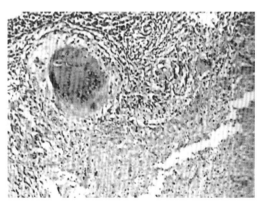

图 22-3 结核结节伴干酪样坏死（镜下观）

（三）结核病基本病变的转化规律

1.转向愈合

（1）吸收、消散 是渗出性病变愈合的主要方式，渗出物经淋巴管、血管吸收，使病灶缩小或消失。较少的干酪样坏死灶及增生性病灶经积极治疗可吸收、消散。此期称为吸收好转期。

（2）纤维化、纤维包裹及钙化 小的干酪样坏死灶及未被吸收的渗出性病变可以通过纤维化形成瘢痕而愈合。较大的干酪样坏死灶，则发生纤维包裹，中心坏死部分发生钙化。钙化灶内仍残存结核杆菌，日后可能复发为活动性病变。此期称为硬结钙化期。

2.转向恶化　①病灶扩大：病灶恶化逐渐扩大，周围出现渗出性病变，进而形成干酪样坏死。临床上称为浸润进展期。②溶解播散：干酪样坏死物受蛋白酶的作用，发生溶解、液化，液化物中的结核杆菌可经支气管、淋巴道及血行播散。此期称为溶解播散期。

二、肺结核病

（一）原发性肺结核

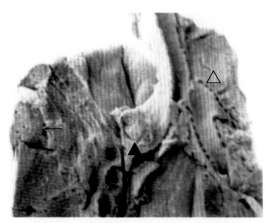

图22-4　肺结核原发综合征（肉眼观）
右肺胸膜下的干酪样坏死为原发灶（↑），肺门淋巴结见干酪样坏死灶（▲），气管旁淋巴结播散（△）

原发性肺结核是指机体初次感染结核杆菌而发生的肺结核病，多见于儿童，偶见于未感染过结核杆菌的青少年或成人。

1.病变特点　结核杆菌经支气管到达肺组织最先引起的病变，称为原发性病灶，通常为一个，直径约1cm，位于右肺上叶的下部或下叶的上部靠近胸膜处。病变开始为渗出性病变，继之中央发生干酪样坏死，周围形成结核结节。因机体缺乏对结核杆菌的免疫力，结核杆菌很快侵入淋巴管，到达肺门淋巴结，引起肺门淋巴结明显肿大。肺的原发病灶、淋巴管炎和肺门淋巴结结核三者合称为原发综合征（图22-4）。

2.发展及结局　绝大多数原发性肺结核临床症状和体征不明显，通过完全吸收、纤维化、纤维包裹或钙化等方式痊愈。少数患者因营养不良或患其他传染病，机体抵抗力低下，导致病灶不断扩大，临床上出现明显的结核中毒症状。播散途径：①支气管播散，引起邻近或远隔肺组织的多发性小叶性干酪样肺炎；②淋巴道播散，累及多数肺门淋巴结及纵隔淋巴结，进一步累及腹膜后肠系膜淋巴结、颈部淋巴结；③血行播散，引起血源性结核病，如全身粟粒性结核病或血行播散性肺结核等。

（二）血行播散性肺结核

血行播散性肺结核包括急性、亚急性和慢性血行播散性肺结核三种类型。结核杆菌在短时间内一次或反复多次大量侵入肺静脉，经血液播散至双侧肺，引起急性血行播散性肺结核。肺内均匀密布大小一致、灰白色、圆形、境界清楚的小结节。镜下主要为增生性病变，偶尔出现渗出、坏死为主的病变。亚急性和慢性血行播散性肺结核为结核杆菌间歇入血所致。病变弥漫分布于两肺的上中部，病灶大小不一、密度不等，小的如粟粒大小，大的直径可达数厘米，可有融合。

（三）继发性肺结核

继发性肺结核是由于初次感染后体内潜伏病灶中的结核杆菌复燃增殖而发病，主要见于成年人，又称成人型肺结核。其感染源：①外源性再感染，即结核杆菌由外界再次入侵机体；②内源性再感染，即结核杆菌来自体内原有的结核病灶。

1.病变特点　病变多开始于肺尖部，右肺多见。此处血液循环较差，通气不畅，以致局部组织抵抗力较低，结核杆菌易于在此处繁殖而发病。由于变态反应，病变发展迅速而剧烈，易发生干酪样坏死。由于免疫力较强，在坏死灶周围形成结核结节。免疫反应使病变局限化，防止结核杆菌沿淋巴道和血行播散。病程较长，随着机体免疫力和变态反应的消长，病情呈波浪式起伏，病变轻重、新旧不一。

2.病理变化的类型

（1）浸润性肺结核　属于活动性肺结核，最常见。病变中央有不同程度的干酪样坏死灶，周围为渗出性炎（图 22-5）。镜下观，病灶中央常发生干酪样坏死。肺泡充满浆液、单核细胞、淋巴细胞和少数中性粒细胞。如机体的免疫力较强，经过治疗和休息，可经吸收或纤维化、包裹、钙化痊愈。如抵抗力较差，则可形成大量的干酪样坏死，坏死物液化后，可侵蚀邻近的支气管并排出，并形成急性空洞，一般较小，经适当治疗后，肉芽组织填满形成瘢痕而痊愈，若经久不愈，可发展为纤维空洞型肺结核。

（2）空洞型肺结核　空洞大小不等、形状不规则，多为干酪渗出病变溶解形成洞壁不明显、多个空腔的虫蚀样空洞；伴周围浸润病变的薄壁空洞，当引流支气管出现炎症伴阻塞时，可形成薄壁的张力性空洞。

（3）结核球　又称结核瘤（tuberculoma），是孤立的有纤维包裹、境界分明的球形干酪样坏死灶，直径 2～5cm，常位于肺上叶，相对静止，临床多无症状（图 22-6）。抗结核药物治愈可能性小，临床上多采用局部手术切除。

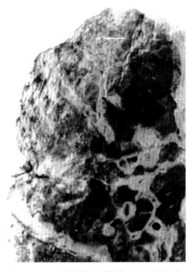
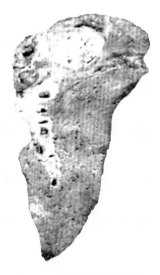

图 22-5　浸润性肺结核（肉眼观）　　图 22-6　结核球（肉眼观）

（4）干酪性肺炎　为机体免疫力低、对结核杆菌变态反应较强时，由浸润性肺结核或急性、慢性空洞内的结核杆菌经支气管播散而致。按病变范围大小的不同，可分为小叶性干酪性肺炎和大叶性干酪性肺炎。镜下观，可见广泛的干酪样坏死，肺泡腔内有大量浆液纤维素性渗出物，内含以巨噬细胞为主的炎症细胞。患者因吸收了组织坏死崩解产物而产生严重中毒症状，如未及时治疗，可迅速死亡。此型现已很少见。

（5）纤维空洞型肺结核　属于开放性肺结核，在浸润性肺结核形成急性空洞的基础上发展而来。病变特点：①肺内有一个或多个厚壁慢性空洞形成。洞壁分三层，内层为干酪样坏死物质，其内含大量结核杆菌；中层为结核性肉芽组织；外层为增生的纤维结缔组织（图 22-7）。②同侧或对侧肺组织可见由支气管播散引起的大小不等、新旧不一、病变类型不同的病灶。③后期肺组织严重破坏、广泛纤维化，胸膜肥厚并与胸壁粘连，肺体积缩小、变形，肺功能降低或缺失。因空洞与邻近的支气管相通，成为结核病的传播源，故此型又有开放性肺结核之称。临床上，其病程常历时多年，时好时坏。

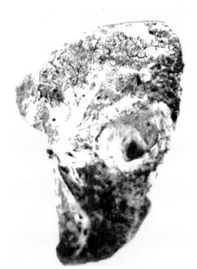

图 22-7　纤维空洞型肺结核
（肉眼观）

（四）气管、支气管结核

气管、支气管结核指发生在气管、支气管黏膜、黏膜下层、平滑肌、软骨及外膜的结核病，是结核病的特殊临床类型，主要表现为气管或支气管壁不规则增厚、管腔狭窄或阻塞。狭窄支气管远端肺组织可出现继发性肺不张或实变、支气管扩张及其他部位支气管播散病灶等。依据气管镜下改变及组织病理学特征，分为Ⅰ型（炎症浸润型）、Ⅱ型（溃疡坏死型）、Ⅲ型（肉芽增殖型）、Ⅳ型（瘢痕狭窄型）、Ⅴ型（管壁软化型）和Ⅵ型（淋巴结瘘型）。

（五）结核性胸膜炎

结核性胸膜炎在原发性和继发性结核病的各个时期均可发生，分渗出性和增生性两种。①渗出性结核性胸膜炎，又称湿性结核性胸膜炎，由肺内的原发病灶或肺门淋巴结病灶中的结核杆菌播散至胸膜所致。病变主要表现为浆液纤维素性炎。浆液渗出量多可出现胸腔积液，为草绿色或血性。如渗出物中纤维素较多，可发生机化而使胸膜增厚粘连。②增生性结核性胸膜炎，又称干性结核性胸膜炎，由肺结核病灶直接蔓延至胸膜所致，常发生纤维化而痊愈，常使局部胸膜增厚粘连。

三、肺外结核

肺外结核，除淋巴结结核是由淋巴道播散所致、消化道结核可由咽下的食物或痰液直接感染、皮肤结核可通过损伤的皮肤感染外，其他各组织器官的结核病，多为原发性肺结核经血行播散所致。

1.肠结核　可分为原发性和继发性。原发性少见，多发生于小儿，因饮用带结核杆菌的牛奶而发生原发综合征（肠原发性结核性溃疡病、结核性淋巴管炎及肠系膜淋巴结结核），好发于回盲部，与该部位淋巴组织丰富、食物停留时间长、易发生机械损伤有关。依病变特点的不同分类如下。①溃疡型：多见，干酪样坏死破溃后形成溃疡。由于结核杆菌随肠壁环形淋巴管播散，溃疡多呈环状，与肠长轴垂直。溃疡愈合后常因为瘢痕形成和收缩出现肠腔狭窄。②增生型：较少见，为回盲部大量结核性肉芽组织增生引起肠壁纤维化，致肠壁增厚、肠腔狭窄。

2.结核性腹膜炎　多见于青少年，大多继发于溃疡型肠结核、肠系膜淋巴结结核或输卵管结核，分为湿性和干性。①湿性结核性腹膜炎：以渗出为主，除腹膜大量结核结节外，腹腔内可见大量黄色浑浊或血性腹水。②干性结核性腹膜炎：以增生为主，腹膜上可见大量结核结节及大量纤维素性渗出物，机化后引起腹腔器官广泛粘连。

3.结核性脑膜炎　以小儿多见。主要由结核杆菌血行播散所致，常为全身粟粒性结核病的一部分。肉眼观，脑膜充血，脑回变平，以脑底最为明显。蛛网膜下腔内有多量灰黄色浑浊胶样渗出物积聚，偶见粟粒大小的灰白色结核结节。镜下观，蛛网膜下腔内炎性渗出物，由浆液、纤维素、巨噬细胞和淋巴细胞组成，常见干酪样坏死，偶见典型结核结节形成。渗出物多时蛛网膜下腔阻塞，影响脑脊液循环，可引起脑积水。临床上可有头痛、喷射性呕吐等颅内高压的症状。

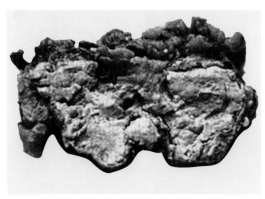

图 22-8　肾结核（肉眼观）

4.肾结核　患者年龄多为20～40岁，男性多于女性，多为单侧。病变始于肾皮、髓质交界处或肾乳头，坏死物破入肾盂沿尿路排出，形成空洞（图 22-8）。结核杆菌随尿液下行，累及输尿管和膀胱。结核杆菌也可逆行感染对侧肾。

5.生殖系统结核　男性多由尿道感染所致，以附睾结核多见；女性多由血行或淋巴道播散所致，以输卵管结核多见，其次是子宫内膜和卵巢结核，可引起继发性不孕或不育症。

6.骨与关节结核　多由血行播散所致，常见于儿童和青少年。

（1）骨结核　最常见脊椎结核，多侵犯第10胸椎至第2腰椎。①干酪样坏死型：病变起于椎体，常发生干酪样坏死，破坏椎间盘和邻近椎体。液化的干酪样坏死物可沿筋膜间隙向下流注，至远离病变部位（腰大肌鞘膜下、腹股沟韧带下及大腿部）形成冷脓肿（图22-9）。②增生型：较少见，主要形成结核性肉芽组织。

（2）关节结核　多数继发于骨结核，通常开始于骨骺端，发生干酪样坏死。当病变发展侵入关节软骨和滑膜时，则成为关节结核。关节滑膜内有结核性肉芽组织形成，关节腔内有浆液、纤维素性渗出物，关节附近的软组织呈水肿和慢性炎症，关节明显肿胀，可造成关节强直。

7.淋巴结结核　多见于儿童和青年，以颈部淋巴结最为多见，其次是肺门、气管旁和肠系膜的淋巴结。颈部淋巴结结核（俗称瘰疬），结核杆菌多来自肺结核原发病灶中肺门淋巴结，也可来自口腔、咽喉的结核病灶。淋巴结常成群受累，粘连成较大包块，病灶内可有结核性肉芽肿及干酪样坏死，坏死物液化后可穿破颈部皮肤，形成窦道。

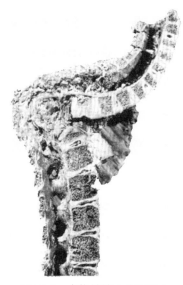

图22-9　脊椎结核（肉眼观）

第2节　伤　寒

伤寒（typhoid fever）是由伤寒沙门菌经消化道侵入引起的急性肠道传染病。以全身单核巨噬细胞系统细胞增生为特征，以回肠末端淋巴组织的病变最为突出。

（一）病因及发病机制

1.病因　伤寒沙门菌为革兰氏阴性杆菌，能产生强烈的致病内毒素，含有菌体O抗原、鞭毛H抗原和表面Vi抗原，能刺激机体产生相应的抗体，常用肥达凝集试验（肥达试验，Widal test）来测定血清中抗体，以作为临床诊断伤寒的依据之一。传染源为伤寒患者和带菌者。传播途径为消化道传播，苍蝇为虫媒。儿童及青壮年患者多见。

2.发病机制　当伤寒沙门菌进入消化道后，如机体的抵抗力或消化功能失调，未被杀灭的细菌则进入肠腔，穿过小肠黏膜侵入肠壁淋巴组织，然后蔓延到肠系膜淋巴结，并生长繁殖，部分细菌经胸导管侵入血液引起菌血症，并很快进入肝、脾、骨髓和淋巴结等处繁殖。此时无症状，潜伏10天左右，称潜伏期。当细菌及其毒素由全身单核吞噬细胞系统再次进入血流而引起败血症时，全身出现中毒症状和各器官的病变。在发病的第2～3周，胆囊内的细菌再次进入小肠，使致敏的肠黏膜淋巴组织坏死脱落而形成溃疡。

（二）病理变化

伤寒以全身单核吞噬细胞系统中巨噬细胞反应性增生为主要特点，巨噬细胞体积大，胞质内常有被吞噬的伤寒沙门菌、红细胞、淋巴细胞和坏死细胞碎片，这种巨噬细胞称伤寒细胞。很多伤寒细胞聚集成结节状，称伤寒小结或伤寒肉芽肿（图22-10），是伤寒的特征性病变，具有病理诊断价值。

1.单核吞噬细胞系统的病变

（1）肠道病变　以回肠末端集合淋巴小结和孤立淋巴小结的病变最显著。可分4期，每期约持续1周（图22-11）。

1）髓样肿胀期：肉眼观，肠壁充血水肿，淋巴组织明显增生肿胀，凸出于黏膜表面，呈圆形或椭圆形，灰白色、质软，表面凹凸不平，状似脑回，故称髓样肿胀。镜下观，病灶内伤寒细胞增生形成伤寒小结。周围组织充血水肿，有淋巴细胞、浆细胞浸润。

2）坏死期：肉眼观，肿胀的淋巴组织及表面的黏膜发生坏死，呈灰黄或黄绿色。镜下观，坏死组织呈一片无结构的红染物质，周围和底部可见典型的伤寒小结。

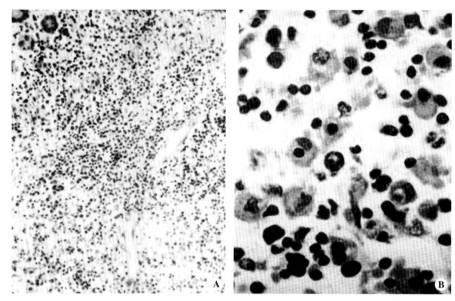

图 22-10　伤寒小结（镜下观）

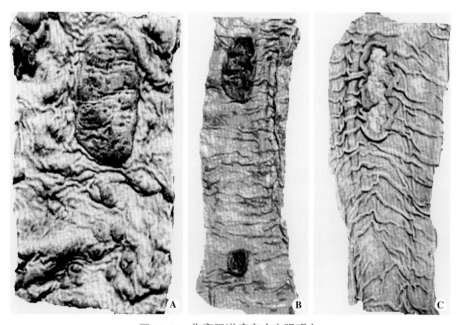

图 22-11　伤寒肠道病变（肉眼观）

A. 髓样肿胀期；B. 坏死期；C. 溃疡期

3）溃疡期：坏死灶溶解、脱落形成溃疡，肉眼观，溃疡呈圆形、椭圆形，其长轴与肠道长轴平行，深浅不一，严重者可引起肠穿孔。

4）愈合期：坏死组织完全脱落，底部和边缘长出肉芽组织将溃疡填平。周围黏膜再生覆盖而愈合。

（2）单核吞噬细胞系统的其他组织病变　①肠系膜淋巴结病变：回肠下段肠系膜淋巴结肿大、质软。镜下观，淋巴窦扩大，充满伤寒细胞，并有伤寒小结形成。②脾脏：肿大、质软，包膜紧张，切面暗红。镜下观，大量的伤寒细胞增生，并有伤寒小结形成。③肝脏：肿大、质软，包膜紧张。镜下观，肝细胞变性、灶状坏死及伤寒小结形成。肝窦扩张充血，汇管区巨噬细胞、淋巴细胞浸润。④骨髓：可见伤寒小结和局灶性坏死，粒细胞系统被增生的巨噬细胞代替，故中性粒细胞减少。

2. 其他器官的变化　由于细菌毒素侵入血流，可以发生全身其他脏器的中毒损害。心肌可发生变性坏死，收缩力下降，加之毒素使迷走神经兴奋，可出现相对缓脉。脑毒素引起小血管内膜炎，神经元变性坏死，胶质细胞增生。皮肤出现淡红色小丘疹，膈肌、腹直肌、股内收肌发生蜡样坏死。

（三）病理临床联系及结局

临床表现主要为持续高热、相对缓脉、脾大、皮肤玫瑰疹及中性粒细胞和嗜酸性粒细胞减少等。伤寒患者可有肠出血、肠穿孔、支气管肺炎等并发症，败血症、肠出血和肠穿孔是本病的主要死亡原因。如无并发症，一般经 4～5 周痊愈。慢性感染患者亦可累及关节、骨、脑膜及其他部位。此外，细菌在胆囊内大量繁殖并不断向肠道排出，成为伤寒病的主要传染源。

第 3 节　常见性传播疾病

性传播疾病（sexually transmitted disease，STD）是由病原体引起的，通过性行为方式可以在人与人、动物与动物或人与动物之间相互传播的一组疾病的总称。

（一）淋病

淋病（gonorrhea）是由淋病奈瑟菌（又称淋球菌）引起的急性或慢性接触性传染病。主要侵犯泌尿生殖系统，形成泌尿生殖器黏膜的化脓性炎症，也可侵犯眼、咽、直肠、盆腔等导致播散性感染。大多通过性交传染。

1. 病因　淋球菌为革兰氏阴性菌，成人几乎全部通过性交传染。此外，污染的衣裤、被褥、毛巾、寝具等也可传染。男女皆可发病，以男性多见。

2. 病理变化及病理临床联系　淋球菌引起化脓性炎症。急性期表现为急性尿道炎。肉眼观，尿道口及其周围黏膜充血、水肿，附有黏液或脓性分泌物，严重时尿道黏膜自尿道口外翻，龟头、包皮发生破溃、糜烂。镜下观，尿道黏膜下充血、水肿及大量中性粒细胞浸润。若炎症蔓延，可发生尿道球腺炎、前列腺炎。感染若经输精管逆行，可发生精囊炎、附睾炎，造成不育。

急性期患者表现为发热、脓尿、尿痛、尿频、尿急等症状，伴有白细胞计数增高。若治疗不彻底可转变成慢性。慢性淋球菌性尿道炎，由于结缔组织增生，逐渐形成瘢痕，造成尿道狭窄，而出现排尿困难等。

母婴传播可引起新生儿淋球菌性结膜炎，重者可引起角膜溃疡甚至失明。淋球菌还可侵入血液造成淋球菌性败血症，出现淋球菌性皮疹、腱鞘炎、关节炎、心内膜炎、脑膜炎等。

（二）梅毒

梅毒（syphilis）是由梅毒螺旋体引起的慢性、系统性性传播疾病。基本病变是闭塞性动脉内膜炎和小血管周围炎、树胶样肿。绝大多数通过性传播。

1. 病因及发病机制　病原体为梅毒螺旋体（又称苍白密螺旋体），传染源为梅毒患者，绝大多数通过性传播，少数可经输血、接吻、母婴传播（先天性梅毒）等方式传播。

梅毒螺旋体从破损处进入机体后，先侵入皮肤淋巴管附近淋巴结，后经血液循环播散全身。机体对病原体产生细胞免疫和体液免疫，免疫力的强弱决定疾病的痊愈、隐伏或加重。

2. 病理变化及病理临床联系　基本病理改变为闭塞性动脉内膜炎、小血管周围炎和梅毒树胶样肿，浆细胞浸润是其特点之一。梅毒分为后天性和先天性两种。

（1）后天性梅毒　分为 3 期。一、二期为早期，传染性强；三期为晚期，常累及内脏。

一期梅毒：病原体侵入人体后 3 周左右发生。侵入部位发生炎症反应，形成下疳。下疳常为单个，直径约 1cm，表面糜烂或溃疡，基底洁净，边缘稍隆起，质硬，又称硬下疳（图 22-12）。多见于冠状沟、龟头、子宫颈、阴唇等外生殖器部位。镜下观，溃疡底部可见闭塞性小动脉内膜炎和血管周围炎。下疳出现后 1～2 周，局部淋巴结肿大，无痛、质硬，下疳经 1 个月左右多自然消退，局部肿大淋巴结也消退。临床上处于无症状的潜伏状态，但体内病菌仍然继续繁殖。

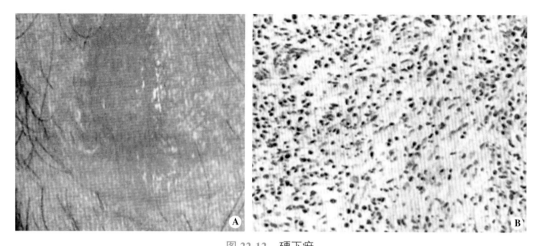

图 22-12　硬下疳

A.肉眼观，外阴硬下疳；B.镜下观，淋巴细胞、浆细胞浸润，血管周围炎

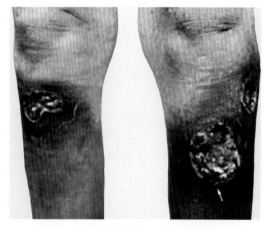

图 22-13　三期梅毒树胶样肿（肉眼观）

二期梅毒：常发生于下疳消退后 3～4 周，体内病原体又大量繁殖并进入血液循环，引起全身皮肤、黏膜广泛的梅毒疹和全身淋巴结肿大。镜下观，可见增生性动脉内膜炎和血管周围炎，病灶内易查见病原体。故此期梅毒传染性大。梅毒疹几周后可自行消退。

三期梅毒：常发生于感染后 4～5 年，可侵犯任何内脏组织和器官，特别是心血管和中枢神经系统。病变主要为树胶样肿形成（图 22-13），呈灰白色，大小不一，小者仅见于镜下，大者达数厘米。镜下观，似结核结节，中央为凝固性坏死，但坏死不彻底，周围有多量淋巴细胞和浆细胞浸润，上皮样细胞和朗汉斯巨细胞较少，外围以致密的纤维组织包裹。后期树胶样肿发生纤维化、瘢痕收缩，可引起器官变形和功能障碍。

（2）先天性梅毒　根据被感染胎儿发病的早晚分为早发性先天性梅毒和晚发性先天性梅毒。①早发性先天性梅毒：指胎儿或幼儿期发病的先天性梅毒。病原体在胎儿和胎盘中大量繁殖，可引起死胎、晚期流产或早产。皮肤和黏膜可见广泛的大疱、大片剥脱性皮炎及多种梅毒疹。内脏病变表现为淋巴细胞和浆细胞浸润，动脉内膜炎，间质弥漫性纤维组织增生和发育不良等。肺呈弥漫性纤维化，间质血管床减少而呈灰白色，称白色肺炎。肝、脾、胰等脏器也有类似病变。长骨骺板有梅毒肉芽肿形成，从而破坏软骨骨化过程。②晚发性先天性梅毒：患儿发育不良，智力低下。可引发间质性角膜炎、神经性耳聋及楔形门齿、骨膜炎及马鞍鼻等。

（三）尖锐湿疣

尖锐湿疣（condyloma acuminatum）是由人乳头状瘤病毒（HPV）引起的生殖器、会阴和肛门部位的丘疹样外阴病变。主要经性接触传播，儿童可在母亲妊娠期间或分娩过程中感染或在出生后与母亲密切接触而感染。男性好发于龟头、冠状沟、包皮内侧、包皮系带、尿道口及阴茎部。女性好发于大小阴唇、阴道、会阴、子宫颈、肛周及直肠部。病变为肉色至灰色疣状赘生物，附着在皮肤的宽的蒂上；可自行消退，但不进行治疗可迁延反复，少数可恶变。

1.病因及发病机制　主要由 HPV6、11、16、18 型及 33 型引起。HPV 具有高度的宿主特异性，只侵袭人体皮肤和黏膜。主要通过性接触传播，可由生殖器部位自体接触传播到非生殖器部位。潜伏期 3 周至 8 个月，平均 3 个月。

2. 病理变化　好发于潮湿温暖的黏膜和皮肤交界部位。男性常见于阴茎冠状沟、龟头、系带、尿道口或肛门附近。女性多见于大小阴唇、阴道、尿道口、子宫颈和肛周。肉眼观，初为散在小而尖的乳头，逐渐增大、增多，表面凸凹不平，可互相融合形成鸡冠状或菜花状团块，质软、湿润，呈粉红色、暗红色或乌灰色，顶端可因细菌感染而溃烂，根部有蒂，触之易出血。镜下观，鳞状上皮增生呈现乳头状结构，表皮角质层轻度增厚、角化不全。棘层肥厚，呈乳头瘤样增生，表皮浅层的挖空细胞有助于诊断。挖空细胞较正常细胞大，胞质空泡状，核大居中，可见双核或多核（图 22-14）。真皮伴有炎症细胞浸润。

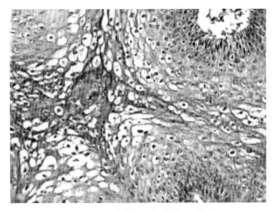

图 22-14　尖锐湿疣（镜下观）

（四）艾滋病

艾滋病全称为获得性免疫缺陷综合征（acquired immunodeficiency syndrome，AIDS），是由人类免疫缺陷病毒（human immunodeficiency virus，HIV）感染引起的慢性传染病。HIV 感染使机体多种免疫细胞功能受损乃至缺陷，最终并发各种严重的机会性感染和肿瘤。

1. 病因及发病机制　HIV 属于反转录病毒科慢病毒属。HIV 的显著特征是高度的变异性和广泛的细胞和组织嗜性。HIV 主要侵犯人体免疫系统，包括 $CD4^+$ T 淋巴细胞、巨噬细胞和树突状细胞，主要表现为 $CD4^+$ T 淋巴细胞数量不断减少，导致免疫功能缺陷，引起各种机会性感染和肿瘤的发生。此外，HIV 具有嗜神经性，可侵犯神经系统（脑和脊髓），出现神经系统症状。

2. 病理变化

（1）淋巴组织的变化　淋巴结皮质及副皮质区的淋巴细胞明显减少，小血管增生，生发中心零碎分割，伴浆细胞浸润。晚期的淋巴结呈现出一片荒芜，淋巴细胞几乎消失殆尽。脾、胸腺、回肠、骨髓中淋巴细胞减少甚至仅见组织支架。

（2）继发感染　表现为多发性机会性感染，感染范围广泛，可累及各器官，其中以中枢神经系统、肺、消化道继发感染最常见。病原体种类有病毒、细菌、真菌、原虫等。常有两种以上病原体同时感染。

（3）恶性肿瘤　本病常伴有卡波西（Kaposi）肉瘤（图 22-15），该肿瘤起源于血管内皮，广泛累及内脏，以下肢易见。肉眼观，呈暗蓝色或紫棕色结节。镜下观，可见成片的由梭形细胞构成的毛细血管样腔隙，其中有红细胞。少数患者可伴有霍奇金淋巴瘤和脑原发性淋巴瘤等。

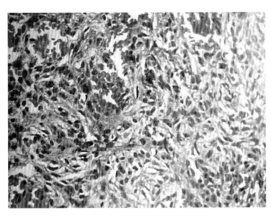

图 22-15　卡波西肉瘤（镜下观）

3. 病理临床联系　根据临床症状和病情进展，艾滋病可分为急性期、无症状期和艾滋病期。急性期大多数患者临床症状轻，持续数周缓解。无症状期血清学检查可检出 HIV 及抗体。艾滋病期表现为 HIV 相关症状（如发热、盗汗、腹泻、持续性全身淋巴结肿大及神经精神症状）、各种机会性感染及肿瘤，如常见卡氏肺孢菌引起的肺孢子虫病，中枢神经系统新隐球菌脑膜炎、结核性脑膜炎、各种病毒性脑膜脑炎等，消化系统白假丝酵母菌食管炎、巨细胞病毒性食管炎，以及恶性淋巴瘤、卡波西肉瘤等。

第4节 寄生虫病

案例 22-1

患者，男，29岁。因右下腹疼痛、腹泻、低热7天就诊。大便呈果酱样、腥臭。粪便检查：红细胞（++），白细胞（+），查见阿米巴滋养体。

问题：初步判断该患者患何种疾病？主要病理变化是什么？常见并发症有哪些？

寄生虫病（parasitic disease）是寄生虫侵入宿主，并在宿主体内寄生、发育所引起的疾病。严重程度取决于寄生虫和宿主之间关系的平衡程度，一般来说，寄生的时间越久，和宿主的关系越平衡，对宿主的危害就越小，产生的症状、病理变化就越轻。传播受到生物因素、自然因素和社会因素的影响，具有地理分布的区域性、明显的季节性和人畜共患的自然疫源性等特点。部分宿主感染寄生虫后可以不表现症状，称隐性感染或带虫者。

一、阿米巴病

（一）肠阿米巴病

肠阿米巴病（intestinal amoebiasis）是溶组织内阿米巴原虫侵犯结肠引起的病变。因临床上常出现腹痛、腹泻和里急后重等痢疾症状，也称肠阿米巴痢疾。农村发病多于城市，儿童多于成人，男性多于女性。

1. 病因及发病机制　阿米巴在其生长过程中有滋养体和包囊两种形态。滋养体为致病型，可被胃酸杀死，不能引起传染。包囊为传染型，随食物入胃后能抵抗胃酸的消化，在小肠下段碱性消化液的作用下，虫体脱囊而出，形成滋养体。当机体抵抗力降低时，滋养体凭借其伪足和酶的水解作用，侵入肠壁并大量繁殖引起病变。如肠壁内滋养体侵入血流，则引起肠外阿米巴病。

其发病机制与下列因素有关：①阿米巴产生肠毒素损伤肠黏膜；②滋养体表面的伪足附着、破坏组织并吞噬和降解已破坏的细胞。

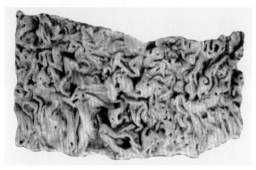

图 22-16　结肠阿米巴病急性期（肉眼观）

2. 病理变化　肠阿米巴病变主要发生在盲肠、升结肠，其次为乙状结肠和直肠。病理变化主要是肠壁组织液化性坏死，形成口小底大的烧瓶状溃疡。

（1）急性期　肉眼观，早期肠黏膜表面有散在分布的点状坏死或表浅溃疡（图 22-16），随着病变的进展，阿米巴穿过黏膜肌层到达黏膜下层并向四周蔓延，引起更广泛的组织坏死，形成烧瓶状的溃疡，边缘呈潜行性，对本病具有诊断意义（图 22-17），相邻溃疡可相互沟通形成黏膜下隧道，其表面黏膜大块坏死脱落形成巨大溃疡，可引起肠出血、肠穿孔。镜下观，坏死组织周围有少量的淋巴细胞和浆细胞浸润，在与正常组织交界处可找到阿米巴滋养体（图 22-18）。

（2）慢性期　病变复杂，部分溃疡愈合，部分溃疡扩大，肠壁纤维组织增生及肠黏膜息肉形成，使肠壁增厚、变硬，肠腔狭窄。

3. 病理临床联系　阿米巴病急性期，因肠壁受炎症刺激蠕动增强、黏液分泌增多，患者可出现腹痛、腹泻，大便呈果酱样，有腥臭味。如阿米巴侵入血流，可发生肠外阿米巴病，如阿米巴肝脓肿、肺脓肿、脑脓肿。

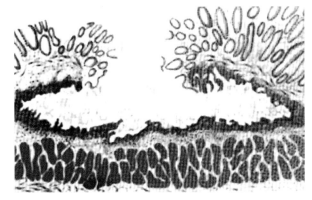
图 22-17　肠阿米巴病急性期（镜下观）

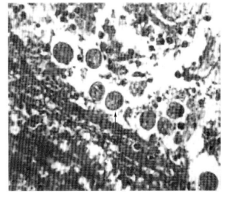
图 22-18　结肠阿米巴病急性期（镜下观）

4. 结局及并发症　肠阿米巴病的并发症有肠穿孔、肠出血、肠腔狭窄、阑尾炎及阿米巴肛瘘等，亦可引起肝、肺、脑等肠外器官的病变。肠出血较常见，多由病变破坏肠壁小血管所致，大血管被破坏导致大出血者则很少见。肠穿孔亦较少见，而且因本病病变发展较缓，在穿孔前溃疡底的浆膜层常与邻近组织粘连，故穿孔时仅形成局限性脓肿，很少引起弥漫性腹膜炎。

（二）肠外阿米巴病

肠外阿米巴病（extraintestinal amoebiasis）多发于肝、肺及脑，其中以阿米巴肝脓肿最常见。少数可累及其他器官。

1. 阿米巴肝脓肿（amoebic liver abscess）　是肠阿米巴病最重要、最常见的并发症，大多发生于阿米巴痢疾发病后，少数可无肠阿米巴病的临床表现而单独发生。

（1）病因及发病机制　阿米巴滋养体侵入肠壁小静脉，经肠系膜静脉、门静脉到达肝，偶尔也可直接进入腹腔而侵犯肝脏。多位于肝右叶，其原因可能是肠阿米巴病多位于盲肠及升结肠，其血液流入肠系膜上静脉，经粗短的门静脉时血流快，来不及与肠系膜下静脉流入的血液相混合而大部分进入肝右叶。此外，肝右叶体积远比左叶大，故受侵犯的机会也较多。

（2）病理变化　肉眼观，病变以单个者多见，多位于肝右叶，脓肿大小不等，大者可达小儿头大，几乎占据整个肝右叶。脓肿内容物呈棕褐色果酱样，由液化性坏死物质和陈旧性血液混合而成，炎症反应不明显，称脓肿。脓肿壁上附有尚未彻底液化坏死的汇管区结缔组织、血管和胆管等，呈破絮状外观。镜下观，脓腔内为液化坏死的淡红色无结构物质。脓肿壁有不等量尚未彻底液化坏死的组织，有少许炎症细胞浸润，在坏死组织与正常组织交界处可查见阿米巴滋养体。如伴有细菌感染，则可形成典型脓肿，病灶内可见大量中性粒细胞和脓细胞。慢性脓肿周围可有肉芽组织及纤维组织包绕（图 22-19）。

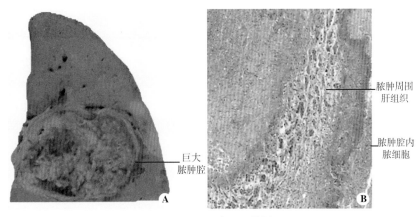
巨大脓肿腔

脓肿周围肝组织

脓肿腔内脓细胞

图 22-19　阿米巴肝脓肿
A. 肉眼观；B. 镜下观

（3）病理临床联系 表现为发热、寒战、盗汗、厌食和体重下降；右上腹痛向右肩放射，深呼吸和体位改变会加剧疼痛；右上腹饱满、触压痛、肌肉紧张及肝区叩痛。肝脏呈弥漫性肿大，病变所在部位有明显的局限性压痛及叩击痛。约半数患者可在粪中检出包囊甚至滋养体，肝穿刺可见巧克力酱状脓液，可检出阿米巴滋养体。

2. 阿米巴肺脓肿（amoebic lung abscess） 少见，多数是由阿米巴肝脓肿穿过膈直接蔓延到肺。脓肿常位于右肺下叶，由于膈被穿破，肺脓肿常与肝脓肿互相连通。脓肿腔内含咖啡色坏死液化物质，如破入支气管，坏死物质被排出后形成空洞。患者表现为类似肺结核症状，咳出褐色脓样痰，其中可检见阿米巴滋养体。

3. 阿米巴脑脓肿（amoebic brain abscess） 极少见，往往是肝或肺脓肿内的阿米巴滋养体经血道进入脑而引起。

二、血吸虫病

血吸虫病（schistosomiasis）是由日本血吸虫寄生于人体引起的寄生虫病。

（一）病因及发病机制

当人体接触疫水时，日本血吸虫的尾蚴钻入人体发育为童虫，童虫随静脉或淋巴管进入血液循环，分布到全身，引起病变。日本血吸虫的尾蚴、童虫、成虫及虫卵均可对宿主产生损害。

（二）病理变化

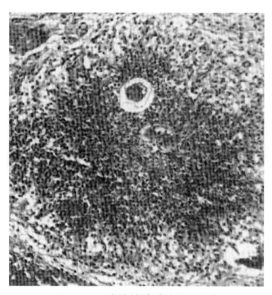

图 22-20 嗜酸性脓肿（镜下观）

尾蚴引起的病变为真皮过敏性炎症，表现为皮肤红色小丘疹。镜下观，真皮毛细血管充血、出血、炎症细胞浸润。童虫引起的病变为血管炎及血管周围炎。成虫可引起静脉内膜炎及静脉周围炎。本病的主要病变是虫卵沉积在结肠壁和肝内形成急慢性虫卵结节。

1. 急性虫卵结节 肉眼观，结节呈灰黄色、颗粒状，直径 0.5～4.0mm。镜下观，结节中央可见多个成熟的虫卵，卵壳薄，有折光性，表面附有放射状嗜酸性棒状体。虫卵周围可见大量嗜酸性粒细胞聚集并发生坏死，形成嗜酸性脓肿（图 22-20）。病灶中可见菱形或多面形有折光性的蛋白性晶体，其由嗜酸性粒细胞的嗜酸性颗粒互相融合而成。随后毛蚴死亡，脓肿周围出现肉芽组织增生，伴有大量的嗜酸性粒细胞及少量淋巴细胞、巨噬细胞浸润。随着病变的发展，巨噬细胞逐渐代替嗜酸性粒细胞，并出现向结节中央呈放射状排列的类上皮细胞，构成晚期急性虫卵结节。

2. 慢性虫卵结节 在晚期急性虫卵结节的基础上，结节内的坏死物被吸收，虫卵破裂或钙化，周围类上皮细胞增生并出现异物巨细胞，周围有淋巴细胞浸润，其形态类似结核结节。结节内纤维组织增生并逐渐纤维化，其中死亡钙化的虫卵可长期存留，成为病理学上诊断血吸虫病的依据。

（三）主要器官病理临床联系及结局

血吸虫病常累及以下器官，引起相应的病变。①直肠和乙状结肠：患者出现腹痛、腹泻、便血等症状。晚期肠壁增厚变硬，部分黏膜呈息肉状增生，少数可并发管状或绒毛状腺瘤甚至癌变。②肝脏：虫卵随血流侵入肝脏，可致血吸虫肝硬化。患者出现腹水、巨脾、食管静脉曲张等。③脾脏：成虫代谢产物刺激单核吞噬细胞系统，加之肝硬化门静脉高压，可致脾大、脾功能亢进。患者可有贫血、白细胞减少和血小板减少等脾功能亢进表现。④肺：大量虫卵沉积于肺时，形成虫卵结节，周围伴有炎症反应。见于严重感染的早期患者。⑤脑：表现为不同时期的虫卵结节形成和胶质细胞增生。患者出现脑炎、癫痫发作和疑似脑内肿瘤的占位性症状。⑥其他：由血吸虫感染引起的血吸虫病肾小球肾炎，肾小球内发现有 IgG 及补体 C3 沉着，属于Ⅲ型变态反应引起的免疫复合物肾炎。

第 5 节　其他感染性疾病

（一）细菌性痢疾

细菌性痢疾（bacillary dysentery）简称菌痢，是由志贺菌属引起的急性肠道传染病。主要病变为结肠黏膜的纤维素性炎，以大量纤维素渗出形成假膜为特征，以结肠化脓性炎症为主要病变，以腹痛、腹泻、里急后重、脓血便为主要表现，重者出现休克、昏迷、呼吸衰竭。

1. 病因及发病机制　菌痢的致病菌属于志贺菌属，又称痢疾杆菌，为革兰氏阴性短杆菌，我国以福氏志贺菌多见。患者和带菌者为传染源。传播途径为粪 - 口传播。

志贺菌侵入消化道后，大部分被胃酸杀灭。少数未被杀灭的病菌进入肠道，肠黏膜上皮分泌的特异性抗体的排斥作用，使其不能侵入肠黏膜而发病。但当人体全身或局部抵抗力降低时（过度疲劳、暴饮暴食、胃酸缺乏），进入肠道的志贺菌可侵入肠黏膜，并在其中繁殖，释放毒素，引起肠壁急性炎症和全身毒血症反应。志贺菌对黏膜上皮的侵袭力和细菌裂解产生的内毒素是主要致病因素。

2. 病理变化　菌痢的发病部位主要在直肠和乙状结肠。

（1）急性菌痢病变特点　初期为肠黏膜的黏液卡他性炎，黏液分泌增多。随后发展为纤维素性炎，坏死的上皮、纤维蛋白、红细胞、白细胞共同凝集成假膜（图 22-21）。约发病 1 周后假膜脱落，形成大小不等、形状不一的地图状表浅溃疡，很少累及肌层。最终黏膜上皮再生修复。

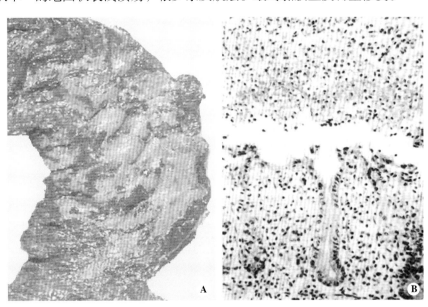

图 22-21　细菌性痢疾
A. 肉眼观；B. 镜下观

（2）慢性菌痢病变特点　肠道病变此起彼伏，新旧病变常同时存在。慢性溃疡可达肌层，边缘黏膜过度增生形成息肉，肠壁因反复损伤修复形成瘢痕而增厚变硬，甚至引起肠腔狭窄。

（3）中毒性菌痢　肠道病变不明显。

3.病理临床联系　①急性菌痢：早期因急性卡他性炎排水样黏液便，后因小血管损伤，排黏液脓血便。由于炎症刺激直肠壁内的神经末梢和肛门括约肌，患者可出现腹痛和里急后重。细菌毒素吸收可出现发热、头痛、乏力、食欲减退，甚至发生中毒性休克。②慢性菌痢：可出现不同程度的肠道症状，如腹痛、腹泻或腹泻与便秘交替进行。③中毒性菌痢：肠道病变轻，全身症状重，可出现中毒性休克、脑疝、呼吸及循环衰竭而致死亡。

（二）流行性脑脊髓膜炎

流行性脑脊髓膜炎（epidemic cerebrospinal meningitis）是由脑膜炎奈瑟菌（又称脑膜炎球菌）引起的脑脊髓膜的急性化脓性炎症，简称流脑。临床特征为起病急，突起发热、头痛，皮肤、黏膜瘀点和脑膜刺激征。以冬春季节发病多见，多好发于10岁以下的儿童。

1.病因及发病机制　致病菌脑膜炎奈瑟菌为革兰氏阴性球菌，存在于患者和带菌者的鼻咽部，由飞沫经呼吸道传播。当人体抵抗力降低时，细菌经呼吸道黏膜侵入血流，少数经血脑屏障进入脑脊髓膜引起病变。

2.病理变化　肉眼观，脑脊髓膜充血，蛛网膜下腔有灰白、灰黄色脓性渗出物，脑室也可积脓。镜下观，蛛网膜下腔有大量中性粒细胞及少量淋巴细胞、单核细胞、纤维素渗出物，小血管扩张充血（图22-22）。

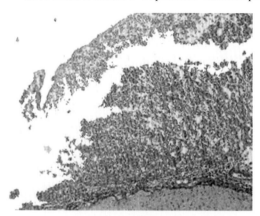

图22-22　流行性脑脊髓膜炎（镜下观）

3.病理临床联系　因败血症和脑脊髓膜病变，患者出现寒战、高热、头痛、呕吐、昏迷、抽搐（小儿出现前囟饱满）等颅内高压症状。脊神经根受刺激可出现颈项强直、克尼格征等脑膜刺激征。少数患者可出现休克和皮肤、黏膜、双肾上腺广泛出血及急性肾上腺皮质功能障碍，称为暴发型脑膜炎球菌败血症。如及时治疗，多数患者能痊愈，预后较好。治疗不及时或病情较重时可发生并发症：①脑积水，脑膜粘连，为脑脊液循环障碍所致；②脑神经受损麻痹，如耳聋、视力障碍、面神经麻痹等；③脑底部动脉炎所致的阻塞性病变，引起相应部位脑梗死。

（三）流行性乙型脑炎

流行性乙型脑炎（epidemic encephalitis B）是由乙型脑炎病毒引起的，经蚊等吸血昆虫传播的脑实质变质性炎，简称乙脑。流行于夏秋季，多见于儿童。

1.病因及发病机制　乙型脑炎病毒为嗜神经RNA病毒。传染源为患者和中间宿主，蚊类吸血昆虫为媒介。被带病毒的蚊虫叮咬后，病毒进入人体血液中，如果进入人体的病毒少、毒力低或人体抵抗力强，可形成隐性感染，反之病毒侵入中枢神经系统而致病。

2.病理变化　广泛累及脑实质，以大脑皮质、基底核、丘脑最重，小脑、延髓、脑桥次之，脊髓最轻。肉眼观，软脑膜及脑实质充血、水肿，可有小的坏死灶。镜下观：①神经细胞变性、坏死，周围有增生的胶质细胞围绕，称神经胶质细胞卫星现象，小胶质细胞及中性粒细胞侵入变性坏死的神经细胞，称噬神经细胞现象（噬节现象）（图22-23）。坏死的神经组织最后变为筛网状的软化灶。②脑血管扩张、充血，周围间隙增宽，有以淋巴细胞为主的炎症细胞呈袖套状浸润（图22-24）。③胶质细胞灶性或弥漫性增生。

3.病理临床联系及结局　病毒血症引起高热、全身不适。神经细胞变性坏死可出现嗜睡、昏迷、抽搐。脑充血、水肿可引起颅内高压症状。患者的脑膜刺激症状较轻，经过治疗多数在急性期后痊愈。部分患者由于病变较重，可出现痴呆、言语障碍、肢体瘫痪等，数月后多能恢复正常，少数患者不能恢复，留下后遗症。

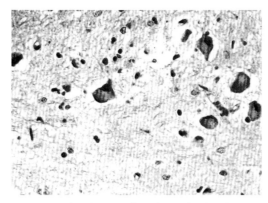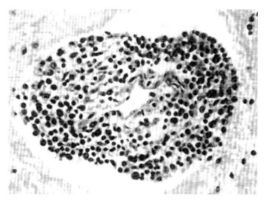

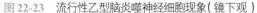
图 22-23 流行性乙型脑炎噬神经细胞现象（镜下观）　　图 22-24 流行性乙型脑炎（镜下观）

（四）流行性出血热

流行性出血热（epidemic hemorrhagic fever，EHF）是由汉坦病毒引起的急性传染病，由鼠类传播给人体，流行于秋冬季。主要表现为发热、出血、休克和肾损伤综合征。基本病变是全身小血管内皮细胞损伤，各部位充血、水肿和出血，常伴灶性实质细胞坏死，间质内炎症较轻。

1. 病因及发病机制　病原体为汉坦病毒，由黑线姬鼠等鼠类传播。病毒由破损的皮肤、呼吸道或消化道侵入人体，引起病毒血症。同时还通过 I 型、Ⅲ 型变态反应引起人体的损伤。

2. 病理变化　全身广泛的小血管损害，表现为充血、出血和水肿，常伴有多个器官的灶性坏死，间质炎症反应轻微，主要为淋巴细胞和单核细胞浸润。器官的变化主要为肾髓质、垂体前叶、肾上腺髓质的严重充血、出血和坏死及心房内膜下的弥漫性出血。

3. 病理临床联系　①发热：主要为病毒血症所致。②出血：主要为皮肤、内脏出血，与血管壁损伤、血小板异常及 DIC 有关。③休克：病毒血症所致血管壁损伤、DIC 使血容量减少，垂体、肾上腺损伤使升压物质减少，心脏病变致心肌收缩力下降，多因素综合促使休克的发生。④急性肾衰竭：是肾本身病变所致，也是休克引起的重要反应。

（五）狂犬病

狂犬病（rabies）是由狂犬病毒引起的中枢神经系统感染性疾病，是一种人畜共患病，人类主要通过被病犬咬伤而感染，表现为以兴奋、暴躁、咽喉肌痉挛、恐水及进行性瘫痪为特征的弥漫性脑脊髓炎损害，因恐水症状比较突出，又称恐水症。后期出现中枢性麻痹、昏迷而死亡。

1. 病因及发病机制　狂犬病主要由狂犬病毒通过动物传播给人而导致。传染源主要为病犬、病猫及病狼等。人被患病动物咬伤后，动物唾液中的病毒通过伤口进入人体而引发疾病。狂犬病毒自皮肤或黏膜破损处入侵人体后，对神经组织有强大的亲和力，病毒先在伤口附近的肌细胞内小量增殖，在局部停留 1～2 周或更久，再侵入近处的末梢神经。病毒沿神经的轴索浆向中枢神经向心性扩展，以每小时 3mm 速度，至脊髓的背根神经节再大量繁殖，入侵脊髓并很快到达脑部。主要侵犯脑干、小脑等处神经细胞。

2. 病理变化　急性弥漫性脑脊膜炎，大脑基底面海马回和脑干部位（中脑、脑桥和延髓）及小脑损害最为明显。外观有充血、水肿、微小出血等。镜下观，脑实质有非特异的神经细胞变性与炎性病变，如血管周围单核细胞浸润等。特征性病变是嗜酸性包涵体，称内氏小体，其在神经细胞的胞质内，呈圆形或椭圆形，直径 3～10μm。该小体体积大小悬殊，染色后呈樱红色，具有诊断意义，最常见于海马及小脑浦肯野（Purkinje）细胞中。

3. 病理临床联系　由于迷走、舌咽及舌下神经核受损，吞咽肌及呼吸肌痉挛，患者可出现恐水、吞咽和呼吸困难等症状。交感神经受累时可出现唾液分泌和出汗增多。由于尚缺乏有效的治疗，狂犬病一旦发病，病死率高达 100%。

目标检测

一、名称解释

1. 原发综合征　2. 结核球　3. 伤寒

4. 暴发型脑膜炎球菌败血症　5. 流行性乙型脑炎

6. 嗜酸性脓肿

二、单项选择题

1. 原发性肺结核的肺内原发病灶常位于（　　）

  A. 肺尖

  B. 肺上叶下部或肺下叶上部靠近胸膜处

  C. 肺门

  D. 肺膈面

  E. 脏胸膜面

2. 以下哪一项不是结核转向愈合时的改变（　　）

  A. 吸收、消散　　　　B. 钙化

  C. 纤维包裹　　　　D. 纤维化

  E. 病灶周围出现渗出、继发坏死及溶解液化

3. 结核球是指（　　）

  A. 直径小于 2cm 的干酪样坏死灶

  B. 状似大叶性肺炎的干酪样坏死灶

  C. 孤立性的境界不清楚的干酪样坏死灶

  D. 无纤维包裹的干酪样坏死灶

  E. 直径 2 ～ 5cm，有纤维包裹的、孤立的、境界分明的干酪样坏死灶

4. 典型结核结节的中心部分可见（　　）

  A. 渗出的大量血浆

  B. 变性、坏死的中性粒细胞

  C. 干酪样坏死

  D. 类上皮细胞

  E. 朗汉斯巨细胞

5. 继发性肺结核最常见的类型是（　　）

  A. 空洞型肺结核

  B. 浸润性肺结核

  C. 纤维空洞型肺结核

  D. 干酪性肺炎

  E. 结核球

6. 伤寒病理变化的最主要特征是（　　）

  A. 肠管发生溃疡　　B. 同时脾大

  C. 末梢血白细胞减少　D. 皮肤出现玫瑰疹

  E. 以巨噬细胞反应性增生为主

7. 患者，男，18 岁。持续性高热，心率过缓，腹胀，腹泻。因中毒性休克死亡，尸检发现弥漫性腹膜炎，回肠孤立和集合淋巴小结肿胀，回肠坏死并有穿孔，脾大，应考虑（　　）

  A. 细菌性痢疾　　　　B. 肠结核

  C. 恶性淋巴瘤　　　　D. 伤寒

  E. 所谓恶性组织细胞增生症

8. 细菌性痢疾的好发部位是（　　）

  A. 结肠上段　　　　B. 回肠

  C. 直肠和乙状结肠　　D. 空肠

  E. 盲肠

9. 急性细菌性痢疾初期的结肠病变为（　　）

  A. 假膜性炎　　　　B. 浆液性炎

  C. 卡他性炎　　　　D. 表面化脓性炎

  E. 出血性炎

10. 一期梅毒的主要镜下病变是（　　）

  A. 扁平湿疣

  B. 干酪样坏死

  C. 树胶样肿

  D. 溃疡底部闭塞性动脉内膜炎和血管周围炎

  E. 大瘢痕形成

11. 关于流行性脑脊髓膜炎的描述中，正确的是（　　）

  A. 急性化脓性炎　　B. 葡萄球菌感染所致

  C. 夏季多见　　　　D. 好发于成年人

  E. 经消化道感染

12. 尖锐湿疣的病原体是（　　）

  A. HSV　　　　B. HPV　　　　C. HIV

  D. EBV　　　　E. HCMV

13. 艾滋病的病原体是（　　）

  A. HSV　　　　B. HPV　　　　C. HIV

  D. EBV　　　　E. HCMV

14. 肠阿米巴病最常发生在（　　）

  A. 空肠　　　　　　B. 回肠

  C. 盲肠和升结肠　　D. 横结肠

  E. 乙状结肠和直肠

15. 急性肠阿米巴病的基本病变是（　　）

  A. 急性增生性炎　　B. 纤维素性炎

  C. 肉芽肿性炎　　　D. 化脓性炎

  E. 变质性炎

16. 血吸虫病的基本病理变化是（　　）

  A. 尾蚴性皮炎

  B. 嗜酸性粒细胞增多

  C. 静脉炎和静脉周围炎

  D. 虫卵肉芽肿

  E. 以上都是

（朱长龙　丁运良）

主要参考文献

丁运良，2020.病理学与病理生理学.4版.北京：高等教育出版社

丁运良，丁凤云，2018.病理学与病理生理学.3版.南京：江苏凤凰科学技术出版社

丁运良，高冰，2015.病理学.北京：人民卫生出版社

丁运良，胡新荣，2018.病理学.北京：科学技术文献出版社

丁运良，田晓露，张俊会，2022.病理学与病理生理学.北京：中国科学技术出版社

丁运良，王见遐，郭家林，2016.病理学与病理生理学.4版.北京：科学出版社

丁运良，魏昕，2016.病理学实验教程.2版.西安：世界图书出版西安有限公司

丁运良，杨美玲，2020.病理学.2版.北京：人民卫生出版社

目标检测选择题参考答案

绪论

1. A 2. B 3. B 4. E

第1章

1. E 2. B 3. D 4. C 5. E 6. B 7. E 8. E
9. D 10. B

第2章

1. A 2. C 3. D 4. D 5. B 6. C 7. E 8. E
9. D 10. B 11. C 12. B 13. C 14. D 15. A
16. D 17. D 18. C 19. A

第3章

1. B 2. D 3. D 4. E 5. A 6. C 7. E 8. B

第4章

1. B 2. B 3. A 4. A 5. B 6. B 7. E 8. C
9. D 10. A 11. B 12. A

第5章

1. C 2. C 3. B 4. B 5. D 6. C 7. D 8. E
9. E 10. E 11. C 12. D 13. D 14. C 15. B
16. D

第6章

1. C 2. B 3. C 4. A 5. C 6. D

第7章

1. E 2. A 3. E 4. D 5. E 6. E 7. E 8. C
9. A 10. B 11. E

第8章

1. A 2. C 3. D 4. B 5. A 6. E 7. B 8. D
9. A

第9章

1. C 2. A 3. D 4. B 5. B 6. B 7. D 8. D
9. B

第10章

1. A 2. D 3. B 4. A 5. D 6. D 7. C

第11章

1. B 2. E 3. B 4. C 5. E 6. C 7. D 8. B

第12章

1. C 2. D 3. B 4. B 5. E 6. B 7. C 8. B
9. C 10. C

第13章

1. E 2. D 3. E 4. B 5. E 6. A 7. A

第14章

1. C 2. D 3. D 4. D 5. C 6. D 7. E 8. C
9. D 10. B 11. D 12. D

第15章

1. C 2. B 3. B 4. A 5. D 6. E 7. C 8. A
9. D 10. A 11. A 12. D 13. A 14. D 15. B
16. A 17. C 18. B

第16章

1. E 2. E 3. C 4. D 5. E 6. D 7. C 8. B
9. B 10. D 11. A 12. D

第17章

1. B 2. B 3. D 4. A 5. B 6. C 7. D 8. B
9. D 10. D 11. A 12. D 13. B 14. B

第18章

1. D 2. C 3. B 4. C 5. C 6. E 7. C 8. D
9. C 10. E 11. B 12. A 13. A 14. C

第19章

1. D 2. B 3. A 4. C 5. D 6. C 7. D

第20章

1. A 2. C 3. C 4. D 5. E 6. E

第21章

1. A 2. B 3. A 4. A 5. E 6. C 7. E 8. A
9. D 10. C 11. C 12. D 13. C

第22章

1. B 2. D 3. E 4. C 5. B 6. E 7. D 8. C
9. C 10. D 11. A 12. B 13. C 14. C 15. E
16. D